Anders leben – anders sterben

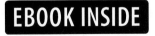

Die Zugangsinformationen zum eBook inside finden Sie
am Ende des Buchs.

Evelyn Franke

Anders leben – anders sterben

Gespräche mit Menschen mit geistiger Behinderung über Sterben, Tod und Trauer

2. Auflage

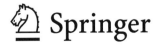 Springer

Evelyn Franke
Kernen, Deutschland

ISBN 978-3-662-55824-9   ISBN 978-3-662-55825-6 (eBook)
https://doi.org/10.1007/978-3-662-55825-6

Die Deutsche Nationalbibliothek verzeichnet diese Publikation in der Deutschen National-
bibliografie; detaillierte bibliografische Daten sind im Internet über http://dnb.d-nb.de
abrufbar.

Springer

Umschlaggestaltung: deblik Berlin
Fotonachweis Umschlag: © muro / stock.adobe.com

Gedruckt auf säurefreiem und chlorfrei gebleichtem Papier

Springer ist Teil von Springer Nature
Die eingetragene Gesellschaft ist Springer-Verlag GmbH Deutschland
Die Anschrift der Gesellschaft ist: Heidelberger Platz 3, 14197 Berlin, Germany

Für Karin und Ingo,
die mich immer wieder nach
ihrer „Fortbildung zum Sterben" fragten.

Geleitwort zur 2. Auflage

Krankheit, Sterben und Tod sind noch immer für viele Menschen ein Tabu. In besonderem Maße scheint dies für den Umgang mit Menschen mit geistigen Beeinträchtigungen zu gelten. Zugehörige, auch Mitarbeiter in Einrichtungen, haben oft Sorge, diese Menschen zu verängstigen, wissen nicht, was sie erzählen sollen und wie sie das Thema verständlich machen können.

Wenn wir mit der Umsetzung der UN-Behindertenrechtskonvention ernst machen wollen, kann es bei der Teilhabe nicht nur um Barrierefreiheit, selbständiges Wohnen und eigenes Geld gehen, dann gehören auch offene Gespräche über Gesundheit und medizinische Behandlung, genauso aber auch über unheilbare Erkrankungen und das Sterben dazu. Menschen mit Behinderungen haben den gleichen Anspruch auf gute Informationen und eine gute Versorgung in allen Lebenssituationen, auch am Lebensende. Weder kurative noch palliative Maßnahmen dürfen aufgrund vorbestehender Schädigungen vorenthalten werden. Die Auswirkungen einer vorhandenen geistigen Beeinträchtigung auf den Therapieerfolg sind dabei zu berücksichtigen. Ausschlaggebend ist der zu erwartende positive Einfluss nicht nur auf die Lebensverlängerung, sondern auch auf die Lebensqualität.

Die Möglichkeiten der Kommunikation über Krankheit, Sterben und Tod sind sicherlich abhängig von der Schwere der Beeinträchtigung. Wir dürfen dabei aber nicht vergessen, dass selbst Menschen mit einer schwersten intellektuellen Beeinträchtigung in ihrem Leben Krankheit und Tod bzw. Abschiednehmen erfahren und auch wahrnehmen. Wichtig ist die ständige Bereitschaft der Begleiter, verbale und nonverbale Reaktionen zu registrieren und durch Fragen zu fördern. Dazu sind Zeit und geeignete Ressourcen nötig. Entscheidend ist, die Bedürfnisse für die Gestaltung der letzten Lebensphase zu erkennen und auf Fragen und Emotionen einzugehen. Ein frühzeitiger und dauerhafter Kommunikationsprozess ist sicher der beste Weg. Solche Kontakte sind auch eine gute Gelegenheit, darauf hinzuweisen, dass eine vorausschauende Planung für die letzte Lebensphase sinnvoll ist: Dies kann geschehen durch das Anlegen eines Krisenbogens für Notfälle, durch eine ausführliche Patientenverfügung in leichter Sprache oder durch Stichpunkte zur Unterstützung des rechtlichen Vertreters.

Es gibt viele Gelegenheiten im Jahresablauf, das Thema anzusprechen. Besonders naheliegend ist es, wenn ein Mitbewohner der Einrichtung schwer erkrankt ist oder stirbt. Eine gute Möglichkeit ist aber auch, Infoveranstaltungen bzw. Fortbildungen zu einzelnen Aspekten in einer leichten bzw. einfachen Sprache anzubieten. Hier leistet Frau Franke mit ihrem Buch eine gute Hilfestellung und macht deutlich, wie eine Antwort auf die Empfehlung des White

Paper der Europäischen Gesellschaft für Palliative Care (EAPC) aussehen könnte: „Es ist oft gar nicht so sehr die Frage, ob wir etwas tun müssen, sondern wie wir es tun können".

Das Buch von Frau Franke zeugt von ihrer langen Erfahrung in der Begleitung von Menschen mit geistiger Behinderung. Sie gibt im ersten Teil durch die Ergebnisse ihrer Befragungen einen Einblick in das Wissen, die Überlegungen und Bedürfnisse dieser Personengruppe. Im zweiten Teil erleichtert sie durch ihre detaillierte Beschreibung in 10 Modulen mit je 4 bis 5 Einheiten die praktische Umsetzung, sowohl die Gesprächsführung wie auch einzelne oder zyklische Fortbildungen. Schwierige theoretische Begriffe wie z. B. Ethik oder Spiritualität werden mit Geschichten, konkreten Beispielen und praktischen Übungen sehr lebensnah verdeutlicht.

Es ist zu wünschen, dass sich das Buch in seiner 2. Auflage noch weiter in Einrichtungen, aber auch in Familien mit behinderten Menschen, in Hospizgruppen und palliativen Versorgungsformen verbreitet und als Arbeitsgrundlage Verwendung findet. Die Beschäftigung mit dem Thema kann auf beiden Seiten Ängste abbauen und Unsicherheit reduzieren – die Voraussetzung, damit eine hilfreiche Begleitung möglich werden kann.

Dietrich Wördehoff
Barbara Hartmann
Sprecher und Sprecherin der AG „Menschen mit einer geistigen Beeinträchtigung" der Deutschen Gesellschaft für Palliativmedizin (DGP)

Geleitwort zur 1. Auflage

Sehr geehrte Damen und Herren, liebe Leserinnen und Leser,

mit dem vor Ihnen liegenden Buch werden erstmals Menschen mit geistiger Behinderung in die aktive und partnerschaftliche Auseinandersetzung über Sterben, Tod und Trauer und die Begleitung und Betreuung schwerstkranker und sterbender Menschen einbezogen. „Anders leben, anders sterben", so ist das Buch überschrieben. Vieles erscheint ohne Zweifel zunächst anders, wenn Menschen mit geistiger Behinderung mit Sterben und Tod konfrontiert sind. Und doch ist vieles nicht anders: „Wir haben in der Begleitung von Menschen mit geistiger Behinderung die Pflicht und Verantwortung, sie gut und wahrheitsgemäß zu begleiten und auf ihre Fragen zu antworten", das sind Worte der Autorin selbst, ein Verständnis, das entstanden ist aus ihrer langjährigen Arbeit mit Menschen mit geistiger Behinderung, aus dem Ansporn und Motivation erwuchsen, dieses Buch zu schreiben und ihre Erfahrungen und Erkenntnisse aus ihrer Arbeit weiterzugeben.

Als die Hospizbewegung und die Entwicklung der Palliativmedizin vor nahezu 30 Jahren begannen, herrschte im Umgang mit schwerstkranken und sterbenden Menschen Sprachlosigkeit; sie wurden vielfach ausgegrenzt und die Themen Sterben und Tod verdrängt. Seither hat sich ein Paradigmenwechsel vollzogen. Wie kaum ein anderer Bereich hat sich die hospizliche und palliative Begleitung und Versorgung in den vergangenen Jahren in Deutschland mit großer Dynamik entwickelt, ein immer dichter geknüpftes Netz ambulanter und stationärer Angebote ist entstanden. Die Hospizbewegung hat einen Bewusstseinswandel in unserer Gesellschaft in Gang gesetzt und eine neue Kultur im Umgang mit Sterben und Tod begründet. Wesentliches Merkmal der hospizlichen und palliativen Haltung ist die Sprachfähigkeit, die Kommunikation mit den Betroffenen, orientiert an ihren individuellen Bedürfnissen, aber auch die Kommunikation zwischen den Begleitern der verschiedenen Berufsgruppen und der Ehrenamtlichen im multiprofessionellen Team.

In der Vergangenheit waren es vor allem schwerstkranke Menschen mit Krebserkrankungen und erst in den letzten Jahren zunehmend auch andere Zielgruppen, schwerstkranke Kinder und Jugendliche und alte und hochbetagte Menschen, denen sich die Hospiz-und Palliativversorgung widmete. Es ist der Autorin Evelyn Franke zu verdanken, dass sie unseren Blick öffnet für die Kommunikation und den Umgang mit Menschen mit geistiger Behinderung, die genauso Hilfe und Unterstützung in ihrer Auseinandersetzung mit Sterben und Tod brauchen, sei es, dass sie selbst von schwerer Krankheit betroffen sind, sei es, dass sie Angehörige oder selbst Begleiter/Begleiterin sind. Mit diesem Praxisbuch vermittelt die Autorin aus ihrem reichen Erfahrungsschatz das notwendige Wissen und methodische Hinweise, die Angehörige oder Betreuer zu einer angemessenen Kommunikation mit Menschen mit geistiger Behinderung befähigen können, eine wesentliche Voraussetzung für Würde und Selbstbestimmung am Lebensende. Dafür sei der Autorin Evelyn Franke herzlich gedankt. Dem Buch wünsche ich viele Leserinnen und Leser, die daraus, da bin ich mir sicher, für ihre Arbeit mit Menschen mit geistiger Behinderung großen Gewinn ziehen können.

Birgit Weihrauch
Vorstandsvorsitzende des Deutschen Hospiz- und PalliativVerbands e.V.

Geleitwort zur 1. Auflage

Sterben und Tod gehören zum Leben dazu. Das Lebensende ist – trotz aller Beschäftigung mit ihm in Literatur und Öffentlichkeit – immer noch ein gesellschaftliches Tabuthema. Oft besteht Unsicherheit, wie man mit sterbenden Menschen umgehen soll. Der Verlust von Menschen, die man kennt und denen man vertraut ist, macht uns Angst. Auch die Angst vor dem eigenen Tod hält uns häufig davon ab, die Nähe zu sterbenden Menschen zu suchen, Trauer und Traurigkeit zuzulassen. Besonders sterbende Menschen brauchen aber Nähe, Zuneigung und Aufmerksamkeit. Sie wollen über ihr Leben sprechen, über Menschen, die sie auf dem Weg begleitet haben, über gute und schlechte Erfahrungen. Und sie wollen über das sprechen, was kurz bevorsteht: der eigene Tod.

Wie aber kann eine Sterbebegleitung von Menschen mit sogenannter „geistiger Behinderung" aussehen? Aus falscher Rücksichtnahme oder Unsicherheit schweigt das Umfeld dieser Menschen häufig oder lenkt ab. Menschen mit sogenannter „geistiger Behinderung" bleiben mit ihren Gedanken und Gefühlen am Lebensende allein. Das vorliegende Buch will Angehörigen, Freunden, Betreuern und Assistenten Stimme und Kompetenz bei der Sterbebegleitung von Menschen mit sogenannter „geistiger Behinderung" geben. Es zeigt Wege auf, wie gleichberechtigte Teilhabe von Menschen mit Behinderung auch am Lebensende verwirklicht werden kann.

Hubert Hüppe
Beauftragter der Bundesregierung für die Belange behinderter Menschen

Vorwort zur 2. Auflage

Seit dem Erscheinen der 1. Auflage im April 2012 ist das Thema Palliative Care in vielen Einrichtungen der Behindertenhilfe angekommen. Es waren vor allem gesellschaftliche Diskussionen wie zu Fragen der Patientenverfügung und des assistierten Suizids, auf die in Deutschland auch das Gesetz zur Stärkung der Hospiz- und Palliativversorgung antwortete. Damit wurde die Palliativversorgung Bestandteil der Regelversorgung in der gesetzlichen Krankenversicherung.

Patienten sollen durch die Krankenkassen individuell und unter Beachtung ihres Lebensentwurfes und ihrer Lebensumstände über Angebote der Palliativ- und Hospizversorgung beraten werden. Krankenkassen sollen darüber hinaus auch über die Möglichkeiten persönlicher Vorsorge (Patientenverfügung, Betreuungsverfügung, Vorsorgevollmacht) informieren. Das gilt auch für Bewohner von Alten- und Pflegeheimen. Pflegeheime können ihren Bewohnerinnen eine Vorsorgeplanung zur umfassenden medizinischen, pflegerischen, seelsorgerischen und psychosozialen Begleitung für die letzte Lebensphase anbieten, wobei dieses Beratungsangebot von den Krankenkassen refinanziert wird. Das alles schließt auch Menschen mit geistiger Behinderung ein.

Um diese neuen Möglichkeiten selbstbestimmt nutzen und eigene Entscheidungen für ihre letzte Lebensphase im Sinne von Advance Care Planning vorbereiten und treffen zu können, brauchen Menschen mit geistiger Behinderung Informationen. Die Vermittlung von Wissen und Informationen auch zum Themen Palliative Care ist als Teil einer gelingenden Inklusion gesellschaftliche Aufgabe. Sie wird umgesetzt durch die Mitarbeitenden in Betreuungseinrichtungen, durch medizinisches Personal aller Ebenen und gerichtlich bestellte Betreuer. Eine Unterstützung dabei soll das vorgelegte Curriculum sein.

Evelyn Franke
Kernen, im September 2017

Vorwort zur 1. Auflage

Es gibt seit einigen Jahren Basiskurse Palliative Care für Mitarbeiter im Gesundheitswesen, für Ärzte, Physiotherapeuten, Krankenpfleger und Altenpfleger. Seit wenigen Jahren gibt es daneben Fortbildungen in Palliative Care für Mitarbeitende in Einrichtungen der Behindertenhilfe, die neben den allgemeinen Grundlagen auch auf die Besonderheiten und den besonderen Hilfebedarf von Menschen mit geistiger Behinderung eingehen.

In Gesprächen wurde ich von Menschen mit geistiger Behinderung wiederholt gefragt, was ich in diesen Kursen lernte und was wir dort besprechen. Viele äußerten, dass auch sie mehr zum Sterben und Tod wissen möchten, und sie fragten mich nach Fortbildungen für sich zu diesen Themen.

Hier wird ein erstes Curriculum Palliative Care für Menschen mit geistiger Behinderung vorgestellt, das Angehörigen, Betreuern und Assistenten Mut machen und sie befähigen will, mit Menschen mit geistiger Behinderung diese Themen anzusprechen.

Vielleicht denken Sie jetzt, das wäre kein Thema, über das man mit Menschen mit geistiger Behinderung sprechen sollte.

Vielleicht meinen Sie, man sollte Menschen mit geistiger Behinderung vor diesem Thema schützen.

Dann übersehen Sie, dass Menschen mit geistiger Behinderung längst mit diesem Thema konfrontiert sind. Wo gelebt wird, wird gestorben.

„Schutz" kann in Bezug auf die Themen Krankheit – Sterben – Tod nur bedeuten: Die Fragen ernst nehmen und klar beantworten. Und Fragen haben Menschen mit geistiger Behinderung zum Thema Sterben und Tod. Darin unterscheiden sie sich nicht von Menschen ohne geistige Behinderung.

Und auch im wichtigsten Punkt sind wir alle gleich: Wir wollen die Menschen, die wir lieben, in ihrer letzten Lebensphase nicht allein lassen, sondern sie in Liebe und Sicherheit begleiten.

Dafür brauchen wir alle Hilfe und Unterstützung, die wir bekommen können!

Evelyn Franke
Kernen, im April 2012

Danksagung

» Es ist gut, die Stationen seines Lebens bezeichnen zu können nach denen, denen man Dank schuldet. (Jurij Brězan)

■ **August Marx †**
Mein Großvater erklärte mir als Kind, dass auch der beste und großartigste Mensch seine tägliche kleine Pflicht anderen Menschen gegenüber zu erfüllen hat.

■ **Martin Schulze**
Ohne Deine Freundschaft wäre ich nicht die geworden, die ich wurde.

■ **Hans W. Martin**
Von Dir weiß ich das Ziel meiner Arbeit.

■ **Rosemarie Seidel †**
Bei Frau Prof. Dr. Seidel sah ich, wie man lernt und fragt – „weil Denken eine Lust ist!".

■ **Sigrid Neuschulz**
Als ich es mir gedanklich zu leicht und bequem gemacht, mich „eingerichtet" hatte und mir auch alles so genügte, hast Du mich aufgescheucht.

■ **Hermann Kolbe**
Sie haben mir vorurteilsfrei eine Chance gegeben, als ich sie mir selber nicht mehr gab.

■ **Margarete Stahl †**
Neben ihrem Charme, Witz und ihrer Lebensweisheit wurde ihre geistige Behinderung zur Nebensache.

■ **Ulrike Schmid**
Von Dir schaute ich mir den Mut ab, mehr zu können, als sein soll.

■ **… und immer Maike**
Du bist schwächer, als Du fürchtest. Du bist stärker, als Du hoffst. Du bist das Beste, was mir im Leben passieren konnte!

Inhaltsverzeichnis

Palliative Care in der Begleitung von Menschen mit geistiger Behinderung

© Springer-Verlag GmbH Deutschland 2018
E. Franke, *Anders leben – anders sterben*, https://doi.org/10.1007/978-3-662-55825-6_1

Der Begriffsteil „palliative" geht auf das Lateinische „pallium" (der Mantel) zurück. Das englische „care" lässt sich übersetzen mit: Pflege, Betreuung, Sorge, Fürsorge, Verwahrung, Sorgfalt, Vorsicht, Obhut, Umsicht, Zuwendung, Fürsorglichkeit, Behutsamkeit, Obacht.

» Palliative Care ist ein Ansatz, der die Lebensqualität von Patienten und ihren Familien verbessert, die sich mit Problemen konfrontiert sehen, wie sie mit lebensbedrohlichen Erkrankungen verbunden sind. Dies geschieht durch die Verhütung und Erleichterung von Leidenszuständen, indem Schmerzen und andere Probleme (seien sie körperlicher, psychosozialer oder spiritueller Art) frühzeitig entdeckt und exakt eingeordnet werden.
Palliative Care ...

- bietet Entlastung von Schmerzen und anderen belastenden Symptomen an;
- betont das Leben und betrachtet Sterben als einen normalen Prozess; hat die Absicht, den Eintritt des Todes weder zu beschleunigen noch ihn hinauszuzögern;
- integriert psychologische und spirituelle Aspekte der Fürsorge für den Patienten;
- bietet ein Unterstützungssystem an, das es dem Patienten ermöglicht, sein Leben so aktiv wie möglich bis zum Tode zu leben;
- bietet ein Unterstützungssystem für Familien an, um die Belastungen während der Krankheit des Patienten und der eigenen Trauer zu bewältigen;
- nutzt einen Teamansatz, um den Bedürfnissen des Patienten und seiner Familie zu begegnen, was die Trauerberatung – soweit erforderlich – einschließt;
- will die Lebensqualität verbessern und kann den Verlauf der Krankheit positiv beeinflussen;
- wird bereits früh im Verlauf der Erkrankung angewandt, in Verbindung mit anderen Therapieformen, die darauf abzielen, das Leben zu verlängern, wie z. B. Chemotherapie oder Bestrahlung und schließt solche Untersuchungen ein, die dazu dienen, belastende klinische Komplikationen besser zu verstehen und damit umzugehen. Palliative Care als Handlungskonzept findet nicht nur in Hospizen und auf Palliativstationen Anwendung, sondern ist selbstverständlich ein Grundsatz in Einrichtungen der Behindertenhilfe und ganz allgemein in der Betreuung und Begleitung von Menschen mit geistiger Behinderung. (Definition der WHO, zitiert nach Student o.J.)

Palliative Care ist nicht nur ein Handlungsansatz für das „klassische Heim": Das große Haus, in dem Heilerziehungspfleger, Altenpfleger und Kranken- und Gesundheitspfleger neben Heimärzten, Psychologen und Therapeuten tätig sind, dem Versorgungsbetriebe wie Küche und Wäscherei angegliedert sind, in dem es – nach weltanschaulicher Ausrichtung – eine theologisch-religiöse Begleitung gibt.

Nach den Grundsätzen von Palliative Care können nicht nur die großen Einrichtungen und Häuser arbeiten, in denen sich die Begleitung schwerkranker und sterbender Bewohnerinnen und Bewohner aufgrund des multiprofessionellen Teams relativ einfach und zuverlässig organisieren lässt. Nach den Grundsätzen von Palliative Care kann in jedem Zuhause von Menschen mit und ohne geistige Behinderung betreut werden. Ein Zuhause bietet nicht nur in guten Tagen Schutz und Sicherheit, sondern vor allem im Alter, bei Krankheit und in der letzten Lebensphase sichere und verlässliche Beheimatung.

Kolleginnen und Kollegen in der Begleitung von Menschen mit Behinderung, alten, kranken und verwirrten Menschen in ambulanten und stationären Strukturen, die Palliative Care als Handlungskonzept einführen (sollen), sind zunächst häufig durch das Wort abgeschreckt – „schon wieder ein neuer englischer Begriff!" Als nächste Gedanken folgen nicht selten: „Was denn noch alles?" und „Machen wir denn nicht schon genug?"

Wenn Vorgesetzte oder die Leitung einer Einrichtung Palliative Care als Handlungskonzept vorstellen und einführen wollen, muss es gelingen, dem Team schnell deutlich zu machen, dass es sich bei diesem Ansatz nicht um mehr Arbeit, mehr Dokumentation, mehr Aufwand und mehr Tun handelt, sondern ganz im Gegenteil um die Konzentration auf das Wesentliche, um das überlegte und begründete (Weg-)Lassen. Ausgangspunkt der Überlegungen, die in vielen Fällen ein radikales Umdenken bedeuten, ist immer der erkrankte und sterbende Mensch in seiner letzten Lebensphase – er bestimmt die Richtung und das Tempo.

> Palliative Care als Handlungs- und Betreuungskonzept von Menschen in ihrer letzten Lebensphase bedeutet nicht mehr Tun, sondern anderes Tun und Lassen.

In der Begleitung von hilfsbedürftigen Menschen wird in ambulanten und stationären Strukturen von den Mitarbeiterinnen und Mitarbeitern im Rahmen der gesetzlichen und finanziellen Möglichkeiten gute Arbeit geleistet. Oft gehen die Kolleginnen und Kollegen dabei an ihre eigenen Belastungsgrenzen und nicht selten darüber hinaus. Die Begleitung eines Menschen in seiner letzten Lebensphase bedeutet immer auch eine emotionale Belastung für die Mitarbeiterinnen und Mitarbeiter – das trifft vor allem dann zu, wenn eine langjährige Beziehung besteht. Leider wird das häufig übersehen.

In einer Wohngruppe war ich zur Verabschiedung eines Mitarbeiters in den Ruhestand eingeladen. Als wir alle im Wohnzimmer der Gruppe am gedeckten Tisch saßen und der Kaffee eingegossen war, schaute ich mich um und mir fiel auf, dass die Bewohner der Gruppe auch alle älter waren. Der Mitarbeiter als älterer Mann saß zwischen anderen älteren Männern. Der Kollege ahnte wohl, was ich dachte und sagte:„Wir sind alle zur gleichen Zeit in dieses damals neue Haus gekommen – die Bewohner und ich, wir wurden gemeinsam alt". Der Mitarbeiter hatte etwa vierzig Jahre auf dieser Wohngruppe gearbeitet.

Heilerziehungspfleger, Sozialpädagogen und Rehabilitationspädagogen haben in ihren Ausbildungen gelernt, Menschen mit Behinderungen in ihrem Alltag zu begleiten, ihre Möglichkeiten zu erkennen und Hilfsangebote zur Alltagsbewältigung zu organisieren. Sie sind von ihren (Grund-)Ausbildungen her nicht darauf vorbereitet, einen sterbenden Menschen entsprechend den Notwendigkeiten und seiner Bedürfnisse zu begleiten.

Wer ist ohne spezielle und dafür notwendige Weiterbildung darauf schon vorbereitet?

Alter, Krankheit, Sterben und Tod gehören nicht mehr selbstverständlich ins Leben und in die Gesellschaft. Dafür gibt es Profis, die wir als Gesellschaft für ihre Arbeit bezahlen. Und es gibt Ehrenamtliche, denen wir für ihre Arbeit Räume und Häuser zur Verfügung stellen – ein Stück weg von unserem Alltag natürlich, damit die Kranken und Sterbenden die nötige Ruhe haben.

Wie alt ist der durchschnittliche Bundesbürger, wenn er erstmals mit dem Sterben konfrontiert wird und ihm nicht mehr ausweichen kann, wenn er das erste Mal einen Sterbenden oder Verstorbenen sieht?

Menschen mit geistiger Behinderung haben sich in den letzten Jahrzehnten Bereiche und Themen des gesellschaftlichen und individuellen Lebens erobert, wie man das vor 50 Jahren noch nicht für möglich hielt. Dabei wurde deutlich, dass es keine Bereiche und Themen gibt, von denen sie aufgrund ihrer Behinderung ausgeschlossen sind. Unstrittig ist mittlerweile, dass die Bedingungen für ihre Teilnahme am gesellschaftlichen Leben an ihre Möglichkeiten anzupassen sind.

Alle Staaten und Gesellschaften sind durch die UN-Konvention über die Rechte von Menschen mit Behinderung aufgefordert, gleiche Rechte für Menschen mit geistiger Behinderung zu schaffen und zu garantieren (Bundesministerium der Justiz und für Verbraucherschutz 2008).

In den letzten Jahren wurde in der Betreuung von Menschen mit geistiger Behinderung der Begriff der Assistenz immer lauter. Es kam zu einem Paradigmenwechsel – weg von der behütenden Leitung/Führung/Fürsorge hin zur assistierten Selbstbestimmung, zur Verwirklichung der Teilhabe und zur Durchsetzung der Gleichstellung. Was als großer Anspruch an uns als Betreuende begann, wird im Lebensalltag der Menschen mit geistiger Behinderung Wirklichkeit. So sind heute zum Beispiel Partnerschaften und das Zusammenleben/Paarwohnen in „normalen" Wohnungen in kommunalen Wohngebieten aber auch unter den Bedingungen von komplexen Einrichtungen für Menschen mit geistiger Behinderung gelebter Alltag.

Der Paradigmenwechsel wird sich auch im Themenbereich von Palliative Care vollziehen. So wie Sterben und Tod in der Gesellschaft mittlerweile offen angesprochene und diskutierte Themen geworden sind, so wurden sie über den Umweg über ihre Kontaktpersonen auch für Menschen mit geistiger Behinderung zum Thema.

Alter, Krankheit, Sterben, Tod und Trauer haben schon immer auch in das Leben von Menschen mit geistiger Behinderung gehört. Sie haben erlebt, dass Menschen neben ihnen – ob nun ihre Eltern, andere Betreute oder sie Betreuende – alt und krank wurden und dass diese Menschen starben. Und sie erleben an sich Alter und Krankheit. Der nahe Tod einer Bewohnerin in einer Wohngruppe eines Heimes wird heute nicht mehr den anderen Bewohnerinnen und Bewohnern verschwiegen. Das Sterben wird nicht mehr geleugnet und geschieht nicht abgeschottet hinter verschlossenen Türen oder gar in einem von den Wohngruppen getrennten Sterbezimmer.

Das Recht der Sterbenden auf das Sterben in ihrem Zuhause bedeutet, dass die Mitbewohner offen informiert und begleitet werden müssen. Diese Begleitung wird sich von ihrer inhaltlichen Tiefe und ihrem Umfang her sowohl an den individuellen Möglichkeiten (intellektuelle Fähigkeiten, Sprachentwicklung, emotionalen Ressourcen …) als auch an den Bedürfnissen der Menschen mit geistiger Behinderung ausrichten müssen.

Die Fragen von Angehörigen auf der Suche nach einem Heim bzw. einer adäquaten Wohnform und die Erwartungen an eine geeignete Wohnform haben sich in den letzten Jahren grundlegend geändert. Heute fragen Angehörige auch, ob ihre Tochter/Schwester im Alter, wenn sie berentet ist, weiter hier wohnen kann. Und sie fragen, ob sie hier in ihrem Zuhause bleiben kann, wenn sie schwer krank und sterbend ist. Damit fragen sie auch nach den entsprechenden Konzepten zu Palliative Care der betreuenden Einrichtungen.

Mit der Dezentralisierung ihrer Wohnangebote stehen die großen Heime und Einrichtungen auch in der Begleitung schwerstkranker und sterbender Menschen mit geistiger Behinderung vor einer heute noch schwer zu überschauenden Veränderung und werden sich ganz neuen Herausforderungen stellen müssen. Dabei geht es nicht nur darum, dass in Komplexeinrichtungen Ärzte und Therapeuten vor Ort sind, die die Menschen mit geistiger Behinderung über Jahre kennen und begleiten.

Es ist vor allem zu überlegen, wie zum Beispiel in einer Außenwohngruppe von acht Menschen mit geistiger Behinderung, deren Bewohner tagsüber arbeiten gehen und die mit zwei Mitarbeitern und ohne Nachtdienst ausgestattet ist, die Betreuung von schwerstkranken und sterbenden Menschen mit geistiger Behinderung in ihrem Zuhause gesichert werden kann.

In Familien und Partnerschaften sind Angehörige zur Pflege und Betreuung von schwerstkranken, pflegebedürftigen und sterbenden Familienmitgliedern vorhanden – wenn auch mit Unterstützung von Pflegediensten und Teams der Spezialisierten Ambulanten Palliativen Versorgung (SAPV). In Wohngruppen und auch in Partnerschaften von Menschen mit geistiger Behinderung ist das nicht so. Hier muss es andere Betreuungsmodelle geben.

Oder sollen schwerstkranke und sterbende Menschen mit geistiger Behinderung ihr Zuhause dann verlassen und zurück in die „Heime" ziehen[1]? Werden sie dann in „normale" Heime der Altenpflege aufgenommen – und dort auf die Demenzstationen? Haben Einrichtungen der Altenpflege dafür Konzepte? Wie sehen diese Konzepte der Begleitung alter und schwerkranker Menschen mit geistiger Behinderung aus?

Eine meiner Interviewpartnerinnen[2], die den „Sprung" aus dem Heimbereich hinaus in das betreute Einzelwohnen geschafft hat, antwortete mir auf die Frage, was sie sich für ihr weiteres Leben wünschen würde: Einen Menschen, der Zeit für sie hat und mit dem sie reden kann, weil sie so oft allein ist. Zur Zeit des Interviews war sie gesund, ging arbeiten, bekam im Rahmen der Assistenz durch eine Mitarbeiterin der Einrichtung stundenweise Besuch und Assistenz. Sie fühlte sich allein; scheinbar genügte ihr dieser Kontakt weder inhaltlich und noch zeitlich. Diese junge Frau hatte es (noch?) nicht geschafft, auf sich gestellt und mit der genannten Assistenz sich ein soziales Umfeld aufzubauen, Bekanntschaften und Freundschaften gegen das Gefühl des Alleinseins zu entwickeln. Ihr Hinweis, dass sie nicht genügend Geld hätte, um oft „weg" zu gehen, ist an dieser Stelle wohl nur ein Teil der Wahrheit.

Wie mag sie sich fühlen und wie lässt sich die Assistenz zeitlich und vom Hilfebedarf ausweiten, wenn sie schwer erkrankt und deshalb nur noch zu Hause sein kann, wenn sie dann in ihrer letzten Lebensphase ist?

Besonderheiten in der Lebensführung, die durch eine geistige Behinderung begründet sind, und der individuelle Hilfebedarf werden weder durch das Altern, noch durch Krankheit von Menschen mit geistiger Behinderung oder gesellschaftliche Inklusionsbestrebungen geringer oder „preiswerter".

Beantwortet dann allein die Refinanzierungsmöglichkeit durch Kranken- und Pflegekassen die Frage der nötigen Begleitung?

---

1 … die es aufgrund der Dezentralisierungen dann nicht mehr gibt?
2 Interview zum Todeskonzept von Menschen mit geistiger Behinderung in der Selbsteinschätzung – in ▶ Kapitel 3

Auch Menschen mit geistiger Behinderung[3] machen sich – entsprechend ihren kognitiven Fähigkeiten – Gedanken um Sterben und Tod. Sie sind auf der Suche nach Informationen dazu oft beinahe ausschließlich auf Gespräche mit ihren Betreuern angewiesen, da ihnen Medien wie Bücher und das Internet aufgrund der häufig anzutreffenden Leseunfähigkeit und intellektuellen Einschränkungen als Informationsquellen kaum bis gar nicht zugänglich sind. Auch bei relativ guter und den Anforderungen ihres Alltags genügender Sprachentwicklung muss in Betracht gezogen werden, dass Wortinhalte nicht immer umfangreich und entsprechend den (gesellschaftlich verabredeten) Begriffsinhalten verfügbar sind. Daneben kann ebenfalls nicht immer davon ausgegangen werden, dass ein Mensch mit geistiger Behinderung ein vollständiges Todeskonzept[4] entwickelt hat.

Mitarbeitende in Einrichtungen für Menschen mit geistiger Behinderung nahmen bislang an Basiskursen Palliative Care teil, die nach dem Curriculum Palliative Care für Pflegende oder dem Curriculum für psychosoziale Berufsgruppen durchgeführt werden. In diesen Kursen wird davon ausgegangen, dass die Schwersterkrankten/Sterbenden und die Pflegenden ein grundsätzlich gleiches Verständnis von Alter – Krankheit – Sterben – Tod haben. Es wird weiterhin postuliert, dass die zu Betreuenden sprachlich und kognitiv ansprechbar sind, dass sie über ihren Gesundheits- und Pflegezustand aufgeklärt werden können. Der informierte Patient trifft selber die Entscheidungen über eine vorgeschlagene medizinische Behandlung – auch an seinem Lebensende – sei es aktuell oder durch Vorausverfügungen.

Die Mitarbeitenden der Behindertenhilfe haben einen anderen Alltag und treffen bei ihren zu Betreuenden auf andere kognitive, sprachliche, emotionale Möglichkeiten und waren so gezwungen, sich zum einen viele Kursinhalte auf ihre zu Betreuenden und deren Möglichkeiten zu „übersetzen" und mussten zum anderen oft darauf hoffen, dass man es in der Praxis dann schon „passend" machen könne. Ein Austausch mit anderen Kursteilnehmerinnen, die aus anderen beruflichen Feldern kamen, war erschwert, denn zur Schilderung der Situation z. B. in Wohngruppen in Einrichtungen für Menschen mit geistiger Behinderung musste noch die Erläuterung der kognitiven und emotionalen Möglichkeiten (bzw. Schwierigkeiten und Grenzen) der Menschen mit geistiger Behinderung kommen.

Das Arzt-Patienten-Gespräch zur Aufklärung über die Erkrankung und zur Information über Behandlungsmöglichkeiten wird – bedingt durch kognitive und sprachliche Einschränkungen – anders sein müssen, wenn ein Mensch mit geistiger Behinderung danach wirklich „aufgeklärt" sein soll und mitentscheiden soll.

---

3 Menschen mit geistiger Behinderung sind keine homogene Gruppe; es gibt Menschen mit geistiger Behinderung, die im Alltag kaum oder gar nicht auffallen, und es gibt Menschen mit ganz erheblichen geistigen Behinderungen, die trotz aller sonderpädagogischen Bemühungen immer auf eine Versorgung durch andere angewiesen sein werden. Nur Menschen mit geistiger Behinderung, die über sich und ihre natürliche und soziale Umwelt reflektieren können, werden in der Lage sein, sich auch Gedanken um ihr Lebensende zu machen.

4 Die vier das Todeskonzept definierenden Subkonzepten nach Wittkowski (1990) sind: Nonfunktionalität – die Erkenntnis, dass alle lebensnotwendigen Körperfunktionen beim Eintritt des Todes aufhören; Irreversibilität – die Einsicht in die Unumkehrbarkeit des Todes, wenn er eingetreten ist; Universalität – das Bewusstsein, dass alle Lebewesen sterben müssen; Kausalität – das Verständnis von den physikalischen und biologischen Ursachen des Todes.

Kapitel 1 · Palliative Care in der Begleitung von Menschen mit ...

7   **1**

Ein Beispiel für ein gelungenes Arzt-Patienten-Gespräch zur Aufklärung über eine notwendige Operation sei an dieser Stelle eingefügt:

Martin, ein junger Mann mit Down-Syndrom und sehr eingeschränktem Sprachvermögen, erzählte mir von seiner Operation. Er sah, dass ich ihn nicht verstand, winkte (mich) ab und begann von Neuem: er sah und zeigte auf seinen Bauch, schien mit beiden Händen kräftig darin zu rühren und sagte, dass es weh getan hätte. Dann sei er zum „Dokto" ins „Kankehaus" gegangen, habe sich hingelegt, und der „Dokto" – er machte mit der rechten Hand über seinen Bauch von unten nach oben kleine Schnittbewegungen – „dann alles aus". Er schien alles aus seinem Bauch zu nehmen und rechts neben sich zu legen … „dann richtig machen". Er legte alles rechts neben sich ordentlich in Bögen … „wieder rein". Er nahm alles von rechts neben sich und schien es sich wieder in den Bauch zu legen …„dann zu". Er machte von unten nach oben über seinen Bauch mit der rechten Hand Nähbewegungen. Danach hob er seine Kleidung und zeigte mir seine Narbe. Er schaute mich an und sagte mit unschuldigem Hochziehen der Schultern: „Alles gut … Matin wieder Hause".

Als ich bei Martins Gruppenmitarbeiterin nachfragte, erzählte sie, dass Martin in dieser Art vom Arzt auf die Operation vorbereitet wurde und ein sehr gutes Verhältnis zu „meine Dokto" und den Krankenschwestern im Krankenhaus hatte. Er fühlte sich im Krankenhaus wohl behütet, hatte nicht das Gefühl, von seiner Wohngruppe dorthin „abgeschoben" und allein gelassen worden zu sein und er hatte – was vielleicht das Wichtigste ist – keine Angst vor einem erneuten Krankenhausaufenthalt, der nach einigen Monaten tatsächlich nötig wurde.

Auch wenn sich Ärzte, Krankenschwestern und Therapeutinnen den sprachlichen oder nichtlautsprachlichen Möglichkeiten der Patienten mit geistiger Behinderung anpassen können, so ist das Verstehen auch bei Verwendung gleicher Worte nicht automatisch gegeben (▶ Kap. 4).

Menschen mit geistiger Behinderung sind es im Umgang mit den sie Betreuenden gewohnt, dass diese sicher und bestimmt das ansprechen, was nötig ist. Ein zögerliches oder „abwartendes" Kommunikationsverhalten kennen sie eher nicht. Viele Menschen mit geistiger Behinderung haben wie andere Menschen auch ein sehr feines Gespür für Verhaltensänderungen und werden es merken, wenn man ihnen gegenüber bei den Themen Alter – Krankheit – Sterben – Tod zögert, Dinge klar, deutlich und verständlich beim Namen zu nennen.

Es sollte uns bewusst sein, dass es unsere eigenen Barrieren und Grenzen sind, die uns hier zögern und „vorsichtig" sein lassen. Im Gespräch mit Menschen mit geistiger Behinderung muss ihr

Wissen soll nicht vergessen sein, dass es auch ein Recht auf Nicht-Wissen gibt, dass unter allen Umständen zu achten ist. Die Beobachtung und die Einschätzung, ob ein Mensch mit geistiger Behinderung etwas nicht verstehen und wissen will oder nicht verstehen und wissen kann, werden wohl im Bereich der Kommunikation mit das Schwerste sein.

Geht es um Gespräche über den Abschied, Schmerzen, Sterben und Tod, sollen in der Begleitung von Menschen mit geistiger Behinderung ihre Angehörigen/Nahestehenden mit einbezogen werden. Die Mitarbeitenden in der Begleitung von Menschen mit geistiger Behinderung sollen ermutigt und befähigt werden, die Gespräche zwischen dem Menschen mit geistiger Behinderung und seinen Bezugspersonen zu unterstützen und – falls gewünscht – zu begleiten.

1.1 Internetquellen

- ▶ www.beizeitenbegleiten.de/assets/hanno(r)-bb-5-2016_muster.pdf (29. 06. 2017)
- ▶ www.beizeitenbegleiten.de/assets/vertreterverf%c3%bcgung-muster.pdf (28. 06. 2017)
- ▶ www.beizeitenbegleiten.de/assets/patientenverf%c3%bcgung-muster.pdf (28. 06. 2017)
- ▶ www.foerderverein-bonn-beuel.de/bilder/patientenverfuegung_72.pdf (10. 08. 2011)
- ▶ www.hospiz.at/download/download_4_ppp-vsd-vorsorgedialog/ (24. 03. 2017)
- ▶ www.isaac-online.de (31. 10. 2011)
- ▶ www.ludwig-schlaich-stiftung.de/ (12. 08. 2012)
- ▶ www.Team-PEM.de (30. 06. 2017)

Literatur

Amt für Öffentlichkeitsdienst der Nordelbischen Ev.-Luth. Kirche und Zusammenarbeit mit der Pastoralen Dienststelle im Erzbistum Hamburg (2005). Mit den Perlen des Glaubens leben. Kiel: Lutherische Verlagsgesellschaft

Appel M, Schaars WK (2006) Anleitung zur Selbstständigkeit. Wie Menschen mit geistiger Behinderung Verantwortung für sich übernehmen. Juventa, Weinheim und München

Baumgart E (1997) Stettener Deskriptionsdiagnostik des Sprachentwicklungsstandes von Menschen mit geistiger Behinderung: eine methodische Handreichung für die Praxis. Diakonie-Verlag, Reutlingen

Bayerisches Staatsministerium für Arbeit und Soziales, Familie und Integration; Bayerisches Staatsministerium für Gesundheit und Pflege (2016) Palliative Care und Hospizarbeit in der Behindertenhilfe. Rahmenkonzept

Becker-Ebel J (2017) Palliative Care in Pflegeheimen und -diensten: Wissen und Handeln für Pflegende. Schlütersche, Stuttgart

Bruhn R, Straßer B (Hrsg) (2014) Palliative Care für Menschen mit geistiger Behinderung. Interdisziplinäre Perspektiven für die Begleitung am Lebensende. W. Kohlhammer, Stuttgart

Buchka M (2003) Ältere Menschen mit geistiger Behinderung: Bildung, Begleitung, Sozialtherapie. Reinhardt, München, Basel

Bundesministerium der Justiz und für Verbraucherschutz (2008) Gesetz zu dem Übereinkommen der Vereinten Nationen vom 13. Dezember 2006 über die Rechte von Menschen mit Behinderungen sowie zu dem Fakultativprotokoll vom 13. Dezember 2006 zum Übereinkommen der Vereinten Nationen über die Rechte von Menschen mit Behinderungen. Bundesanzeiger, Berlin. http://www.un.org/Depts/german/uebereinkommen/ar61106-dbgbl.pdf

Bundesverband Evangelischer Behindertenhilfe (Hrsg) (1999) Bist du bei mir wenn ich sterbe? Orientierung. Fachzeitschrift der Behindertenhilfe. Heft 4, Stuttgart

Bundesvereinigung Lebenshilfe für Menschen mit Geistiger Behinderung e. V (2002) Bäume wachsen in den Himmel – Sterben und Trauer. Ein Buch für Menschen mit geistiger Behinderung. Lebenshilfe-Verlag, Marburg

Bundesvereinigung Lebenshilfe für Menschen mit Geistiger Behinderung e. V (2000) Persönlichkeit und Hilfe im Alter: zum Alterungsprozeß bei Menschen mit geistiger Behinderung, 2. Aufl. Lebenshilfe-Verlag, Marburg

Caritasverband für die Diözese Augsburg e. V. (Hrsg) (2011) In Würde. Bis zuletzt. Hospizliche und palliative Begleitung und Versorgung von Menschen mit geistiger Behinderung. Augsburg

Dingerkus G; Schlottbohm B (2002) Den letzten Weg gemeinsam gehen. Sterben, Tod und Trauer in Wohneinrichtungen für Menschen mit geistigen Behinderungen. Münster: Ansprechstelle im Land Nordrhein-Westfalen zur Pflege Sterbender, Hospizarbeit und Angehörigenbegleitung im Landesteil Westfalen-Lippe (Alpha)

Dingerkus G; Schlottbohm B, Hummelt D (2004) Werd ich ein Stern am Himmel sein. Ein Thema für alle und insbesondere für Bewohnerinnen und Bewohner von Einrichtungen für Menschen mit Behinderungen. Münster: Ansprechstelle im Land Nordrhein-Westfalen zur Pflege Sterbender, Hospizarbeit und Angehörigenbegleitung im Landesteil Westfalen-Lippe (Alpha)

Feichtner A, Pußwald B (2017) Palliative Care: Unterstützung der Angehörigen. Facultas, Salzburg

Fischer E, Ratz C (Hrsg) (2017) Inklusion – Chancen und Herausforderungen für Menschen mit geistiger Behinderung. Beltz, Weinheim

Franke E (2014) Palliative Care bei Menschen mit geistiger Behinderung. In: Kränzle S, Schmid U, Seeger C (Hrsg) Palliative Care. Springer, Berlin, Heidelberg, S 339–347

Gerhard C, Baldwin MA (2014) Palliative-Care-Konzepte: Grundbegriffe der Palliative Care begreifen. Hogrefe Verlag, Göttingen

Göckenjan G (2008) Sterben in unserer Gesellschaft – Ideale und Wirklichkeiten. In: Tod und Sterben. APuZ Aus Politik und Zeitgeschichte. Beilage zur Wochenzeitung Das Parlament 4:7–14

Groh W, Müller M (2010) Wie gehen Menschen mit intellektueller Behinderung mit dem Erleben von Sterben und Tod um? (www.hospiz-varel.de)

Hartmann B (2011) Schmerzerleben von Menschen mit einer geistigen Behinderung aus ihrer eigenen Sicht sowie aus der Wahrnehmung Dritter. Zusammenfassung der Studienergebnisse aus der Master Thesis zur Erlangung des Masters in Palliative Care. Paracelsus Medizinische Privatuniversität, Salzburg (www.hospizkultur-und-palliative-care.de)

Haveman M, Stöppler R (2004) Altern mit geistiger Behinderung. Grundlagen und Perspektiven für Begleitung, Bildung und Rehabilitation. W. Kohlhammer, Stuttgart

Heppenheimer H, Sperl I (2011) Emotionale Kompetenz und Trauer bei Menschen mit geistiger Behinderung. Reihe: Behinderung – Theologie – Kirche. Beiträge zu diakonisch-caritativen Disability Studies. Band 2. W. Kohlhammer, Stuttgart

Kern M, Müller M, Aurnhammer K (Hrsg) (2004) Basiscurriculum Palliative Care. Eine Fortbildung für psychosoziale Berufsgruppen. Reihe Palliative Care. Pallia Med, Bonn

Kern M, Müller M, Aurnhammer K (Hrsg) (2007) Basiscurriculum Palliative Care. Eine Fortbildung für Pflegende in Palliative Care. Reihe Palliative Care. 3. Aufl. Pallia Med, Bonn

Kostrzewa S, Herrmann M (2013) Menschen mit geistiger Behinderung palliativ pflegen und begleiten Palliative Care und geistige Behinderung. Hogrefe, Göttingen

Kränzle S, Schmid U, Seeger C (Hrsg) (2014) Palliative Care. Springer, Berlin, Heidelberg

Krueger F (Hrsg) (2006) Das Alter behinderter Menschen. Lambertus, Freiburg im Breisgau

Kruse A, Ding-Greiner C, Grüner M (2002) Den Jahren Leben geben – Lebensqualität im Alter bei Menschen mit Behinderungen. Projektbericht Juni 2002. Ruprechts-Karls-Universität Heidelberg. Institut für Gerontologie. Herausgeber: Diakonisches Werk Württemberg, Abteilung Behindertenhilfe

Ludwigshafener Ethische Rundschau 2016-03 (http://heinrich-pesch-haus.de/ludwigshafener-ethische-rundschau-ler/) (20. 06. 2017)

Mayer-Johnson R (1993) The Picture Communication Symbols. PCS Books I and II Combined. Wordless Edition. 3. Aufl. Mayer-Johnson Company, Solana Beach

Neuhäuser G, Steinhausen HC (2013) Geistige Behinderung: Grundlagen, Erscheinungsformen und klinische Probleme, Behandlung, Rehabilitation und rechtliche Aspekte. W. Kohlhammer, Stuttgart

Pörtner M (2017) Ernstnehmen – Zutrauen – Verstehen: Personenzentrierte Haltung im Umgang mit geistig behinderten und pflegebedürftigen Menschen. Klett-Cotta, Stuttgart

Riedel A, Rittberger A, Stocker D, Stolz K (Hrsg) (2015) Handreichung zur ethischen Reflexion. Diakonie Stetten e. V. Kernen im Remstal

Schaars WK (2003) Durch Gleichberechtigung zur Selbstbestimmung. Menschen mit geistiger Behinderung im Alltag unterstützen. Beltz, Weinheim, Basel, Berlin

Schulz von Thun F (2010a) Miteinander reden 1 – Störungen und Klärungen. Allgemeine Psychologie der Kommunikation, 48. Aufl. Reinbek bei Hamburg, Rowohlt

Schulz von Thun F (2010b) Miteinander reden 2 – Stile, Werte und Persönlichkeitsentwicklung, 31. Aufl. Reinbek bei Hamburg, Rowohlt

Schulz von Thun F (2010c) Miteinander reden 3 – Inneres Team und situationsgerechte Kommunikation, 19. Aufl. Reinbek bei Hamburg, Rowohlt

Senckel B (2015) Mit geistig Behinderten leben und arbeiten. C. H. Beck, München

Stöppler R (2017) Einführung in die Pädagogik bei geistiger Behinderung. UTB, Stuttgart

Student JC (o.J.) Was ist Palliative Care? http://christoph-student.homepage.t-online.de. (22.8.2016)

Student JC, Napiwotzky A (2011) Palliative Care – wahrnehmen – verstehen – schützen. Reihe Pflegepraxis, 2. Aufl. Thieme, Stuttgart

Theiß D (2005) Selbstwahrgenommene Kompetenz und soziale Akzeptanz bei Personen mit geistiger Behinderung. Klinkhardt, Bad Heilbrunn

Theunissen G, Kulig W (2013) Handlexikon Geistige Behinderung: Schlüsselbegriffe aus der Heil- und Sonderpädagogik, Sozialen Arbeit, Medizin, Psychologie, Soziologie und Sozialpolitik. Stuttgart: Verlag W. Kohlhammer

Wittkowski J (1990) Psychologie des Todes. Wissenschaftliche Buchgesellschaft, Darmstadt

Wittkowski J (Hrsg) (2003) Sterben, Tod und Trauer: Grundlagen, Methoden, Anwendungsfelder. W. Kohlhammer, Stuttgart

Anders leben – anders sterben?

© Springer-Verlag GmbH Deutschland 2018
E. Franke, *Anders leben – anders sterben*, https://doi.org/10.1007/978-3-662-55825-6_2

Braucht es für Menschen mit geistiger Behinderung eine andere palliative Begleitung als für Menschen ohne geistige Behinderung?

Ja und nein.

Auch für die Begleitung eines Menschen mit geistiger Behinderung in seiner letzten Lebensphase ist Palliative Care der geeignete Handlungsansatz, denn Palliative Care sieht den Patienten und seine Angehörigen im Mittelpunkt aller Bemühungen und fragt nicht zuerst nach den individuellen Besonderheiten des Patienten. So gesehen braucht es keine spezielle palliative Begleitung.

Es braucht wiederum eine spezielle palliative Begleitung aufgrund der Besonderheiten eines Menschen mit geistiger Behinderung, wobei diese Besonderheiten im kognitiven, emotionalen und sozialen Bereich ganz unterschiedlich ausgeprägt sein können, was den individuellen Hilfebedarf des einzelnen Menschen definiert. Diesem individuellen Hilfebedarf muss sich die palliative Begleitung anpassen, wenn sie eine gute palliative Begleitung sein möchte. Es ist nicht angebracht, auf pädiatrische Palliative Care zu verweisen, wenn es um die Begleitung eines erwachsenen Menschen mit geistiger Behinderung geht. Auch wenn ein 60-jähriger Mann mit geistiger Behinderung massive kognitive Defizite aufweist, so ist er doch ein 60-jähriger Mann mit einer Lebenserfahrung von 60 Jahren und kein Kind! Und er ist weder als Kind anzusprechen, noch als Kind zu behandeln.

>> Nur wenn ich als erwachsener Mensch mit geistiger Behinderung als Erwachsener angesprochen und behandelt werde, werde ich mich als Erwachsener fühlen und benehmen. Und nur dann muss ich auch die Verantwortung eines Erwachsenen übernehmen. Alles andere muss ich – wie ein Kind – nicht ernst nehmen.

Welche Punkte sind in einer palliativen Situation und Begleitung von Menschen mit geistiger Behinderung anders zu sehen, zu bedenken und zu gestalten?

■ **Kommunikation**

Kommunikation bedeutet nach Duden „Verständigung untereinander; zwischenmenschlicher Verkehr besonders mithilfe von Sprache, Zeichen" – es bedeutet nicht, dass jemand (nur) etwas mitteilt. Kommunikation ist kein einseitiger Vorgang, sondern ein Geschehen, eine Verständigung, ein Verstehen zwischen (mindestens) zwei Menschen. Die Kommunikation mit einem Menschen mit geistiger Behinderung wird dann anders und mitunter schwieriger sein, wenn seine Sprachentwicklung von der seines Gegenübers abweicht. Ist der Kommunikations- bzw. Verständigungspartner ein Arzt, der den Menschen mit geistiger Behinderung über die Diagnose und Prognose aufklären muss, dann sind die Verständigungsprobleme nicht schwer vorstellbar.

ⓘ Kommunikation erfolgt nicht nur über Sprache. Kommunikation hat immer einen nonverbalen (= lautsprachfreien) Anteil – Nicken, Lächeln, Körperhaltung. Verständigung kann unterstützt werden durch Gebärden, Bildsysteme, Fotos, originale Gegenstände und kann auch nur mit diesen alternativen Kommunikationsmitteln gestaltet und sichergestellt werden.

■ **Aufmerksamkeit, Konzentration**

Es könnte sein, dass es dem Menschen mit geistiger Behinderung schwerfällt, sich auf sein Gegenüber und das Gespräch zu konzentrieren, weil es in dem Raum sehr unruhig ist. Es kann Störungen von außen oder auch im Raum geben. Diese Störungen muss man in der Kommunikationssituation „überhören" und „übersehen" können und darf sie in diesem Moment nicht als wichtiger einschätzen und sich vom Eigentlichen ablenken lassen. Zu beachten ist, ob der Mensch mit geistiger Behinderung dazu aktuell in der Lage ist.

Für ein wichtiges Gespräch braucht es wertschätzende Bedingungen: Keine Krankenschwester, die im Hintergrund hantiert, kein ablenkendes Telefonklingeln, kein Fenster im Blick, vor dem Autos fahren und Menschen laufen. Die Konzentration auf das Gegenüber und das wichtige Gespräch lässt sich durch das „Abschalten" vieler Störreize unterstützen.

> Für ein wichtiges Gespräch braucht es wertschätzende Bedingungen: Die Konzentration auf das Gegenüber und das wichtige Gespräch lässt sich durch das „Abschalten" vieler Störreize unterstützen.

■ **Abstraktionsebene**

Menschen mit geistiger Behinderung fällt es mitunter schwer, auf einem Foto oder einer medizinischen Zeichnung etwas zu erkennen bzw. das zu erkennen, worum es geht. Das liegt zum einen daran, dass sie nicht wissen, was sie sehen, weil sie es nicht kennen und deshalb nicht wiedererkennen. Zum anderen kann das in Schwierigkeiten begründet sein, auf diese Abstraktionsebene zu folgen und Gegenstände anstatt unterschiedlich bunt eingefärbter Flächen zu erkennen. Wenn dem Menschen mit geistiger Behinderung gesagt wird „das ist eine Niere", erhöht das für ihn nicht den Informationswert und wird ihm beim optischen Erkennen nicht helfen. Auch der Hinweis, dass die Niere das Blut reinigt und dass das wichtig ist, wird nicht automatisch zum Verständnis beitragen. Hier braucht es verständliche Bilder (▶ Kap. 6, Fördereinheiten zum Modul „Spezielle Krankheiten").

ⓘ „Bild" bezieht sich auch auf sprachliche Bilder: Überlegen Sie, was die Niere macht = Blut reinigen, Blut filtern. Überlegen Sie dann, welcher alltägliche Gegenstand auch etwas filtert, z. B. Kaffeefilter. Vergleichen Sie die Niere mit einem Kaffeefilter – nicht nur sprachlich.

■ **Transfer**

Auch wenn der Arzt sich beim Aufklärungsgespräch müht und dem Patienten mit geistiger Behinderung anhand einfacher Bilder oder Fotos erklärt, dass das ein Darm[1] ist, der krank ist und operiert werden muss, und der Patient das versteht, bedeutet das nicht, dass die Transferleistung gelingt. „Das auf dem Bild ist ein kranker Darm! Das auf dem Bild ist nicht mein Darm, den ich im Bauch habe!"; „Wäre das mein Darm, wäre er

---

1 In diesem Beispiel sei vorausgesetzt, dass der Patient mit geistiger Behinderung mit dem Begriff „Darm" etwas anfangen kann.

nicht auf dem Bild, sondern in meinem Bauch"; „Der Darm auf dem Bild ist krank. Das ist traurig, hat aber nichts mit mir zu tun!"

ℹ️ Nach der Erklärung anhand von Bildern, Fotos brauchen Patienten mit geistiger Behinderung Unterstützung in der Transferleistung, damit sie Erklärungen auf sich beziehen können.

■ **Befindlichkeit äußern**

Vor allem ältere Menschen mit geistiger Behinderung, die seit vielen Jahren oder Jahrzehnten in einer Einrichtung leben, haben es aufgrund der Strukturen im Heim lernen müssen, sich anzupassen. Das bedeutet meistens, auf eigene Wünsche und Vorstellungen, falls sie vorhanden und entwickelt waren, zu verzichten. Dieser Verzicht „zugunsten aller" oder „zugunsten der Gruppe" wurde von den Erzieherinnen und Pflegern positiv verstärkt. Das Beharren auf eigenen Wünschen und der Drang, (völlig normale) Bedürfnisse zu befriedigen, wurden mit Sanktionen belegt. Deshalb sind vor allem unter alten Menschen mit geistiger Behinderung sehr „angepasste" und „immer zufriedene" Menschen zu finden. Sie scheinen mit allem einverstanden zu sein, was ihnen von Mitarbeitern oder Strukturen vorgegeben wird. Es darf nicht wundern, dass dieses Verhalten auch am Lebensende von diesen Menschen nicht aufgegeben wird – vor allem nicht am Lebensende, wenn sie spüren, dass sie mehr als früher auf Versorgung und Zuwendung angewiesen sind.

Das wiederholte Auffordern, sie mögen doch sagen, was und wie sie etwas wollen, führt schnell zur Verunsicherung dieser Menschen.

ℹ️ Anstatt zu fragen „was" sie wollen, hilft diesen Menschen mit geistiger Behinderung häufig die Wahl zwischen zwei Alternativen: das oder dies. Auch das Wünschen und Äußern von Bedürfnissen will gelernt sein. Die letzte Lebensphase ist sicher nicht mehr der geeignete Zeitpunkt, diesen Menschen mit einer „aufgeklärten" Pädagogik neue Wege zu eröffnen. Hier kann es nur darum gehen, angenehme Sicherheit zu vermitteln.

Versuchen Sie im Sinne der Biografiearbeit Hinweise über Vorlieben und – mindestens ebenso wichtig – Abneigungen von Menschen mit geistiger Behinderung zu finden. Vielleicht kennen Sie oder wissen Sie von ehemaligen Mitarbeiterinnen, die Sie fragen könnten. Achten Sie dann darauf, wie sie Ihnen etwas erzählen; versuchen Sie herauszuhören, wie diese ehemaligen Mitarbeiterinnen Menschen mit geistiger Behinderung sehen und nach welchen Werten sie diese betreut haben. Nehmen Sie als Maßstab Ihre eigenen Werte oder die Ethikkonzeption bzw. entsprechende Handlungsleitlinien Ihres Hauses, bevor Sie alle Hinweise übernehmen. Vertrauen Sie Ihrem gesunden Menschenverstand mehr als Äußerungen nach dem Muster „XY hat immer schon …"

■ **„Zur Last fallen"**

Was über die Befindlichkeiten und Wünsche von Menschen mit geistiger Behinderung gesagt wurde, lässt sich hier wiederholen. Vor allem ältere und früher „fitte" Menschen mit geistiger Behinderung wollen im Alter und in ihrer letzten Lebensphase niemandem zur Last fallen. Darin unterscheiden sie sich nicht von anderen Menschen. Das kann wie auch bei anderen Menschen soweit gehen, dass sie sich überschätzen und nicht die notwendige Hilfe holen: aus Scham oder Angst, anderen „zu viel" zu werden. Wie anderen Menschen auch wird man ihnen versichern, dass sie nicht „zu viel" werden und auch keine Last sind. Und wie andere Menschen werden sie es hören und nicht bzw. kaum glauben. Wie andere Menschen auch brauchen alte Menschen mit geistiger Behinderung oder Menschen mit geistiger Behinderung in ihrer letzten Lebensphase eine intensivere Betreuung und mehr Hilfe, als ihnen vielleicht angenehm ist. Auch sie schämen sich und sind lieber still und zurückgezogen, statt einmal zur Unzeit etwas zu sagen.

> ℹ Nehmen Sie sich mehr Zeit! Und mehr Ruhe! Auch ein Mensch mit geistiger Behinderung spürt es, wenn Sie eigentlich weder Zeit noch Ruhe für ihn haben, sich dazu jedoch verpflichtet fühlen, „mal schnell" bei ihm vorbeizuschauen. Und wenn es so ist, dann sagen Sie es auch. Menschen mit geistiger Behinderung sehen und kennen den täglichen zeitlichen und personellen Druck, unter dem ihre Betreuung aufrechterhalten wird.

Sie müssen dann gar nicht „viel" machen, sondern einfach da sein. Vielleicht möchten Sie erzählen, dass auf den Feldern schon das Getreide geerntet wird? Vielleicht haben Sie ihm eine Sonnenblume als Herbstgruß mitgebracht oder eine Erdbeere, die nach Sonne und Wärme schmeckt? Es sind diese Kleinigkeiten, die Verbindung schaffen, Zuwendung ausdrücken und im Menschen mit geistiger Behinderung möglicherweise Erinnerungen an früher wachrufen. Nutzen Sie diese vermeintlichen Kleinigkeiten.

- **Körperkontakt**

Menschen mit geistiger Behinderung sind wie andere alte und kranke Menschen auch keine kleinen Kinder, die ständig gestreichelt und getätschelt werden wollen (wollen kleine Kinder das wirklich?). Es ist unangebracht, einem fremden Menschen über den Kopf oder die Wange zu streiche(l)n. Das ist kein Ausdruck von Zuwendung, sondern übergriffig.

> ℹ Körperkontakt ist immer intim und persönlich. Bieten Sie Körperkontakt unauffällig an und drängen Sie ihn nicht auf. Weint ein Mensch mit geistiger Behinderung, ist auch das kein Grund, ihn ungefragt und ohne seine Zustimmung zu streicheln oder in den Arm zu nehmen. Das wäre ein Zeichen dafür, dass doch alles „nicht so schlimm" ist. Aber es ist schlimm, sonst würde dieser Mensch nicht weinen.

Wenn Sie Körperkontakt anbieten wollen, dann halten Sie Ihre geöffnete Hand dem anderen Menschen entgegen, so kann er entscheiden, ob er Ihre Hand und den Körperkontakt möchte oder nicht.

Bitte denken Sie daran, dass es ältere Menschen mit geistiger Behinderung, die Jahre und Jahrzehnte im Heim leben, vielleicht nicht gewohnt sind, dass man sich umarmt und streichelt. Möglicherweise wurde das in ihrer frühen Erfahrung mit Negativsanktionen belegt.

■ **Medikamentenänderung**

Auch wenn die meisten Menschen mit geistiger Behinderung sich ihre Medikamente nicht allein aus der Apotheke holen und für eine Woche richten, so wissen die meisten doch sehr genau, welche Tabletten sie nehmen. Und auch ihnen fällt es auf, wenn „die große Weiße" auf einmal nicht mehr dabei ist oder dass ihnen „die kleine Gelbe" nicht gehört, die Sie ihnen geben wollen.[2]

Selbst wenn Menschen mit geistiger Behinderung die Medikamente nicht mit ihrem Namen kennen und auch nicht genau wissen, wofür oder wogegen sie welche Tablette nehmen, so wissen sie doch, wann sie was nehmen.[3]

Deshalb muss jede Medikamentenumstellung mit ihnen besprochen werden. Das muss sie auch unter der Überschrift „der informierte Patient" (Autonomie des Patienten). Doch auch wenn es diesen Grundsatz nicht gäbe, müssten Sie die Umstellung besprechen. Menschen mit geistiger Behinderung haben gelernt, dass Medikamente sein müssen und dass man nur **seine** Medikamente nehmen darf.

Wie über eine Änderung müssen Sie auch darüber informieren, wenn in der palliativen Situation auf Medikamente zu verzichten ist. Wenn ein altbekanntes Medikament fehlt, kann ansonsten schnell der Verdacht auftauchen, dass man etwas nicht mehr bekommt, was einem zusteht und was man braucht. Das Absetzen von Medikamenten ohne Information kann bedeuten, dass man „vernachlässigt" wird.

ⓘ Eine Medikamentenumstellung, über die Sie nicht informieren, bringt Unsicherheit und sät Misstrauen gegen Sie.

■ **Familienkontakt**

Ältere Menschen mit geistiger Behinderung haben meistens kaum noch Familienangehörige: Ihre Eltern sind verstorben, mögliche Geschwister sind ebenfalls alt und vielleicht schon lange nicht mehr in der Lage, Besuche in der Einrichtung zu machen. Kinder haben Menschen mit geistiger Behinderung in der Regel nicht. Mitarbeiterinnen und Mitbewohnerinnen haben oft die Familie ersetzt. Damit sind diese Mitarbeiterinnen und Mitbewohnerinnen in der palliativen Situation auch als Angehörige zu sehen. Sie brauchen Begleitung und Unterstützung, denn sie müssen sich von jemandem verabschieden, der viele Jahre zu ihrem Leben gehörte. Da stirbt eben keine Fremde und nicht Frau Müller, sondern es stirbt „die Emma, mit der wir in den letzten 40 Jahren viel erlebt haben".

Von daher erklärt sich oft auch das Interesse der Mitbewohnerinnen an der Erkrankung und dem Zustand der Sterbenden, denn der (spürbare) Abschied ändert das Leben aller und bringt damit Unsicherheit und Ängste.

ⓘ Sehen Sie den Menschen mit geistiger Behinderung immer als Teil einer Gruppe und die Gruppe immer als die Familie des Kranken/Sterbenden. Nur mit dieser Sicht werden Sie dem sozialen Gefüge, in dem der Patient lebt, gerecht.

---

2 Vorausgesetzt wird hier, dass über die Medikamente (noch) ein Bewusstsein existiert.
3 Gemeint sind hier Menge und Aussehen.

- **Soziales Gefüge**

In das soziale Gefüge eines Menschen mit geistiger Behinderung gehören im Laufe seines Lebens sehr, sehr viele Menschen. Nicht alle Mitarbeiter und Assistenten bleiben über Jahrzehnte als Gruppenmitarbeiterinnen auf einer Wohngruppe, Mitbewohnerinnen ziehen auf andere Gruppen, in Außenwohngruppen oder Wohnungen. Beziehungen ändern sich, werden lockerer – aber sie werden nicht bedeutungslos.

Denken Sie in einer palliativen Situation an die Mitmenschen (auch ehemalige Mitbewohnerinnen, Mitarbeiterinnen, Kolleginnen aus der Werkstatt für behinderte Menschen), die für Ihren Patienten wichtig waren, wichtig sind und für die Ihr Patient wichtig war und wichtig ist. Informieren Sie diese Menschen über die aktuelle Situation. Schaffen Sie das nicht selber, dann beauftragen Sie jemanden damit, der Ihnen diese wichtige Arbeit abnehmen kann. Fragen Sie den Menschen, der von allem Abschied nehmen muss, ob er jemanden noch einmal sehen möchte. Oft möchten Menschen sich noch einmal sehen, sich noch einmal die Hand geben. Auch Menschen mit geistiger Behinderung haben letzte Dinge zu regeln oder zu sagen. Sie sollten dazu Gelegenheit bekommen, um möglicherweise quälende Gedanken gut abschließen zu können.

Genauso wichtig ist es zu überlegen, ob jemand lieber nicht kommen sollte. Brennpunkt dieser Entscheidung ist nur der Mensch in seiner letzten Lebensphase.

> ⓘ Sie können nach anderen Menschen anhand eines Fotoalbums fragen. Vielleicht können Sie mit Ihrem Patienten seine Alben anschauen und vielleicht kann er noch über die Menschen auf den Fotos erzählen? Dann können Sie ihn fragen, ob er jemanden sehen möchte.

2.1 Internetquellen

- ▶ www.bundesanzeiger-verlag.de/betreuung/wiki/Freier_Wille
- ▶ www.foerderverein-bonn-beuel.de/bilder/patientenverfuegung_72.pdf (10. 08. 2011)
- ▶ www.un.org/Depts/german/uebereinkommen/ar61106-dbgbl.pdf (10. 08. 2011) (Gesetz zu dem Übereinkommen der Vereinten Nationen vom 13. Dezember 2006 über die Rechte von Menschen mit Behinderungen sowie zu dem Fakultativprotokoll vom 13. Dezember 2006 zum Übereinkommen der Vereinten Nationen über die Rechte von Menschen mit Behinderungen vom 21. Dezember 2008 (Bundesgesetzblatt Jahrgang 2008 Teil II Nr. 35, ausgegeben zu Bonn am 31. Dezember 2008)
- ▶ www.Team-PEM.de (30. 06. 2017)

Literatur

Appel M, Schaars WK (2006) Anleitung zur Selbstständigkeit. Wie Menschen mit geistiger Behinderung Verantwortung für sich übernehmen. Juventa, Weinheim

Baumgart E (1997) Stettener Deskriptionsdiagnostik des Sprachentwicklungsstandes von Menschen mit geistiger Behinderung eine methodische Handreichung für die Praxis. Diakonie-Verlag, Reutlingen

Becker KP, Becker R, Autorenkollektiv (1983) Rehabilitative Spracherziehung. Beiträge zum Sonderschulwesen und zur Rehabilitationspädagogik, Bd 31. Volk und Gesundheit, Berlin

Becker-Ebel J (2017) Palliative Care in Pflegeheimen und -diensten Wissen und Handeln für Pflegende. Schlütersche, Stuttgart

Bruhn R, Straßer B (Hrsg) (2014) Palliative Care für Menschen mit geistiger Behinderung. Interdisziplinäre Perspektiven für die Begleitung am Lebensende. W. Kohlhammer, Stuttgart

Buchka M (2003) Ältere Menschen mit geistiger Behinderung. Bildung, Begleitung, Sozialtherapie. Reinhardt, München

Bundesverband Evangelischer Behindertenhilfe (Hrsg) (1999) Bist du bei mir wenn ich sterbe? Orientierung. Fachzeitschrift der Behindertenhilfe, Heft 4

Bundesvereinigung Lebenshilfe für Menschen mit Geistiger Behinderung e. V (2002) Bäume wachsen in den Himmel – Sterben und Trauer. Ein Buch für Menschen mit geistiger Behinderung. Lebenshilfe-Verlag, Marburg

Bundesvereinigung Lebenshilfe für Menschen mit Geistiger Behinderung e. V (2000) Persönlichkeit und Hilfe im Alter. Zum Alterungsprozeß bei Menschen mit geistiger Behinderung, 2. Aufl. Lebenshilfe-Verlag, Marburg

Caritasverband für die Diözese Augsburg e. V. (Hrsg) (2011) In Würde. Bis zuletzt. Hospizliche und palliative Begleitung und Versorgung von Menschen mit geistiger Behinderung. Augsburg

Fischer E, Ratz C (Hrsg) (2017) Inklusion – Chancen und Herausforderungen für Menschen mit geistiger Behinderung. Juventa, Weinheim

Fittkau L, Gehring P (2008) Zur Geschichte der Sterbehilfe. In Tod und Sterben. APuZ Aus Politik und Zeitgeschichte. Beilage zur Wochenzeitung Das Parlament 4:25–31

Franke E (2011) Palliative Care bei Menschen mit geistiger Behinderung. In: Kränzle S, Schmid U, Seeger C (Hrsg) Palliative Care, 4. Aufl. Springer, Heidelberg, S 339–347

Groh W, Müller M (2010) Wie gehen Menschen mit intellektueller Behinderung mit dem Erleben von Sterben und Tod um? www.hospiz-varel.de

Haveman M, Stöppler R (2004) Altern mit geistiger Behinderung. Grundlagen und Perspektiven für Begleitung, Bildung und Rehabilitation. W. Kohlhammer, Stuttgart

Krueger F (Hrsg) (2006) Das Alter behinderter Menschen. Lambertus, Freiburg im Breisgau

Neuhäuser G, Steinhausen HC (2013) Geistige Behinderung Grundlagen, Erscheinungsformen und klinische Probleme, Behandlung, Rehabilitation und rechtliche Aspekte. W. Kohlhammer, Stuttgart

Schaars WK (2003) Durch Gleichberechtigung zur Selbstbestimmung. Menschen mit geistiger Behinderung im Alltag unterstützen. Beltz, Weinheim, Basel, Berlin

Senckel B (2015) Mit geistig Behinderten leben und arbeiten. C. H. Beck, München

Stöppler R (2017) Einführung in die Pädagogik bei geistiger Behinderung. UTB, Stuttgart

Theunissen G, Kulig W (2013) Handlexikon Geistige Behinderung Schlüsselbegriffe aus der Heil- und Sonderpädagogik, Sozialen Arbeit, Medizin, Psychologie, Soziologie und Sozialpolitik. W. Kohlhammer, Stuttgart

Das Wissen von Menschen mit geistiger Behinderung über den Tod

© Springer-Verlag GmbH Deutschland 2018
E. Franke, *Anders leben – anders sterben*, https://doi.org/10.1007/978-3-662-55825-6_3

3.1   Das Lebenskonzept von Menschen mit geistiger Behinderung

» Behinderung ist nicht in erster Linie ein Synonym für eine medizinische Diagnose, sondern ein umfassendes personales und soziales Geschehen. Behinderung stellt sich dar als ein auf mehreren Wirkungsebenen laufender Prozess. Diese Ebenen bezeichnen den unmittelbar aus dem klinischen Krankheitsgeschehen resultierenden Schaden (Impairment), die individuellen und funktionellen Einschränkungen mit der Folge von unterschiedlichen Fähigkeitsstörungen (disability) und die soziale Beeinträchtigung (Handicap) und die sich daraus ergebenden vielfältigen persönlichen, familiären und gesellschaftlichen Folgen. (Paeslack, zitiert nach Kruse in Krueger 2006)

Zunächst waren es oft Ärzte und Pfarrer, die sich der geistig behinderten Kinder annahmen und ihnen ein Zuhause boten. Die Kinder wurden aus Mildtätigkeit und christlicher Nächstenliebe heraus versorgt. Ziel der Pfleger und Pflegerinnen war es, diese Kinder so zu unterweisen, dass sie sich relativ selbstständig versorgen und einfache Tätigkeiten ausführen konnten. Auch Beschulungs- und Beschäftigungsversuche gab es bereits. Behinderte Kinder und Jugendliche wurden an einfache Arbeitstätigkeiten herangeführt, die auch ihre materielle Versorgung sicherstellen sollten.

Bereits 1933 übernahm der damalige Leiter der Heil- und Pflegeanstalt Stetten (heute Diakonie Stetten e. V.) die Ausbildung des Personals zum Heilerziehungspfleger. Daraus entwickelten sich in den 50er-Jahren das Berufsbild des Heilerziehungspflegers und die erste Fachschule für Heilerziehungspflege in Deutschland. Damit war anerkannt, dass die Betreuung und Bildung von Kindern und Jugendlichen mit geistiger Behinderung eine anspruchsvolle Arbeit ist, die man – wie jeden anderen Beruf auch – erlernen muss.

Kinder mit einer geistigen Behinderung weisen in allen Äußerungsbereichen der Lernbehinderung eine abweichende Entwicklung auf, das betrifft vor allem die Bereiche des Denkens und der Sprache (Becker et al. 1983). Damit sind auch die Entwicklungsstufen der von Piaget (1992) beschriebenen normalen kognitiven Entwicklung nicht auf diese Kinder anzuwenden. Unter sehr günstigen sonder- und rehabilitationspädagogischen Bedingungen, die bereits mit der Frühförderung beginnen sollen, ist es heute Kindern mit einer geistigen Behinderung möglich, eine der Altersnorm besser angeglichene Entwicklung zu nehmen als in früheren Zeiten. Im Zuge der Bemühungen um Gleichberechtigung und aufgrund der UN-Konvention über die Rechte von Menschen mit Behinderungen und nationaler Gesetze besuchen Kinder auch mit geistiger Behinderung normale Schulen (Bundesministerium der Justiz und für Verbraucherschutz 2008). Pädagogen und Sonderpädagogen bereiten diese Kinder und Jugendlichen auf einen der gesellschaftlichen Normalität entsprechenden Alltag vor. So gibt es heute Berufspraktika und Berufsausbildungen für Menschen mit geistiger Behinderung, die ihren Möglichkeiten entsprechen und ihrem besonderen Hilfebedarf angepasst sind. Außenwohngruppen, Paarwohnen und das Wohnen allein in einer normalen Wohnumgebung sind heute für viele Jugendliche und Erwachsene mit geistiger Behinderung durchaus erreichbare Lebensziele. Insgesamt scheint sich das Bild, das sich die Gesellschaft von Menschen mit geistiger Behinderung macht, geändert zu haben. Und doch sind die umfassende Teilhabe und

Inklusion noch nicht erreicht. Solange von Inklusion als gesellschaftlicher Aufgabe gesprochen wird, bedeutet es, dass Inklusion das Ziel und noch nicht der erreichte Stand ist.

Auch Menschen mit geistiger Behinderung erlangen ihr Wissen über sich, die Welt, das Leben im Austausch mit anderen Menschen in ganz unterschiedlichen Formen. Da sei als Erstes die Familie genannt; der Alltag wird heute für viele Kinder durch einen Sonderkindergarten bzw. Integrationskindergarten erweitert, dem in der Biografie die Schule folgt. Wie alle Kinder verlassen auch Kinder mit Behinderungen ihr Elternhaus – manchmal aus unterschiedlichen Gründen sehr viel eher und schon im frühen Kindesalter. Vor allem die Generationen der heute ab 50-jährigen Menschen mit geistiger Behinderung können auf eine sehr lange „Anstaltsgeschichte" zurückblicken.

Es ist keine Seltenheit, dass eine 50-jährige Frau mit geistiger Behinderung bereits ihr 45-jähriges Heimatjubiläum in einem Heim bzw. einer Einrichtung der Behindertenhilfe feiert. Sie hat damit beinahe ihre gesamte Kindheit im Heim verbracht, ging hier in die Sonderschule und durchlief als Jugendliche und junge Frau den Arbeitstrainingsbereich. Es ist wohl nicht vermessen zu sagen, dass sie beinahe ihr gesamtes Wissen in den unterschiedlichen Bereichen der Einrichtung erworben hat. An Informationsquellen außerhalb standen ihr Radio und Fernsehen zur Verfügung, wobei ihre Mitarbeiterinnen bzw. die Einrichtungsleitung auch hier die Auswahl trafen – z. B. über die Auswahl und Einschränkung von Fernsehprogrammen.

Wichtige Bereiche eines **normalen** Lebens wurden und werden auch heute noch Menschen mit geistiger Behinderung nicht zugestanden bzw. es wurde und wird vermutet, dass diese Bereiche für sie keine Bedeutung hätten.

Auffallend ist, dass es sich dabei um Bereiche handelt, die **uns** – den Angehörigen, Betreuern, Erziehern, Assistenten Schwierigkeiten bereiten. Erinnert sei hier an Diskussionen zur Entwicklung der Sexualität bei Menschen mit geistiger Behinderung. Dabei war die Diskussion seinerzeit schon als Fortschritt zu werten.

Heute sind sexualpädagogische Konzeptionen in den Einrichtungen ganz normale Handlungsrichtlinien und Freundschaften, Paarbeziehungen, Paarwohnen sind das Leben bereichernde Realität.

Der Lebensentwurf einer Frau mit geistiger Behinderung, eines Tages mit ihrem Freund (mit geistiger Behinderung) gemeinsam allein in einer Wohnung zu leben, so wie sie das bei ihren Gruppenmitarbeiterinnen sah, wurde vor noch nicht ganz 20 Jahren belächelt. Nun leben sie seit einigen Jahren zusammen, sorgen für sich und den anderen, was auch die Hausarbeit und das Einkaufen einschließt. Es gab eine Segnung ihrer Beziehung im Gottesdienst, die wie eine Hochzeit gefeiert wurde und für das Paar diese Bedeutung hat. Sie leben zusammen, gehen morgens gemeinsam aus dem Haus und an ihre Arbeitsplätze, verbringen ihre Freizeit gemeinsam, treffen Freunde. Und die heute etwa 50-jährige Frau sieht bei ihrem Partner, der älter ist als sie, dass er vergesslich wird und ihre Hilfe mehr braucht als noch vor einem Jahr. Ihr macht das Sorgen um die gemeinsame Zukunft in ihrer gemeinsamen Wohnung. Auch darin gibt es keine Unterschiede zu einem Paar ohne geistige Behinderung.

> Behinderung ist ein personales und soziales Geschehen, das Ergebnis von Ausgrenzung und Stigmatisierung. Bedingungen zur Teilnahme am gesellschaftlichen Leben in all seiner Vielfalt müssen an den individuellen Hilfebedarf aller Menschen angepasst werden.

3.2 Das Todeskonzept von Menschen mit geistiger Behinderung

3.2.1 Das Todeskonzept und seine Entwicklung

» Das Todeskonzept bezeichnet die Gesamtheit aller kognitiver Bewußtseinsinhalte (Begriffe, Vorstellungen, Bilder), die einem Kind oder einem Erwachsenen zur Beschreibung und Erklärung des Todes zur Verfügung stehen. Das Todeskonzept beinhaltet eine kognitive Komponente, an der primär Wahrnehmung und Denken beteiligt sind, sowie eine emotionale Komponente, welche die mit einzelnen kognitiven Inhalten des Todeskonzepts verbundenen Gefühle abdeckt. (Wittkowski 1990, S. 44)

Beschäftigte sich die Thanatopsychologie zunächst mit dem Erleben der eigenen Endlichkeit und der eigenen Sterblichkeit von älteren Menschen und unheilbar Erkrankten, so wandte sich die Forschung in den 1980er-Jahren Kindern und Jugendlichen zu. Dabei ging es nicht nur um theoretisches wissenschaftliches Interesse, sondern auch um die Betreuung und Begleitung von unheilbar erkrankten Kindern und Jugendlichen durch Eltern, Ärzte und Pflegende in der Praxis.

In einer Reihe von Arbeiten wurde die Entwicklung des Todeskonzepts von Kindern beschrieben, wobei sich in der Literatur oft ein Verweis auf die Arbeit von Nagy aus den späten 1930er-Jahren findet, nach der sich das Todeskonzept bei Kindern in drei Phasen entwickelt (Wittkowski 1990, 2003; Plieth 2001). Dabei umfasst die Phase 1 die Kinder unter fünf Jahren, die den Tod als Schlaf oder anderweitig zeitweise einschränkenden Zustand verstehen, der nicht endgültig ist. Jüngere Kinder in dieser Phase glauben, dass Verstorbene wie sie auch atmen, fühlen und denken können. Kinder zwischen dem fünften und neunten Lebensjahr, die von ihrer Entwicklung her der Phase 2 zugeordnet werden, gehen von der Endgültigkeit des Todes aus und fragen nach den Ursachen des Todes, wobei der Tod als Ereignis von außen gesehen wird – d. h. als von außen verursacht. Damit stehen Krankheit und Alter für die Erklärung der Todesursache noch nicht zur Verfügung. Erst in Phase 3 der Entwicklung des Todeskonzeptes – ab neun Jahren – verstehen Kinder, dass der Tod durch innere und äußere Ursachen eintritt und als unvermeidliches Ereignis nicht zufällig geschieht.

Die von Nagy beschriebenen Phasen der Entwicklung des Todeskonzepts mit seinen Subkonzepten entsprechen der von Piaget (1992) formulierten kognitiven Entwicklung des Kindes, wobei in der Stufe des konkretoperativen Denkens zwischen dem siebten und zwölften Lebensjahr das Todeskonzept bei Kindern ausgereift ist.

Wittkowski (1990) definiert vier Subkonzepte innerhalb des Todeskonzeptes:

- **Nonfunktionalität** – die Erkenntnis, dass alle lebensnotwendigen Körperfunktionen beim Eintritt des Todes aufhören,
- **Irreversibilität** – die Einsicht in die Unumkehrbarkeit des Todes, wenn er eingetreten ist,

- **Universalität** – das Bewusstsein, dass alle Lebewesen sterben müssen,
- **Kausalität** – das Verständnis von den physikalischen und biologischen Ursachen des Todes.

Eine umfassende Untersuchung des Todeskonzepts mit seinen Subkonzepten von Menschen mit geistiger Behinderung steht aus. Alter, Krankheit, Sterben und Tod müssen von den Ergebnissen dieser Untersuchungen ausgehend als Themen Eingang in die sonderpädagogischen Bemühungen und in der Arbeit von Betreuern finden. Das meint nicht nur den „Notfall", d. h. wenn jemand aus der Umgebung eines Menschen mit geistiger Behinderung sterbend ist oder bereits verstorben ist.

Der Themenbereich Palliative Care gehört in die tägliche Begleitung und damit Fortbildung, für die derzeit in Deutschland sowohl für Mitarbeiterinnen in Einrichtungen für geistig behinderte Menschen und als auch für Menschen mit geistiger Behinderung erste Curricula vorgelegt werden.

3.2.2 Das Todeskonzept von Menschen mit geistiger Behinderung in der Fremdeinschätzung

Das, was Menschen mit geistiger Behinderung über Sterben und Tod erfahren, wird sich von dem Verständnis von Sterben und Tod ableiten, das die Gesellschaft bzw. diejenigen haben, die mit ihnen zu diesem Thema arbeiten wollen oder müssen.

Dabei wird es nicht zu einer „1:1-Vermittlung" von Wissen und Einstellungen kommen, sondern Menschen ohne geistige Behinderung werden Teile ihres Wissens zu diesem Thema auswählen, um es dann den vermuteten oder überprüften Möglichkeiten des Menschen mit geistiger Behinderung entsprechend zu vermitteln.

Dabei wird der nichtbehinderte Wissensvermittler aktuell auch durch seine Vermutungen über bereits vorhandenes Wissen bei Menschen mit geistiger Behinderung beeinflusst. Er wird Menschen mit geistiger Behinderung beobachten und ihnen zuhören, wenn jemand verstorben ist, wenn die Rede von Sterben und Tod ist, oder er stellt ohne diese Beobachtungen aufgrund seiner früheren Erfahrungen aus dem Umgang mit Menschen mit geistiger Behinderung Vermutungen an.

Da diese Vermutungen in entscheidendem Maße die Auswahl von Informationen und die Art der Informationsvermittlung beeinflussen, habe ich eine Befragung durchgeführt, in der Menschen ohne Behinderung beantworten, welches Verständnis von Sterben und Tod sie bei Menschen mit geistiger Behinderung vermuten.

Dazu wurden Mitarbeiterinnen in Einrichtungen für Menschen mit geistiger Behinderung, Beschäftigte im Bereich Palliative Care und Menschen in die Befragung einbezogen, die in ihrem täglichen Arbeits- und Lebensbereich weder mit Menschen mit Behinderung noch mit den Themen Sterben und Tod zu tun haben.

Die Befragung erfolgte anonym mithilfe eines kurzen Fragebogens, wobei es keine Einführung in den Bogen bzw. keine Erklärung des Hintergrundes einzelner Fragen gab. Den Fragen vorangestellt war der folgende Text, der ebenfalls als Fallbeispiel und Gesprächseinstieg für die Gespräche mit Menschen mit geistiger Behinderung verwendet wurde (► Abschn. 3.2.4):

» Ich würde Ihnen gern etwas über Uwe erzählen – das ist ein junger Mann, 36 Jahre alt mit Down-Syndrom, der jeden Morgen auf den Bus wartet. Uwe ist immer schon früher an der Bushaltestelle, er hat eine braune Aktentasche dabei und schaut alle, die kommen, neugierig an. Er ist jeden Morgen freundlich und sehr wach; er redet gern mit allen anderen im Bus. Uwe kommt morgens von zu Hause. Er wohnt bei seinen Eltern und ist auf dem Weg in seine Werkstatt für behinderte Menschen, in der er seit vielen Jahren arbeitet. Uwe hört gern Musik und hat eine große CD-Sammlung. Im letzten Jahr kaufte er sich zu dem Fernseher in seinem Zimmer einen DVD-Spieler. Manchmal geht Uwe gleich nach seinem Feierabend in sein Zimmer und schaut sich seine Filme an. Er hat die Filme „Heidi", „Das Dschungelbuch" und „Harry Potter". Heute Morgen, als er schon seine Jacke angezogen hatte und zur Arbeit gehen wollte, sagte ihm sein Vater, dass die Mutter wieder ins Krankenhaus muss. Uwe weiß, dass im Bauch seiner Mutter eine Krankheit ist. Und er weiß, dass es kein richtiges Tier ist, das man einfach wegjagen kann, sondern dass die Krankheit nur so heißt: Krebs. Als seine Mutter vor einem Jahr deshalb schon einmal im Krankenhaus war, besuchte er sie mit seinem Vater jeden Tag. Der Arzt hatte ihm erklärt, dass der Krebs eine sehr schlimme Krankheit ist und manche Leute, die Krebs haben, nicht wieder gesund werden. Seine Mutter konnte damals bald wieder nach Hause kommen. Heute muss seine Mutti wieder ins Krankenhaus. Der Krebs ist wieder da.

Gefragt wurde zunächst nach dem beruflichen und privaten Kontakt zu Menschen mit geistiger Behinderung. Erwartet wurde, dass Menschen, die beruflich täglich mit Menschen mit geistiger Behinderung zu tun haben, eine andere Einschätzung des Wissens dieser Menschen über Sterben und Tod abgeben würden, die sich – als Teilgruppenergebnis – deutlich von der Einschätzung anderer unterscheiden würde.[1]

Als Nächstes sollte eingeschätzt werden, ob Uwe mit einer Wiederholung der für ihn bekannten Situation – mit der Entlassung seiner Mutter aus dem Krankenhaus nach der Heilung – oder ob er mit einer Verschlechterung des Gesundheitszustandes seiner Mutter rechnen würde.

Die nächsten Fragen lauteten[2]:

„Was meinen Sie, weiß Uwe,

- dass seine Mutter an Krebs sterben könnte?" (Subkonzept Kausalität)
- dass der Tod das Ende des Lebens ist?" (Subkonzept Nonfunktionalität)
- dass alle Lebewesen sterben?" (Subkonzept Universalität)
- dass auch er eines Tages sterben wird?" (Subkonzept Universalität)
- dass der Tod unumkehrbar ist?" (Subkonzept Irreversibilität)

Damit wurde nach der Kausalität, der Nonfunktionalität, der Universalität und der Irreversibilität in Uwes Todeskonzept gefragt. Es gab zwei Fragen nach der Universalität, da es vermutlich unterschiedliche Leistungen sind zu erkennen, dass alle Lebewesen sterben müssen, und anzuerkennen, dass auch das eigene Leben begrenzt ist.

---

1 Es sei bereits an dieser Stelle bemerkt, dass die Befragten, die täglich Kontakt zu Menschen mit geistiger Behinderung haben, keine anderen Einschätzungen gaben als andere Befragte, die selten oder nie diese Kontakte haben.

2 In Klammern gesetzte Hinweise auf Subkonzepte waren im Fragebogen nicht enthalten.

Die letzte Einschätzung wurde zur Überlegung erbeten, ob die Befragten einen Unterschied zwischen ihrem und Uwes Todesverständnis sähen. Auch hier war mit einem „ja" oder „nein" zu antworten. Zusätzlich wurde um eine kurze Erklärung zu den Unterschieden im Todesverständnis gebeten, falls Unterschiede vermutet werden.

Wenn ich einen Unterschied vermute zwischen meinem Todesverständnis und dem eines anderen Menschen, mit dem ich zum Beispiel über die unheilbare Erkrankung eines anderen Wohngruppenmitgliedes oder über den kürzlichen Tod eines seiner Angehörigen sprechen muss, dann werde ich anders mit diesem Menschen sprechen. Es wird vermutet, dass die Unterstellung eines anderen Todesverständnisses die Sprache und das Verhalten der Betreuer Menschen mit geistiger Behinderung gegenüber beeinflussen.

Es wurden 200 ausgefüllte Fragebögen[3] ausgewertet, davon wurden 69 von Männern und 131 von Frauen ausgefüllt. Vielleicht lässt das darauf schließen, dass Sterben und Tod im Alltag und die Betreuung von Menschen mit geistiger Behinderung eher Themen und Arbeitsgebiete von Frauen sind – zumindest, wenn es um die Alltagspflege geht.

Viele Befragte äußerten nach der Bearbeitung des Bogens, dass es ihnen schwergefallen sei, die Einschätzungen zu geben; einige ergänzten, es wäre ihnen deshalb schwergefallen, da sie „Uwe" nicht persönlich kennen; andere meinten, man könne nie sicher sein, welche Vorstellungen ein anderer Mensch hätte, zumal sich diese Vorstellungen und Befürchtungen immer in Abhängigkeit vom gerade Erlebten ändern würden.

Das mittlere Alter aller Befragten lag bei 40/59 Jahren, die jüngste Befragte war 16 Jahre und der älteste Befragte 79 Jahre alt. Zu Kontakten mit Menschen mit geistiger Behinderung wurden folgende Angaben gemacht (◘ Tab. 3.1).

Ganz deutlich wurde, dass tägliche Kontakte bei den Befragten hauptsächlich im beruflichen Umfeld stattfinden, dass also viele Mitarbeiterinnen und Mitarbeiter aus der Begleitung von Menschen mit geistiger Behinderung Angaben machten. Nicht bekannt ist, in welchem zeitlichen Umfang und mit welcher inhaltlichen Intensität die Kontakte zu Menschen mit geistiger Behinderung verlaufen.

◘ **Tab. 3.1** Übersicht über beruflichen und privaten Kontakt der Befragten zu Menschen mit geistiger Behinderung

Kontakt zu Menschen mit geistiger Behinderung	beruflich	privat	gesamt (berufliche + private Möglichkeiten)
täglich	100	5	105
häufig	24	27	51
hin und wieder	20	65	85
selten	26	66	92
nie	29	37	66

---

3 Die Auswahl der Befragten erfolgte zufällig, sodass hier keine repräsentativen Werte dargestellt werden.

Insgesamt hat mehr als die Hälfte aller Befragten täglich Kontakt zu Menschen mit geistiger Behinderung; das ist ein hoher Prozentsatz, der wie alle Ergebnisse der Befragung nicht repräsentativ ist. Es sind 67 Frauen (51 %) und 33 Männer (47 %) die angaben, täglich beruflich Kontakt zu Menschen mit geistiger Behinderung zu haben. Es sind also in Prozent etwa ähnlich viele beruflichen Kontakte von Frauen und Männern mit Menschen mit geistiger Behinderung.

Insgesamt 29 Befragte (16 Frauen, 13 Männer) gaben an, beruflich nie Kontakt mit Menschen mit geistiger Behinderung zu haben und für 37 (24 Frauen, 13 Männer) trifft dies auch im privaten Bereich zu. Es ist durchaus nicht so, dass alle, die nie beruflich Kontakt haben auch privat nie Kontakt mit Menschen mit geistiger Behinderung haben; es kommt auch vor, dass es beruflich täglichen Kontakt und privat nie Kontakt gibt und umgekehrt.

Für die Vermutung, dass die Befragten, die beruflich täglich Kontakt mit Menschen mit geistiger Behinderung haben, bei Uwe ein anderes Verständnis innerhalb der vier Subkonzepte annehmen als andere Befragte, gab es keine Hinweise. Die Befragten, die nie, selten oder nur hin und wieder Kontakt mit Menschen mit geistiger Behinderung haben, sehen innerhalb der Beispielgeschichte Uwe so wie die „Betreuungsprofis" ihn sehen.

168 (84 %) der Befragten glauben, dass Uwe eine Wiederholung der für ihn bekannten Situation erwartet, d. h. dass seine Mutter nach einer gewissen und im Text nicht näher bezeichneten Weile wieder nach Hause kommen wird.

Damit wäre die erneute Krankenhausbehandlung aus Uwes Sicht eine Unterbrechung seines gewohnten Alltags, aber kein Grund, sich zu beunruhigen. Einzugehen wäre Uwe gegenüber deshalb hauptsächlich auf die Veränderung seines Alltags – vielleicht ist sein Frühstücksbrot nicht so, wie er es gewohnt ist oder andere Kleinigkeiten sind anders. Natürlich sind diese Kleinigkeiten für ihn wichtig – in seinem Erleben und Reden sind es vielleicht diese Kleinigkeiten, die sehr viel wichtiger sind als die Tatsache, dass die Mutter wieder im Krankenhaus ist. Für Uwes Umwelt wäre es kaum nachvollziehbar, dass sein Frühstücksbrot wichtiger ist als die erneute Krebserkrankung seiner Mutter. Schnell würde die Umwelt darüber nicht nur den Kopf schütteln.

32 (16 %) glauben, Uwe rechne mit einer Verschlechterung des Gesundheitszustandes seiner Mutter. Damit meinen 32 Befragte, Uwe wüsste, dass es bei einer Krebserkrankung zunächst so aussehen kann, als sei die Heilung erfolgt, doch dass man damit rechnen muss, dass die Krankheit weiter voranschreitet und seine Mutter an dieser Krankheit sterben könnte. Diese 16 % der Befragten (oder 16 % der „Umwelt" von Uwe) würden in Gesprächen mit ihm auf seine Sorge um die Gesundheit und das Leben seiner Mutter eingehen.

Auch diese 16 % müssten damit rechnen, dass Kleinigkeiten aus Uwes gewohntem Alltag anders sind und zur Störung für ihn werden. Sie würden hinter dem Ärger von Uwe und hinter seinen mitunter heftigen Reaktionen eher die Sorge um seine Mutter sehen und vielleicht nach dem Beseitigen der „vorgeschobenen" Störung auf seine Sorge eingehen.

Subkonzept Kausalität

(Verständnis von den physikalischen und biologischen Ursachen des Todes)

108 (54 %) der Befragten meinen, Uwe wüsste, dass seine Mutter am Krebs sterben könnte. 92 (46 %) glauben, er stellt keine Verbindung zwischen der Erkrankung seiner Mutter, dem Wiederauftreten des Krebses und ihrem möglichen Sterben her.

Von den 92 der Befragten, die bei Uwe dieses Wissen nicht vermuten, haben 48 (52 %) beruflich und/oder privat täglichen Kontakt mit Menschen mit geistiger Behinderung. Es ist davon auszugehen, dass sie aufgrund ihrer Erfahrungen mit Menschen mit geistiger Behinderung zu dieser Einschätzung kamen, also bereits erlebten, dass Menschen mit geistiger Behinderung diese Verbindung nicht herstellen können. Vielleicht wollen Menschen mit geistiger Behinderung diese Verbindung auch nicht herstellen? Vielleicht wollen sie sich vor diesen Gedanken schützen? Sowohl das Nicht-Können als auch das Nicht-Wollen sind möglich und müssen bedacht werden.

> Das Nicht-Wissen-Wollen ist als Schutz zu verstehen und zu akzeptieren! Es ist zu unterscheiden vom Nicht-Verstehen-Können. Beim Nicht-Verstehen-Können braucht es Unterstützung und Hilfe.

Menschen mit geistiger Behinderung wurden in der Vergangenheit mit Wissen konfrontiert und machten Erfahrungen, die auch „Fachleute" am Beginn einer systematischen Beschulung und weiterführenden Fortbildung von Menschen mit geistiger Behinderung für eine Überforderung gehalten hätten. Durch dieses Wissen und ihnen zugestandene eigene Erfahrungen haben sie sich Lebensbereiche erschlossen, vor denen man sie früher „beschützen" wollte und in denen sie doch immer lebten. Auch mit dem Thema Sterben und Tod sind Menschen mit geistiger Behinderung konfrontiert – überdurchschnittlich häufig in großen Einrichtungen. Wo gelebt und gestorben wird, gehören das Leben und der Tod als Themen dazu.

Deshalb sollten Menschen mit geistiger Behinderung Zugang zu Informationen und Wissen über Erkrankungen und Sterben/Tod haben. Natürlich können sie sich informieren, können Fernsehen schauen, etwas in Gesprächen oder im Radio hören und sie haben immer häufiger einen PC und Internetzugang. Und doch steht die Frage, ob das Zugänge sind, die sie wirklich nutzen können – das heißt: mit Informationsgewinn. Wenn Menschen ohne geistige Behinderung bei (medizinischen) Fachthemen nicht selten schon Verständnisprobleme haben, wie mag es dann einem Menschen mit geistiger Behinderung gehen, der sich informieren möchte?

> Eine unübersehbare Flut und Fülle von Informationen ist nicht gleichzusetzen mit verständlichen Informationen. Oft müssen Informationen „aufbereitet" werden, in einfache Sprache[4] übersetzt und das Verstehen unterstützt durch Anschauungsmaterial werden.

Subkonzept Nonfunktionalität

(Erkenntnis, dass alle lebensnotwendigen Körperfunktionen beim Eintritt des Todes aufhören)

125 (62,5 %) der Befragten schätzen ein, dass Uwe weiß, dass der Tod das Ende des Lebens ist – dabei ist gemeint: das Leben, wie es ein Mensch auf Erden lebt.

---

4   „einfache Sprache" als Fachbegriff

Es ist nicht nach Vorstellungen zur Auferstehung, zum ewigen Leben gefragt.[5] Eine entsprechende Ergänzung bzw. ein Hinweis fand sich auf keinem ausgefüllten Fragebogen.

Von diesen 125 Befragten haben 67 (53,6 %) täglich und 16 (12,8 %) häufig beruflich Kontakt mit Menschen mit geistiger Behinderung. Von diesen 125 Befragten glauben 67 (53,6 %), dass Uwe den Tod für unumkehrbar, also für endgültig hält (Subkonzept Irreversibilität); 58 (46,4 %) meinen, Uwe hält den Tod für umkehrbar – also für nicht endgültig.

Deutlich mehr Befragte glauben, Uwe weiß, dass der Tod das Ende des Lebens ist, aber nicht alle meinen dann auch, dass in Uwes Verständnis von Tod die Endgültigkeit des Todes gehört. Das scheint zunächst widersprüchlich zu sein: der Tod ist das Ende des Lebens und doch nicht endgültig.

Was also wird Uwe sich dann vorstellen, wenn er an den Tod als Ende des Lebens denkt? Vielleicht kann er sich nicht vorstellen, dass mit dem Tod alles für immer vorbei ist. Das ist eine Vorstellung, die sich nur schwer in das Leben integrieren lässt – nicht nur für Uwe. Das Leben jedes Menschen ist einmalig, hat keine Wiederholung und ist irgendwann vorbei. Wie kann man einem Menschen mit geistiger Behinderung das erklären? Wie erklären wir uns das? Erklären wir es uns überhaupt oder ist es einfach eine „Tatsache", die wir kennen aber gar nicht begreifen können? Ist es so wie mit dem Wissen, dass die Erde rund ist, und der Erfahrung, dass wir trotzdem nicht von ihr herunterrutschen?

Welche Erklärungsmodelle kann es dafür geben? Eine Blume im Garten, die verblüht – und im nächsten Jahr wieder blüht? Ein Haus, das abgerissen wird, um für ein anderes Haus Platz zu machen? Ein Haustier, das stirbt und nicht mehr da ist – und vielleicht „ersetzt" wird?

Wie lässt sich die Endlichkeit des Lebens verdeutlichen, falls das überhaupt für einen Menschen begreiflich ist. Und was bedeutet diese Endlichkeit jetzt für das eine Leben an diesem einem Tag … und was in drei Wochen? Hat Endlichkeit überhaupt eine sinnstiftende Bedeutung? Oder verliert angesichts der Endlichkeit alles den Sinn, sodass es egal ist, ob Uwe morgens in die Werkstatt fährt oder nicht, ob er dort seine Arbeit gut macht oder nicht? Wie kann man einem Menschen mit geistiger Behinderung die Endlichkeit des Lebens (allgemein) und seines Lebens erklären?

Subkonzept Universalität

(Bewusstsein, dass alle Lebewesen sterben müssen)

Es gab im Fragebogen dazu zwei Fragen. Zum einen wurde um die Einschätzung gebeten, ob Uwe weiß, dass alle Lebewesen sterben müssen, zum anderen wurde gefragt, ob er weiß, dass auch er eines Tages sterben muss. Es ist durchaus ein Unterschied, ob ich weiß, dass **alle** Lebewesen sterben müssen oder dass **ich** sterben muss.

---

5   In den Gesprächen mit Menschen mit geistiger Behinderung zu diesem Beispieltext wurde bei Gesprächspartnerinnen, die eine sehr starke christliche Orientierung haben, deutlich, dass der Begriffsinhalt des Wortes „Leben" beinahe 1:1 für das „ewige Leben" benutzt wurde – die Einschränkung „beinahe" meint hier, dass das „ewige Leben" wie das jetzige vorgestellt wird und als Steigerung noch schöner und noch besser ist, wobei diese Steigerung nur genannt, aber nicht näher beschrieben werden konnte. Hier scheint sich ein Feld für den Bereich der Seelsorge zu eröffnen.

> Auch wenn ich weiß, dass ich ein Lebewesen bin, muss ich nicht automatisch alles auf mich beziehen, was ich über (andere) Lebewesen weiß. Mich selber als (nur) einen Teil des Ganzen zu begreifen und nicht als seinen Mittelpunkt ist weder einfach noch unbedingt schön und überhaupt nicht motivierend.

„Als ich etwa sieben Jahre alt war, starb in unserer Bekanntschaft ein alter Mann, der immer Zeit, ein offenes Ohr und Geduld für mich hatte und den ich sehr mochte. Es war nicht der erste Todesfall, von dem ich gehört hatte; ich wusste, dass die toten Menschen weg sind und nicht wiederkommen.

Es war Hochsommer. Meine Mutter saß auf dem Balkon unserer Wohnung und pulte Erbsen aus den Schoten, um sie für den Winter einzukochen (damals machte man das noch; ich bin schon älter …). Ich lag abends im Bett und sollte schlafen. Mir wurde bewusst – das heißt, ich verstand plötzlich, dass auch ich eines Tages nicht mehr da sein würde. Und trotzdem wäre alles so wie immer, so wie ich es kenne – auch wenn ich nicht mehr da wäre.

Bis dahin ging ich natürlich davon aus, dass alles so ist, wie es ist, weil ich da bin. Ich wusste bis zu diesem Abend, dass meine Welt abends, wenn ich schlafe, auch schlafen geht, und morgens, wenn ich wach bin, auch wieder wach ist. Nur weil ich da bin, ist auch die Welt da – in dieser logischen, weil erfahrungsmäßigen Kausalität!

Die Erkenntnis, dass das nicht so ist und dass alles auch ohne mich einfach weitermacht, traf mich unvorbereitet. Ich ging weinend zu meiner Mutter auf den Balkon, die über den Erbsen saß. Ich konnte ihr gar nicht erklären, was ich soeben begriffen hatte und was mich so über alle Maßen schockiert und wie ungerecht das ist. Sie begriff es nicht, denn ihr war es klar."

Uwe weiß, dass alle Lebewesen sterben, meinen 126 (63 %) aller Befragten, von diesen glauben wiederum 93 (73,8 %), Uwe beziehe sich da mit ein und wisse, dass auch er sterben wird; 33 (26,1 %) glauben das nicht.

Insgesamt glauben 125 (62,5 %) aller Befragten, Uwe wisse, dass auch er eines Tages sterben wird, 75 (37,5 %) aller Befragten vermuten bei Uwe dieses Wissen nicht.

Es ist nicht immer so, dass die Befragten Uwe das Wissen zutrauen, dass alle Lebewesen sterben müssen und meinen, dass er sich mit einbeziehen kann. Damit wird deutlich, dass die Befragten in ihrer Einschätzung deutlich unterscheiden, ob das Wissen Uwe selbst betrifft oder ganz allgemein Lebewesen. Damit wird sein Wissen um Universalität in Abhängigkeit vom Objekt gesehen.

Vielleicht aber ist es wieder die Frage nach der Möglichkeit, sich eine Endlichkeit des eigenen Lebens vorstellen zu können. Links und rechts von uns werden Nachbarn krank, es trifft sie ein Unglück, es sterben Menschen und wir sehen das. Diese Ruhe im Sehen und Annehmen können wir nicht beibehalten, wenn es um uns selbst geht, wenn wir krank werden, wenn uns ein Unglück trifft, wenn wir sterbenskrank sind. Es soll bitte immer nur die anderen treffen – warum sollte Uwe das anders sehen als sein Nachbar?

Muss man einem Menschen mit geistiger Behinderung im Rahmen einer Death-Education mitteilen, dass auch er eines Tages sterben wird? Wie kann man ihn darauf vorbereiten? Wie kann man einen Menschen überhaupt darauf vorbereiten? Und hilft diese Vorbereitung dem Menschen dann wirklich in seinem Alltag, wenn er schwer oder lebensbedrohlich erkrankt? Hilft dann das Wissen oder beunruhigt es?

Subkonzept Irreversibilität

(Einsicht in die Unumkehrbarkeit des Todes)

Auf das Konzept der Irreversibilität wurde schon im Zusammenhang mit den anderen Subkonzepten kurz hingewiesen. Wie alle Subkonzepte innerhalb eines Todeskonzeptes kann auch dieses nicht isoliert betrachtet werden.

Die Sache mit der Nonfunktionalität und der Universalität wäre ja nicht so schlimm und schrecklich, wenn der Tod nicht irreversibel wäre!

73 (36,5 %) aller Befragten meinen, Uwe hielte den Tod für unumkehrbar; 127 (63,5%) glauben, Uwe denke sich den Tod als umkehrbar und damit nicht endgültig.

Deutlich mehr als die Hälfte aller Befragten glaubt, Uwe hielte den Tod für umkehrbar; etwa in dem Sinne der Vertröstung „es wird schon wieder alles gut", „bald es ist wieder gut", „die Zeit heilt alle Wunden" … die Zeit heilt nicht die Wunden des Verlustes. Die Zeit ohne den anderen **ist** die Wunde!

Unklar bleibt, welche Vorstellung Uwe genau haben soll, wenn er meint, der Tod sei umkehrbar. Ob er glaubt, in ein paar Tagen oder Monaten wäre alles wieder so wie vorher, alle wären wieder da, alle würden ihr für ihn bekanntes Leben leben? Wäre in seiner Vorstellung (oder Hoffnung) dann der Tod so wie der 100-jährige Schlaf bei Dornröschen, aus dem das ganze Schloss wieder erwachte und das Leben naht- und bruchlos fortsetzte?

Oder machen Menschen mit geistiger Behinderung die Erfahrung, dass jemand schnell „ersetzt" wird? Der Tod ist nicht endgültig, weil ja der Platz des Verstorbenen nicht frei bleibt – die Lücke wird schnell geschlossen. Wie lange bleiben nach einem Sterbefall auf der Wohngruppe von Uwe das Bett, der Stuhl am Esstisch und das Zimmer des Verstorbenen frei? Wie lange dürfen Trauer, Verlust und Leere erlebt und gelebt werden?

Und wenn Bett, Stuhl und Zimmer wieder besetzt sind, wo bleibt dann der Verstorbene, wenn der Tod umkehrbar ist? Wohnt er jetzt im Grab? Oder im Himmel?

Unsere Vermutungen, was ein Mensch mit geistiger Behinderung über das Sterben und den Tod weiß und welche Vorstellung, Ängste und Hoffnungen er damit verbindet, bestimmen, wie wir mit ihm über seine ernste Erkrankung oder den Tod von Angehörigen sprechen. Wir können mit unseren Vermutungen völlig irren – damit „dramatisieren" oder „bagatellisieren" wir; damit fordern wir auf zu „sei besorgt!" oder „nimm es nicht so schwer!"

> Unsere Vermutungen, was ein Mensch mit geistiger Behinderung über das Sterben und den Tod weiß und welche Vorstellung, Ängste und Hoffnungen er damit verbindet, bestimmen, wie wir mit ihm über seine ernste Erkrankung oder den Tod von Angehörigen sprechen.

Mit jedem Irrtum verunsichern wir und stellen Hoffnungen, Ängste und Werte in Frage.

Es wurde gefragt, ob Uwe das gleiche Verständnis von Sterben und Tod hat wie die Befragten. 27 (13,5 %) der Befragten meinen, Uwes und ihr Verständnis wären gleich. 173 (86,5 %) meinen, das Verständnis von Sterben und Tod von Uwe und ihnen wären nicht gleich. In keinem Subtext war die Differenz so groß wie bei dieser Frage.

Die Befragten wurden in meiner Untersuchung gebeten, kurz die Unterschiede zwischen ihrem und Uwes Verständnis zu skizzieren. Hier sollen einige der interessanten Einschätzungen wiedergegeben werden[6] – in Klammern jeweils die Altersangabe der Befragten).

---

6   Die Angaben werden so wiedergegeben, wie sie auf den Bögen waren – auch ohne Korrektur von Rechtschreibung und Grammatik.

>> Ich könnte mir gut vorstellen, dass Uwe eine wesentlich höhere Hoffnungsquelle
besitzt und noch sehr lange denkt, dass seine Mutter wie beim letzten Mal wieder
gesund wird. Vom eigentlichen Tod her könnte ich mir vorstellen, dass Uwe eher die
Sichtweise eines Kindes[7] vor Augen hat (Himmelreich … Engel … allen Menschen
geht es im Himmel gut und müssen nicht mehr leiden). (41, männlich)
　　Ich denke dass Uwe den Tod eher aus kindlicher Sicht sieht, dass alle Menschen
zu Engeln werden und dann auf uns Lebende aufpassen. Menschen ohne
Behinderung so wie ich sehen den Tod eher als Ende des Lebens und haben daher
eher Angst davor. (30, weiblich)
　　Uwe sieht den Tod mit den Augen eines Kindes. Er weiß, dass der Mensch dann
nicht mehr lebendig wird, kann aber den Verlust nicht so richtig einschätzen. Wir
denken an die Endgültigkeit – wie es wohl weitergeht ohne den geliebten
Menschen. (58, weiblich)
　　Mein Verständnis ist beeinflusst von Literatur, öffentlichen Diskussionen,
Erfahrungen, … Uwe lebt eher in einer 'kleineren' Welt (schaut statt Nachrichten
Heidi). (28, weiblich)

Nach der o.a. Beschreibung lebt er mehr im Hier und Jetzt, als sich Gedanken über die
Zukunft zu machen. Seine Vorstellungen von Sterben und Tod sind vermutlich eher
kindlich naiv, worin ihn die bisherigen Erfahrungen, dass es gut ausgeht, bestärken. Das
'sich Sorgen machen' wird seine und mein Verständnis wohl am meisten unterscheiden.
(43, weiblich)
　　Diese Skizzen stehen stellvertretend für die, die Uwes Denken und seine Vorstellungen als kindlich beschreiben. Dabei ist „kindlich" in keinem Fall abwertend
gemeint. Zwei Skizzen schreiben dem kindlichen Denken die Vorstellung von Engeln
zu als Erklärung für das, wofür wir alle – auch die Nicht-Kinder – keine Erklärung
haben. Das Bild des Engels ist ein altes und sehr tröstliches Bild innerhalb des christlichen Glaubens. Engel sind gut, sie helfen, sie sind Boten Gottes und diese Vorstellung
ist sehr tröstlich; vielleicht wird sie deshalb auch Kindern häufig gegeben. Mag sein,
dass wir Kindern die Engel auch deshalb als Trost anbieten, um uns nicht anderweitig
mit ihnen und ihrer Trauer auseinandersetzen zu müssen und weil wir keinen anderen
Trost haben.

>> – Uwe wird seine Zuversicht behalten, dass alles gut ausgehen wird (z. B. im Himmel
leben wir weiter) – wie seine DVDs; – Ich habe aber erlebt, dass, wenn es soweit ist,
Menschen mit geistiger Behinderungen sehr wohl wissen, dass sie sterben müssen.
(61, männlich)
　　Ich glaube, tief im Innern haben die Menschen dasselbe Verständnis für das
einzig Gewisse im Leben, den Tod. Die meisten können damit nur nicht umgehen
und suchen in Glaubenslügen Trost und Hoffnung auf ein Leben nach dem Tod.
Schwachsinn! (46, männlich)
　　Uwe hat sicher nicht das gleiche Verständnis, doch bin ich überzeugt, dass er ein
intuitives Gefühl für Situationen, Gefühle und Stimmungen hat. (41, weiblich)
　　So wie ich unsere Bewohner hier erlebe (im Umgang mit dem Tod), habe ich
nicht das Gefühl, dass sich das Verständnis von Krankheit und Tod unterscheidet.
(43, weiblich)

7　Hervorhebungen – E.F.

Die Skizzen sehen nicht wirklich einen Unterschied zwischen ihrer und Uwes Vorstellung von Sterben und Tod; trotz aller Unterschiede, die es zweifellos gibt, wird das Verstehen des Eigentlichen als gleich erlebt.

» Er versteht nicht warum Menschen sterben (Körper und Gesundheitsgrunde), er merkt nur, dass die Menschen nicht mehr da sind oder nicht aufwachen. Er versteht nicht, dass der Tod zum Leben dazugehört. (19, weiblich)
    Es ist ein sehr viel vereinfachteres Verstehen von Tod und Sterben, das wahrscheinlich nur zum Tragen kommt, wenn Uwe persönlich, also im direkten Umfeld betroffen ist. und das werden wahrscheinlich sehr wenige Personen sein, wohl nicht mal die Kollegen aus der WfbM. (34, männlich)

Die beiden folgenden Skizzen meinen, Uwe sähe den Tod angenehmer als sie selber.

» Ich glaube, Uwe hat nicht so viel Angst vor dem Tod wie ich. (20, weiblich)
    Ich denke, dass Uwe sich den Tod freundlicher vorstellt als ich es tue und eine größere Fantasie darüber besitzt. (31, weiblich)

Die nächste Skizze ist von einer 57-jährigen Frau, die angab, täglich Kontakt zu Menschen mit geistiger Behinderung zu haben. Sie hat privat häufig Kontakt zu Menschen mit geistiger Behinderung, meint, Uwe würde mit der Wiederholung der bekannten Situation, die gut ausging, rechnen. Sie glaubt, Uwe wisse, dass seine Mutter am Krebs sterben könnte, dass der Tod das Ende des Lebens ist, dass alle Lebewesen und auch er sterben müssen, dass der Tod unumkehrbar ist. Sie glaubt, Uwe und sie hätten nicht das gleiche Verständnis von Sterben und Tod und sie schreibt:

» Ich denke, Uwe wird Sterben und Tod in seinem ganz engen Umfeld (Familie, Verwandtschaft evtl. noch Freundschaft) wahrnehmen; verstehen vermutlich nur über das Leid anderer, die eben auch Mutter, Vater oder Großeltern durch Tod verloren haben und wie sie damit „fertig" werden (geworden sind). Das Sterben und den Tod in seiner Vielfalt dargestellt in Presse und Medien wird ihn sicherlich nicht sehr berühren oder gar belasten. Da müssen wir uns von Gehörtem oder Gesehenen schon freistrampeln. Und den Verlust eines einem nahe stehenden Menschen verarbeiten wir sicherlich in einer anderen Trauerarbeit, wie Uwe dies für sich leisten müsste und kann. Uwe hat uns etwas voraus: er kann auf Trost und Zuspruch offener und befreiter reagieren. Das belastende und erdrückende Umfeld eines Trauerfalls kann seine positive Lebenseinstellung im Grund nicht erschüttern.

Die Befragte glaubt, Uwe könne nicht durch eigene Erfahrung „lernen", sondern brauche dazu die Beobachtung anderer – vor allem ihren Bewältigungsprozess. Im Gegensatz zu uns belaste Uwe der vielfältig und massenhaft dargestellte Tod nicht.
    Wie ist das mit der Betroffenheit von Menschen ohne geistige Behinderung, wenn sie abends in den Nachrichten Kriegsberichterstattungen sehen oder Bilder, die verhungernde Kinder in einem Flüchtlingslager in Afrika zeigen? Wie groß ist die Betroffenheit? Das Leid und das Sterben sind weit weg und in ihren Ausmaßen beinahe unvorstellbar. Reagieren wir da nicht alle wie Uwe: kommen uns das Leid und Sterben nahe, machen sie uns betroffen und **müssen** wir darauf reagieren – bei Leid und Sterben weit weg von uns **können** wir reagieren.

Über das Trauerverhalten von Menschen mit geistiger Behinderung gibt es bereits Arbeiten (u. a. von Senckel 1996; Luchterhand und Murphy 2007; Heppenheimer und Sperl 2011). Einige Aussagen decken sich mit der Einschätzung der Befragten, dass ein Trauerfall im Grunde die positive Lebenseinstellung nicht erschüttern könnte. Es wird u. a. beschrieben, dass Menschen mit geistiger Behinderung kurz und heftig trauern, jedoch nicht in der Intensität, wie das Menschen ohne geistige Behinderung in der Regel tun, wenn ein Nahestehender verstorben ist. Die vermuteten Gründe reichen dabei von mangelnder emotionaler Tiefe bis zu einem Unverständnis der Situation, die nur teilweise und nicht in ihrer ganzen Tragweite erfasst werden kann – entsprechend den hier besprochenen Subkonzepten.

Eine Frau von Mitte 40 mit geistiger Behinderung begleitete in ihrem Arbeitsumfeld ältere Menschen mit Down-Syndrom und zusätzlicher Alzheimer-Demenz und half, diese zu versorgen. Sie sah den langsamen Abbau von Fähigkeiten und Möglichkeiten bei diesen Menschen und wusste, dass es sich um einen unumkehrbaren Prozess handelt, der zum Tode führen wird. Die Frau war sehr gut in der Lage, den allgemeinen Abbau dieser Menschen zu erkennen und zu beschreiben. Als sie vom Tod der Menschen erfuhr und während der Aussegnung der Verstorbenen auf deren Wohngruppen am selben Tag war ihre Trauer so tief und sie so erfasst von der Trauer, dass der Eindruck entstand, sie würde sich in den nächsten Wochen kaum fassen können. Als sie am nächsten Tag wieder an ihrem Arbeitsplatz war, schien sie den Tod dieser Menschen, die sie seit Jahren kannte und über viele Monate eng betreute, in ihren Alltag und ihr Wissen **integriert** zu haben. Der Tod dieser Menschen war eine Tatsache, die traurig stimmte, aber sie nicht mehr bestimmte. Wer nicht wusste, dass sie noch am Tag zuvor vor Trauer zu beinahe nichts in der Lage war, hätte ihr das am Tag danach nicht angesehen.

So sehr sich auch das Trauerverhalten von Menschen mit geistiger Behinderung von dem nichtbehinderter unterscheiden mag, so individuell der Ausdruck von Trauer auch sein mag, ist er doch immer Ausdruck einer Befindlichkeit, der wertungsfrei hinzunehmen ist und ausgelebt werden kann, so lange nicht andere darunter leiden.

In der oben zitierten Skizze ist vor allem der Satz „er kann auf Trost und Zuspruch offener und befreiter reagieren" bemerkenswert. Hier deutet sich eine Hilfsmöglichkeit in der Trauerbewältigung für Menschen mit geistiger Behinderung an.

Die nächste Antwort auf den Unterschied im Verständnis von Sterben und Tod ist von einer 59-jährigen Frau, die beruflich nie und privat hin und wieder Kontakt zu Menschen mit geistiger Behinderung hat. Sie glaubt, Uwe rechne damit, dass es gut für seine Mutter ausgeht. Sie schätzt ein, dass er weiß, dass seine Mutter am Krebs sterben könnte, dass der Tod das Ende des Lebens ist, dass alle Lebewesen und auch er sterben müssen, dass der Tod unumkehrbar ist. Sie sieht einen Unterschied zwischen Uwes und ihrem Verständnis von Sterben und Tod und schreibt:

» Menschen wie Uwe fühlen meines Erachtens tiefer und mehr im Innern, da sie über die Information und wissenschaftliche Auslegungen nicht so beeinflusst werden, ihr Denken und Handeln auf diesen Hintergrund zu beziehen. Sie können spontaner und möglicherweise auch die Tatsachen annehmender handeln. Ihnen stehen die Wissenschaften für Ihr Handeln nicht im Weg.

Besonders bemerkenswert ist hier die Aussage, dass die Wissenschaft Menschen wie Uwe für ihr Handeln nicht im Weg stehen würde. Das ist ein deutliches Signal an die Death-Education bzw. ein Curriculum für Menschen mit geistiger Behinderung zu diesem Thema: nicht (nur) Wissenschaft, nicht (nur) Theorie, sondern die Potenziale nutzen, die Menschen mit geistiger Behinderung haben bzw. die bei ihnen vermutet werden, und auf Ebenen arbeiten, auf die Menschen mit geistiger Behinderung folgen können, Methoden einsetzen, die Menschen mit geistiger Behinderung und ihren Möglichkeiten entsprechen.

> » Es ist sicher schwer zu sagen, da Menschen mit Down-Syndrom sich häufig nicht gut
>   ausdrücken können. Man muss damit rechnen, dass Unsicherheit und Verlustängste
>   die gleiche Rolle spielen. (48, weiblich)

Nur diese einzige Äußerung erwähnt Kommunikations- und Sprachprobleme. Da diese Probleme den Austausch stark beeinflussen und bis zur Unmöglichkeit stören können, soll sich ein folgendes Kapitel damit beschäftigen.

> » Ich denke insgesamt kommt es selbstverständlich darauf an, wie man ihm den Tod
>   nahegebracht hat. Hat man ihm erzählt, dass die Menschen, die sterben, in den
>   Himmel kommen und es dort sehr schön ist, wird er das wie ein kleines Kind glauben.
>   Mein Verständnis von Tod ist sicherlich differenzierter, weil ich mich nicht nur mit dem
>   ‚danach' beschäftige, sondern auch mit dem ‚weil'. Uwe kann die Folgen der Krankheit
>   (Schmerzen, Leiden etc. nicht abschätzen). Beide können wir sicherlich nicht wissen,
>   was danach kommt, aber Uwe wird voraussichtlich ohne Zweifel glauben können, dass
>   es im Himmel schön ist und dass es dort seiner Mutter gut geht. Bei mir werden sich
>   gewisse Zweifel nicht ausmerzen lassen. Außerdem wird er voraussichtlich das
>   Endgültige des Todes nicht sofort begreifen, sondern zunächst hoffen, dass seine
>   Mama wieder zu ihm kommt. Alle Interpretation nützt jedoch nichts, denn letztendlich
>   kann ich zwar vermuten, weiß es jedoch nicht. (44, weiblich)

3.2.3 Das Todeskonzept von Menschen mit geistiger Behinderung in der Selbsteinschätzung

Nachdem andere Menschen gefragt wurden, welches Verständnis sie Menschen mit geistiger Behinderung von Sterben und Tod zutrauen, ließ ich in Interviews Menschen mit geistiger Behinderung selber zu Wort kommen.

Es waren 23 Menschen mit geistiger Behinderung zu einer ersten Gesprächsrunde eingeladen, die zum Zeitpunkt der Gespräche als Helferinnen auf Wohngruppen oder in der Schule arbeiteten. In der Einladung war gesagt, dass es in den Gesprächen um die Themen Sterben und Tod gehen soll. Von diesen 23 Eingeladenen kamen 17 in die erste Kennenlernrunde, für sechs sagten die Wohngruppen ab, wobei nicht deutlich wurde, ob die Menschen mit geistiger Behinderung oder die Gruppenmitarbeiterinnen die Nichtteilnahme entschieden hatten.

In dieser Reaktion auf die Einladung an die Bewohnerinnen widerspiegelt sich sicher auch die Einstellung von uns Mitarbeiterinnen. Es fällt nicht leicht, einem Menschen mit geistiger Behinderung eine Einladung zu einer Gesprächsrunde zum

Thema Sterben und Tod zu überbringen und sich auszumalen, was er danach erzählen könnte, mit welchen Fragen er – auch an mich – zurückkommen könnte. Die Gedanken und die Unausweichlichkeit der Einsicht in die eigene Sterblichkeit und unsere Angst vor dem Thema lassen uns oft in der Begegnung mit Menschen mit geistiger Behinderung zu diesem Thema schweigen oder diese Fragen und Probleme „verharmlosen". Und wenn wir mit ihnen über dieses Thema sprechen wollen (oder müssen), dann nehmen wir innerlich „Anlauf" und versuchen, uns und unser Gegenüber möglichst behutsam in so ein Gespräch zu führen, statt notwendiger Zuwendung und Trost kommt von uns „Vertröstung". Über unsere Vorsicht vergessen wir häufig, dass wir doch alle längst in diesem Thema stehen.

14 Menschen mit geistiger Behinderung waren dann bereit und von ihrer Sprachentwicklung her in der Lage, die Gespräche (Einzelgespräche) zu führen.

Das Durchschnittsalter der 14 Gesprächspartnerinnen lag bei 38 Jahren, die jüngste war 22 und die älteste 50 Jahre alt; von den 14 Menschen mit geistiger Behinderung war einer männlich. Da es weiter unten im Text um ihre Meinungen, Hoffnungen, Ängste und Erfahrungen geht, sollen sie noch etwas genauer vorgestellt werden.

Bis auf zwei leben alle seit einigen bis vielen Jahren in einer Einrichtung für Menschen mit geistiger Behinderung. Als sie vor vielen Jahren (eine Frau vor über 40 Jahren) in die Einrichtung kamen, bestimmten Wohngruppen den Lebensalltag. Es war durchaus üblich, dass im Heim in Mehrbettzimmern gewohnt wurde, erst nach und nach gab es mit Neubauten Einzelzimmer. Einige meiner Gesprächspartnerinnen wohnen nicht mehr auf dem eigentlichen Einrichtungsgelände, sondern zogen in Außenwohngruppen um, die wie große Wohngemeinschaften organisiert sind, oder leben zu zweit – auch als Paarwohnen – in „normalen" Wohnungen und „normalen" Hausgemeinschaften.

Sie gingen in die Sonderschule, machten nach ihrer Schulzeit Praktika und entschieden sich dann für eine Arbeitsstelle. Es ist möglich, die Arbeitsstelle zu wechseln – als Gruppenhelferin auf eine andere Wohngruppe zu wechseln oder ganz etwas anderes zu machen: in der Wäscherei, der Werkstatt für behinderte Menschen, der Küche, der Landwirtschaft oder auf einem anderen Platz zu arbeiten.

Eine große Einrichtung kann viele wohngruppenübergreifende Freizeitaktivitäten anbieten: Das beginnt bei Fortbildungsreihen, geht über Handarbeitsgruppen, Chor und Sportgruppen bis hin zu Discos. Haben zunächst die Wohngruppen ihre Freizeiten und Urlaube allein organisiert, so gibt es mehr und mehr gruppenübergreifende Urlaubsreisen und die Menschen mit geistiger Behinderung können sich Urlaubsaktivitäten und Reiseziele auswählen. Hier geht das Angebot von „Ferien auf dem Bauernhof", über Urlaub am Bodensee, Badeurlaub in Ungarn oder Italien bis hin zu mehrtägigen Fahrradtouren.

Ein Teil meiner Gesprächspartnerinnen engagiert sich seit vielen Jahren in ihren Interessenvertretungen Werkstattrat oder Heimbeirat und ist von daher bestens über die aktuellen Themen der Einrichtung und anstehende Veränderungen informiert. In diesen Gremien kommt es zu Begegnungen mit der Einrichtungsleitung und die Menschen mit geistiger Behinderung können gezielt nach ihren Themen fragen. Menschen mit geistiger Behinderung setzen sich mit Erfolg für ihre Interessen ein: So konnten sie vor zwanzig Jahren auf den Wohngruppen nur die öffentlich-rechtlichen Fernsehprogramme empfangen – das genügte ihnen nicht, sie mahnten immer wieder auch auf diesem Gebiet „Normalisierung" an (auch wenn sie es nicht so benannt haben mochten) und können seit einigen Jahren auch die Privatfernsehsender empfangen. Solche Erfolge machen selbstbewusst! Meine Gesprächspartnerinnen sind offen, selbstbewusst, gehen einer versicherungspflichtigen Arbeit nach, leben in ganz unterschiedlichen Wohnformen, fahren in Urlaub, haben Hobbys und Freunde.

Es sei an dieser Stelle nicht verschwiegen, dass der Personenkreis der Menschen, die als Menschen mit geistiger Behinderung bezeichnet werden, sehr heterogen ist. Die Ausprägung der geistigen Behinderung ist unterschiedlich stark: So gibt es Menschen mit geistiger Behinderung wie meine Gesprächspartnerinnen und Menschen mit geistiger Behinderung, die aufgrund der Schwere der Behinderung nur ein sehr eingeschränktes Bewusstsein von sich und einen so hohen Hilfe- und Pflegebedarf haben, dass sie in allen Bereichen versorgt werden müssen. Von daher sind pauschale Aussagen nach der Formulierung „Menschen mit geistiger Behinderung sind …" oder „Menschen mit geistiger Behinderung können nicht …" immer ungenau.

> Es gibt nicht „den" Menschen mit geistiger Behinderung. Menschen mit geistiger Behinderung sind genauso vielfältig und unterschiedlich, wie Menschen ohne geistige Behinderung es auch sind. Von daher sind pauschale Aussagen immer ungenau.

Alle meine Gesprächspartnerinnen bekamen ungeachtet eigener möglicher Lesefähigkeiten die Geschichte von Peter[8] vorgelesen.

Die nachfolgenden Fragen waren andere als auf dem Fragebogen „Uwe", wobei auch in den Gesprächen mit den Menschen mit geistiger Behinderung mit den Fragen auf die vier Subkonzepte des Todeskonzepts gezielt wurde. Neben diesen Fragen gab es auch „Füllfragen", die die erzählte Situation aufgreifen und einen Eindruck vermitteln sollten, was die Gesprächspartnerin über diese erzählte Situation denkt.

Nach dem Text wurden die folgenden Fragen besprochen, wobei es die Antwortmöglichkeiten: „ja – nein – vielleicht" gab.
1. Denkt Peter den Tag über oft an seine Mutter?
2. Weiß Peter, dass seine Mutter krank ist?
3. Macht sich Peter Sorgen um seine Mutter?
4. Weiß Peter, dass seine Mutter an der Krankheit sterben könnte?
5. Hört alles Leben im Menschen auf, wenn er stirbt?
6. Ist Peters Mutter für immer weg, wenn sie tot ist?
7. Besucht Peter die Mutter im Krankenhaus?
8. Hat Peters Mutter Schmerzen?
9. Kann man auch sterben, weil man schon alt ist?
10. Ist der Tod das Ende des Lebens?
11. Spricht Peter mit seinem Vater über die Mutter?
12. Muss auch der Vater von Peter einmal sterben?
13. Weiß Peter, dass alle Lebewesen sterben?
14. Muss man sterben, weil man etwas Schlimmes getan hat?
15. Kann man einen toten Menschen wieder lebendig machen?
16. Muss auch Peter eines Tages sterben?

---

8   Aus „Uwe" wurde „Peter", die Geschichte aus Kapitel 3.2.2.

17. Stirbt man, weil Gott das so bestimmt?
18. Können tote Menschen Musik hören?
19. Können Ärzte tote Menschen wieder heilen?
20. Freuen sich tote Menschen über Blumen bei ihrer Beerdigung?
21. Kann Gott die Menschen wieder lebendig machen?
22. Frieren tote Menschen im Grab im Winter?
23. Stirbt man als Strafe, weil man nicht betet?
24. Müssen Sie eines Tages sterben?
25. Fahren Sie nach dem Tod wieder nach Hause?

Die Gespräche wurden in einer evangelischen Einrichtung durchgeführt, in der der christliche Glaube aktiv gelebt wird, sodass sich unter den Fragen auch Fragen nach Gottes Beteiligung am Geschehen von Sterben und Tod finden.

Nach diesen Fragen wurden die Gesprächspartnerinnen noch gebeten, sich zu den folgenden Fragen zu äußern, wobei es hier keine vorgegebenen Antwortmöglichkeiten gab:
1. Wie verändert sich der Menschen, wenn er stirbt?
2. Was bedeutet es, tot zu sein?
3. Wie ist das mit der Auferstehung?

Subkonzept Kausalität

(Verständnis von den physikalischen und biologischen Ursachen des Todes)

Die Frage, warum ein Mensch stirbt, lässt sich damit beantworten, dass der Mensch alt ist, krank ist, Opfer eines Unfalls oder Mordes wird oder sich selbst umbringt. Menschen kommen auch als Strafe für ihre bösen Taten zu Tode – wie zum Beispiel die böse Schwiegermutter-Königin bei den Sieben Zwergen. Vielleicht gibt es diese Todesursache, die einer tiefen Gerechtigkeit folgt, nicht nur im Märchen? Und hieß es nicht auch einmal, dass Menschen sterben müssen, weil sie ein unkeusches Leben führten, nicht genug beteten?

Die Fragen im Anschluss an den Text „Peter" lauteten:
1. Weiß Peter, dass seine Mutter an der Krankheit sterben könnte?
2. Kann man auch sterben, weil man schon alt ist?
3. Muss man sterben, weil man etwas Schlimmes getan hat?
4. Stirbt man, weil Gott das so bestimmt?
5. Stirbt man als Strafe, weil man nicht betet?

Die Fragen wurden zunächst immer so gestellt, wie sie im Bogen notiert sind. Bei manchen Fragen und Gesprächspartnerinnen schien es nötig zu sein, dass die Fragen besprochen wurden, d. h. dass die Fragen erläutert wurden.

Nur eine Gesprächspartnerin ist sich nicht sicher, ob Peter weiß, dass seine Mutter an der Krankheit Krebs sterben könnte. Alle anderen sind sich da sicher und bejahen die Frage. Frau D. und Frau K. haben auf ihren Arbeitswohngruppen schon Bewohnerinnen an Krebs sterben sehen, die Mutter beider Frauen verstarben an Krebs, Frau K., die im Haushalt der Eltern lebte, sah, wie es ihrer Mutter immer schlechter ging. Beide Gesprächspartnerinnen können sich an diese Todesfälle gut erinnern. Beide glauben, dass auch die Kranken spürten, dass es ihnen immer schlechter ging und sie sterben würden.

Bei der Frage, ob ein Mensch auch sterben kann, weil er schon alt ist, ist es wieder diese Gesprächspartnerin, die diese Erfahrung noch nicht gemacht hat und deshalb wieder mit „vielleicht" antwortet. Für alle anderen kann Alter auch eine Todesursache sein.

Auf die Frage, ob man auch stirbt, weil man etwas Schlimmes gemacht hat, sind sich drei nicht sicher, ob es nicht doch so sein könnte: Tod als Bestrafung

Ob der Tod die Strafe dafür ist, dass man nicht betet, ist für zwei Menschen mit geistiger Behinderung eine Frage. Sieht man sich an, dass 12 Gesprächspartnerinnen der Überzeugung sind, dass man stirbt, weil Gott das so bestimmt, bekommen die Überlegungen zum Tod als Strafe eine bedrückende Bedeutung. Nur eine Frau war sich sicher, dass Gott nicht dafür verantwortlich ist, dass man stirbt. Insgesamt kann gesagt werden, dass die Gesprächspartnerinnen wissen, dass Alter und Krankheit Ursachen dafür sein können, dass ein Mensch stirbt.

Bedenklich sind die Überlegungen, dass der Tod eine Strafe sein könnte, und dass Gott so als Todesursache mit einbezogen wird, sollte eine Aufforderung an Pfarrer sein, hier tätig zu werden.

Bezogen auf eine Death-Education sind die Todesursachen als Thema zu behandeln – vor allem unter dem Aspekt des Glaubens. Vielleicht sind Menschen mit geistiger Behinderung von „normalen" und nicht auf ihre Vorstellungswelt und ihr allgemeines Wissen ausgerichteten Predigten und christlichen Botschaften überfordert? Vielleicht finden sich in den Antworten die Ergebnisse eines naiven (wertungsfrei gemeint!) und ursprünglichen Glaubens, der glaubt, was das Wort sagt. Und nicht, was das Wort meint.

Subkonzept Nonfunktionalität

(Erkenntnis, dass alle lebensnotwendigen Körperfunktionen beim Eintritt des Todes aufhören)

Die Fragen zu diesem Subkonzept waren:
1. Hört alles Leben im Menschen auf, wenn er stirbt?
2. Ist der Tod das Ende des Lebens?
3. Können tote Menschen Musik hören?
4. Freuen sich tote Menschen über Blumen bei ihrer Beerdigung?
5. Frieren tote Menschen im Grab im Winter?

Für zwei Frauen ist der Tod nicht das Ende des Lebens und es hört auch nicht alles Leben im Menschen mit dem Tod auf. Beide Frauen, die eine starke religiöse Bindung haben, sagten im Gespräch, dass das Leben nach dem Tode weiterginge. Eine von beiden Frauen bemerkte, dass das „richtige Leben" erst nach dem Tod beginnen würde. Sie konnte dazu inhaltlich nichts weiter ergänzen.

Die andere Frau antwortete auf die Frage, was es bedeuten würde, tot zu sein: „Der Körper verwest, die Seele geht zu Gott in die Ewigkeit." Befragt, was das denn sei, die Ewigkeit, konnte sie antworten: „Die Seelen gehen in die Ewigkeit … das Tausendjährige Reich." Sie wusste auch, was die Seelen in der Ewigkeit tun: „Die sehen andere Menschen und freuen sich, dass sie wieder sehen oder so."

Für beide Frauen ist die Verbindung zur Gemeinde bzw. Glaubensgemeinschaft sehr wichtig, in denen sie Halt und Geborgenheit finden, was auch beide betonen. Die soziale, menschliche Bindung und Heimat, die sie dort finden, könnte für beide bestimmender sein als der eigentliche Glaubensinhalt, der die Gemeinschaften begründet. Ohne beiden

Frauen ihren tiefen Glauben absprechen zu wollen, steht doch aber die Frage nach dem Verständnis von Glaubensinhalten und -aussagen.

Glaube hat sicher immer seine Berechtigung, wenn er Menschen durch schwere Zeiten und Krisen hilft. Aber die alleinige Hoffnung auf das Jenseits ohne Erfüllung und Zufriedenheit im Diesseits scheint fragwürdig zu sein.

Bei der Frage, ob tote Menschen Musik hören können, waren sich die Gesprächspartnerinnen beinahe einig, dass das nicht möglich ist. Der einzige Mann fügte noch hinzu, dass ja auch viel zu viel Erde auf dem Sarg läge und die Toten schon deshalb nichts hören würden – auch wenn sie es noch könnten.

Überraschend waren die Antworten auf die Frage, ob Verstorbene sich über Blumen bei ihrer Beerdigung freuen würden. Hier antworteten neun mit einem klaren „ja", eine Frau verneinte nach längerem Überlegen die Frage, wobei diese Verneinung eher halbherzig war und in ihr ein „vielleicht" anklang, und vier Gesprächspartnerinnen waren sich nicht sicher.

Diese Antworten könnten sich aus dem Ritual erklären, dass die Särge für die Beisetzung mit großen Blumengestecken geschmückt sind. Viele Trauergäste bringen Blumensträuße mit, es liegen Kränze am offenen Grab und es steht am offenen Grab eine Schale mit kleinen Sträußen, die man anstatt der Erde auf den Sarg werfen kann. Von daher gehören zu einer – den meisten Gesprächspartnerinnen bekannten – Beerdigung viele Blumen. Der Sarg ist geschmückt, die kleinen Sträuße wirft man auf den Sarg im Grab, die Kränze und Blumen bleiben auf dem geschlossenen Grab. Für wen sollten all die Blumen denn sein, wenn nicht für die Verstorbenen? Und freut sich nicht jeder Mensch über Blumen – warum nicht auch ein toter Mensch? Würde man das mit den vielen Blumen sonst machen?

Ebenso überraschend waren die Antworten auf die Frage, ob tote Menschen im Grab im Winter frieren. Es antwortete zwar niemand mit „ja", doch die Hälfte war sich nicht sicher, ob den Verstorbenen nicht kalt sei. Es ist eine erschreckende Vorstellung, dass verstorbene Menschen nicht mehr entsprechend der Notwendigkeit versorgt werden und frieren müssen. Befürchten die Gesprächspartnerinnen, die das überlegen, dass auch sie eines Tages nicht mehr richtig betreut und versorgt werden und im Winter frieren müssen, wenn sie tot sind? Welche Vorstellungen haben sie von dem Zustand „tot"?

Es gab nach den Fragen bei „Peter" mit den vorgegebenen Antwortmöglichkeiten zu den Subkonzepten auch die Fragen, wie ein Mensch sich verändert, wenn er stirbt, und was es bedeutet, tot zu sein. Auf diese Fragen konnten die meisten Gesprächspartnerinnen nicht antworten. Sie hatten davon keine Vorstellung und kein Wissen. Die Gesprächspartnerinnen, die schon mehrere Verstorbene bei den Aussegnungen auf ihren Wohngruppen gesehen hatten, konnten einen toten Menschen beschreiben. Dabei ähneln sich die Beschreibungen: blass, weiß, durchscheinend, ruhig, blaue Lippen, steif. Aber diese einzelnen Beobachtungen führten noch nicht bei allen Gesprächspartnerinnen zu einem generalisierten Wissen.

Für ein Curriculum Palliative Care für Menschen mit geistiger Behinderung ergeben sich bezogen auf das Subkonzept Nonfunktionalität folgende Themen:

- Was geschieht im Sterbeprozess mit dem Menschen, mit seinem Körper?
- Was geschieht nach dem Tod mit dem Menschen, was braucht er und wie wird er versorgt?
- Wie ist das mit dem Leben nach dem Tod?
- Für wen sind die Rituale notwendig und gut?

Subkonzept Universalität

(Bewusstsein, dass alle Lebewesen sterben müssen)
Die Fragen lauteten:
1. Muss auch der Vater von Peter einmal sterben?
2. Weiß Peter, dass alle Lebewesen sterben?
3. Muss auch Peter eines Tages sterben?
4. Müssen Sie eines Tages sterben?

Bis auf eine Frau wissen alle Gesprächsteilnehmerinnen, dass alle Lebewesen, Peter und sein Vater aus dem Beispieltext und auch sie eines Tages sterben müssen.

Das Wissen, dass man sterblich ist, sagt nichts über das Erleben dieses Wissens aus. Und so sagen auch diese Antworten erst einmal nur, dass die Menschen mit geistiger Behinderung wissen, dass sie eines Tages sterben müssen.

Im Gesprächsteil zu Erfahrung und Vorstellungen gibt es die Fragen, ob diese Menschen mit geistiger Behinderung schon einmal daran gedacht haben, dass Menschen, die sie gern haben oder lieben, sterben könnten, und dass sie sterben könnten.

Neun der Gesprächspartnerinnen gaben an, sie hätten schon daran gedacht, dass für sie wichtige Menschen sterben könnten. Zehn sagten, sie hätten auch schon daran gedacht, selbst zu sterben – von diesen zehn sagten sechs, sie hätten Angst vor dem Sterben. Dabei können sie ihre Angst näher beschreiben mit Angst vor Krankheit und Schmerzen; eine Frau formuliert „vor dem Alleinsein, wenn man stirbt".

Bis auf eine Frau haben alle schon in ihrem privaten und/oder beruflichen Umfeld erlebt, dass es einem Menschen aufgrund von Alter oder/und Krankheit schlechter ging und dieser Mensch verstarb. Neun von ihnen erfuhren nicht nur, dass dieser Mensch tot ist, sondern sie sahen den Verstorbenen auch. Diese neun Gesprächspartnerinnen können sich auch an den Toten erinnern und beschreiben ihn mit: kalt, anders, friedlich, weiß eingefallen, dünn im Gesicht, weiß im Gesicht, blaue Fingernägel, blau, blass, rotblauer Haut, ruhig, kreideweiß.

Es kann zusammengefasst werden, dass Menschen mit geistiger Behinderung um die Universalität des Todes wissen und dass sie wissen, dass sie selbst dabei nicht ausgenommen sind. Sie haben beinahe alle schon erlebt, dass ein Mensch stirbt, und können Details der Veränderung im Tod aus eigener Erfahrung beschreiben. Wenn sich Menschen mit geistiger Behinderung mit Gedanken an den eigenen Tod auseinandersetzen, dann haben die meisten von ihnen Angst davor, wobei sie diese Ängste wie die Normalbevölkerung auch mit Angst vor Krankheit, Schmerzen und dem Alleinsein beschreiben können.

Das Subkonzept Universalität bereitet keiner der Gesprächspartnerin vom Wissen her Probleme. Das Erleben und die emotionalen Reaktionen auf Frage nach dem Tod geliebter Menschen und nach dem eigenen Tod sollten in einem Curriculum nicht fehlen. Hier gehören sicher auch Abschied und Trauer als Themen dazu.

Subkonzept Irreversibilität

(Einsicht in die Unumkehrbarkeit des Todes, wenn er eingetreten ist)
Die Fragen zu diesem Subkonzept lauteten:
1. Ist Peters Mutter für immer weg, wenn sie tot ist?
2. Kann man einen toten Menschen wieder lebendig machen?

3. Können Ärzte tote Menschen wieder heilen?
4. Kann Gott die Menschen wieder lebendig machen?
5. Fahren sie nach dem Tod wieder nach Hause?

Konsequent entsprechend ihrem Glauben sagt eine Frau, dass die Mutter von Peter nach ihrem Tod nicht für immer weg sei. Auch eine andere Frau ist dieser Meinung. Zwei andere Menschen mit geistiger Behinderung sind sich nicht sicher und antworten mit „vielleicht", alle anderen sind sich sicher, dass der Tod eine endgültige Trennung ist.

Dass man Tote einfach wieder lebendig machen kann, hatte noch niemand von den Menschen mit geistiger Behinderung gehört.

In der Befragung zu Erfahrungen und Vorstellungen gaben 10 Gesprächspartnerinnen an, schon mindestens einmal im Leben sehr schwer krank gewesen zu sein bzw. einmal sehr starke Schmerzen gehabt zu haben. Alle fühlten sich von ihren Ärzten gut behandelt, sodass davon ausgegangen werden kann, dass das allgemeine Vertrauen in Ärzte bzw. in ihre Autorität eine verlässliche Größe ist. Und doch wissen die Menschen mit geistiger Behinderung um die Grenze Tod für einen Arzt.

Fünf der Menschen mit geistiger Behinderung antworteten mit „ja" auf die Frage, ob Gott tote Menschen wieder lebendig machen kann. Eine Frau schränkte ihr „ja" ein mit „anders, nicht so", d. h. sie weiß, dass das Leben so, wie sie es kennt und lebt mit dem Sterben zu Ende ist und dass das ewige Leben, zu dem Gott die Menschen auferstehen lässt, ein anderes Leben ist. Eine Gesprächspartnerin, die auch sagt, Gott könne die Menschen wieder lebendig machen, meinte, als sie zur Auferstehung gefragt wurde, dass die Seele aufersteht, nicht jedoch der Körper – aber sie könne sich das nicht vorstellen.

Der einzige Mann, der nichts so sehr liebt wie Fortbildungen, sagte, er hätte vom Pfarrer der Einrichtung in einer Fortbildung gelernt, dass die Seele „nach oben" ginge, „in den Himmel". Was mit dem Körper sei, wusste er nicht so genau, doch er vermutet, dass der Körper noch von der Beerdigung her im Sarg sei. Auf die Nachfrage, wie er sich das mit dem Aufsteigen der Seele in den Himmel genau vorstelle, antwortete er sicher, dass er sich das gar nicht vorstellen muss, weil das nämlich so ist, weil das nämlich der Pfarrer so gesagt hätte – und dieser Pfarrer hat ihn noch nie belogen und Pfarrer müssten schon von Amt wegen immer die Wahrheit sagen.

Von den fünf Gesprächspartnerinnen, die glauben, dass Gott sie lebendig machen wird, sagt nur der Mann, dass er vor dem Sterben keine Angst hätte. Zwei wissen nicht, ob sie Angst hätten, zwei haben Angst vor dem Sterben.

Acht Gesprächspartnerinnen glauben nicht, dass Gott die Menschen wieder lebendig machen kann. Sie ergänzten, erklärten oder schränkten ihr „nein" nicht ein. Entweder sie trennen sehr klar zwischen dem irdischen Leben und dem nach der Auferstehung, oder sie trauen auch Gott diese Fähigkeit nicht zu. Einige wiesen bei dieser Frage auf Jesus und Ostern hin, drei meinten, dass nur Jesus auferstanden sei und sonst kein weiterer Mensch.

Alle anderen Gesprächspartnerinnen wissen, dass sie so wie jetzt nicht nach ihrem Tod weiterleben werden.

Die Frage nach dem Subkonzept der Irreversibilität muss sicher immer auch im Spiegel des religiösen Hintergrunds der Gesprächspartner gesehen werden. Ein Mensch, der von sich sagt, dass er an nichts Religiöses glaubt, wird nicht daran glauben, dass es ein – wie auch immer geartetes – „Nach dem Tod" geben wird. Glaubende Menschen finden in ihrer Religion meistens eine Antwort auf das „danach" und oft auch eine Antwort auf die Frage nach dem Sinn.

Oft hört man, dass gläubige Menschen nicht so viel Angst vor dem Tod hätten, weil sie ja sicher wüssten, dass der Tod nicht das absolute Ende sei, sondern dass es etwas nach der Trennung vom irdischen Leben gibt. Dieses „danach" wird als Hoffnung immer als angenehm beschrieben.

Von den befragten Menschen mit geistiger Behinderung sind sich nur fünf sicher, dass Gott sie lebendig machen und es für sie ein Leben nach dem Tod geben wird. Hier wurde vermutet, dass mehr so hoffnungsvoll antworten, zumal fast alle seit Jahrzehnten in einer diakonischen Einrichtung leben und hier mit christlichen Aussagen und Werten in Kontakt kommen. Die deutlichen Aussagen, dass der Tod das Ende des Lebens ist und die unsicheren Aussagen zum Leben nach dem Tod machen deutlich, dass Menschen mit geistiger Behinderung bewusst ist, dass der Tod eine Trennung von allem Bekannten ist und irreversibel ist – bezogen auf das ihnen bekannte Leben. Ob und wie es dann weitergeht, da trennen sich die Meinungen und Hoffnung.

Bei den Fragen nach der Irreversibilität des Todes scheint Gott die größte Unbekannte zu sein. Hier werden sich Curricula für Menschen mit geistiger Behinderung danach unterscheiden, ob sie vor einem christlichen oder nichtchristlichen Hintergrund entworfen werden.

3.2.4 Wünsche für die eigene letzte Lebensphase von Menschen mit geistiger Behinderung

In diesem Gesprächsteil geht es zum einen um die Fragen, welche Erfahrungen die Gesprächspartnerinnen mit dem Alter, Kranksein und Sterben anderer Menschen, die ihnen in ihrem privaten und beruflichen Umfeld begegnet sind, gemacht haben.

Arbeitsplätze für Gruppenhelferinnen gibt es auf Gruppen, die pflegeintensive Bewohnerinnen betreuen. Dabei kann sich diese notwendige pflegeintensivere Betreuung aus dem Alter oder dem Behinderungsgrad der Bewohnerinnen ergeben. Nach ähnlichem Kriterium werden Arbeitsplätze für Schulhelferinnen geschaffen.

Keine der Gesprächspartnerinnen erzählte von mehr als zwei Todesfällen auf ihrer Wohngruppe bzw. in ihrem unmittelbaren häuslichen Umfeld. Von daher kommen die Schulhelferinnen und Gruppenhelferinnen hauptsächlich in ihrem Berufsalltag mit Sterben und Tod in Berührung.

Neben ihren Erfahrungen ging es auch um die Frage, ob und welche Vorstellungen sie zu ihrem eigenen Sterben haben, wobei vermutet wird, dass sich ihre Vorstellungen zum einen aus dem Erleben des Kranksein und Sterbens anderer und der Brechung dieser Beobachtungen über die eigenen Werte ergeben. Dabei wurden die Menschen mit geistiger Behinderung gebeten sich vorzustellen, dass sie sehr krank seien. Nicht alle wollten oder konnten sich das vorstellen.

Zur aktuellen Lebensbilanz kann gesagt werden, dass sich die Gesprächspartnerinnen mit und in ihrem derzeitigen Leben sehr wohl fühlen. Sie haben das Gefühl, das Leben zu führen, dass sie wollten und das sie sich aus mehreren Möglichkeiten in den Teilbereichen Wohnen, Arbeiten, Freunde zusammengestellt haben.

Bezogen auf die eigene Gesundheit können fünf Gesprächspartnerinnen sagen, dass sie noch nie schwer krank gewesen sind, insgesamt sechs geben an, noch nie im Leben sehr starke Schmerzen gehabt zu haben, wobei sie Kopfweh und Übelkeit von starken Schmerzen unterscheiden können. Vier hatten während ihrer Erkrankung befürchtet, lange krank zu sein bzw. nie wieder gesund zu werden.

Zehn der Gesprächspartnerinnen haben mindestens einmal Krankenbesuche bei Menschen zu Hause oder im Krankenhaus gemacht. Bei diesen Angaben sind auch die Besuche gemeint, die sie bei erkrankten Bewohnerinnen auf ihren Arbeitsgruppen gemacht haben. Dabei haben neun von ihnen im Laufe der Zeit beobachtet haben, dass es diesem Menschen immer schlechter ging. Alle neun geben an, auch gewusst bzw. gesehen zu haben, dass es diesem Menschen immer schlechter ging. Diese Information haben sie zum einen aus ihren Beobachtungen und Vergleichen, wie dieser erkrankte Mensch „früher", vor seiner Erkrankung war und zum anderen aus Gesprächen der Gruppenmitarbeiterinnen.

Schulhelferinnen fehlen diese Beobachtungen, da die erkrankten Kinder nicht in die Schule kommen. Die Schulhelferinnen hören dann nur über die Lehrerinnen etwas über die Kinder; auch die Nachricht, dass eine Schülerin verstorben ist, erreicht die Schulhelferinnen so.

Von den neun Gruppenhelferinnen meinen sieben, dass der erkrankte Mensch auch selber wusste, dass es ihm immer schlechter geht, sechs glauben bemerkt zu haben, dass er Schmerzen hatte, eine war sich nicht sicher. Von daher haben diese Menschen mit geistiger Behinderung die Erfahrung gemacht, dass Kranksein und die Verschlechterung des Zustandes mit Schmerzen einhergehen.

Außer einer Frau haben alle Gesprächspartnerinnen mindestens einmal erlebt, dass ein Bewohner der Wohngruppe, auf der sie tätig sind und/oder leben, oder eine Schülerin ihrer Klasse/Nachbarklasse verstorben sind. Dieses Erleben, vor allem eine beobachtete Verschlechterung über zum Teil Monate, ist sehr nahe. Alle haben „entferntere" Erlebnisse, indem die Todesfälle innerhalb der Einrichtung bekannt gemacht werden und alle Bewohnerinnen und Bewohner die Todesanzeigen an bekannten Orten sehen.

Acht Arbeitsstellen der Gesprächspartnerinnen, die begleitend befragt wurden, gaben an, dass die Gesprächspartnerin mehr als zwei Todesfälle in ihrem Arbeitsumfeld erlebte, drei sprechen von einem Todesfall und nur drei Arbeitsstellen sagen, dass es bei ihnen keinen Todesfall gab, während die Helferinnen bei ihnen tätig war.

Von elf Gesprächspartnerinnen sind schon Familienangehörige verstorben. Wenn die Gesprächspartnerinnen in ihren Familien leben, werden sie sofort mit Krankheit und Sterben konfrontiert. Die Gesprächspartnerinnen, die im Heim leben, erzählen davon, dass sie meist nichts von schweren Krankheiten wussten und dann vom Sterben ihrer Angehörigen überrascht waren. Die Informationen über das Sterben erreichten die Menschen mit geistiger Behinderung oft erst einige Tage danach, nicht alle konnten dann noch an den Beisetzungen teilnehmen. Alle Menschen mit geistiger Behinderung, die davon erzählen, bedauerten, nicht eher informiert worden zu sein, wobei es zum einen um die Information an sich geht und darum, dass es sich „gehört", die Familie, zu der auch sie gehören, zu informieren, und zum anderen war das Bedauern, sich nicht verabschiedet zu haben, nicht zu überhören.

Neun Gesprächspartnerinnen sagten, schon mindestens einmal einen Verstorbenen gesehen zu haben. Sie können sich daran erinnern und den Verstorbenen beschreiben, wobei sich diese Beschreibung zumeist auf die Hautfarbe (blass, weiß, kreideweiß, bläulich) bezieht. Diese Erfahrungen gab es sowohl im Arbeitsumfeld als auch im häuslichen Bereich.

Von Erinnerungen an ihre Trauer konnten nur fünf Gesprächspartnerinnen näher erzählen, alle anderen bejahten die Frage, getrauert zu haben.

Neun Menschen mit geistiger Behinderung sagten, sie würden schon hin und wieder – vor allem in Krankheitsfällen – daran denken, dass Menschen, die ihnen nahestehen, sterben könnten. Zehn Gesprächspartnerinnen haben im Zusammenhang mit einem „fremden" Sterben schon einmal an den eigenen Tod gedacht, vier haben noch nie daran gedacht, wobei eine Frau sagte, sie sei gesund und würde nie sterben.

Auf die Frage nach ihrer Angst vor dem Sterben sagten vier ganz klar, dass sie keine Angst hätten. Alle vier wissen, dass der Tod das Ende des Lebens ist. Die Antwort, keine Angst zu haben, lässt sich in dieser Stichprobe nicht davon ableiten, dass es eine Hoffnung auf ein Leben nach dem Sterben gibt bzw. dass der Tod doch nicht das Ende ist.

Sieben Gesprächspartnerinnen konnten sich die Situation nicht vorstellen bzw. können sich nicht vorstellen, ob sie dann Angst vor dem Sterben hätten.

Drei Gesprächspartnerinnen sagten, sie hätten Angst vor dem Sterben, wobei zwei diese Angst mit Schmerzen und Krankheit näher bezeichnen konnten.

Eine Frau sagt, sie hätte Angst vor dem Alleinsein beim Sterben, weil alle gehen und Sterbende allein lassen würden.

Eine Frau hat vor ungefähr 10 Jahren als Gruppenhelferin auf einer Wohngruppe gearbeitet. Nachdem vier Tage zuvor auf der Wohngruppe im Haus über ihrer Arbeitsgruppe eine Frau verstarb, die sie lange und gut kannte, verstarb auch auf ihrer Arbeitsgruppe eine Bewohnerin – ebenfalls eine Frau mit Down-Syndrom und zusätzlicher Alzheimer-Demenz. Die Gesprächspartnerin kannte beide Bewohnerinnen aus ihren besseren Tagen und erlebte die Abbauprozesse mit. Im ersten Fall sah sie, dass über Stunden eine Mitarbeiterin allein im Dienst war, sodass die Sterbende, von der die Gesprächspartnerin nicht dachte, dass sie sterben würde, allein war. Sie erlebte die Zerrissenheit der Gruppenmitarbeiterin und die allgemeine Unruhe auf der Gruppe, denn sicher bemerkten auch die anderen Bewohnerinnen, dass etwas nicht so war wie immer und dass die Gruppenmitarbeiterin – ihre Orientierung im Tag – unsicher war. Diese Situation wiederholte sich nach einigen Tagen – nun sogar noch näher an der Gesprächspartnerin – auf ihrer eigenen Arbeitsgruppe. Am Morgen kam wie immer als Hilfe für die Gruppenmitarbeiterinnen ein Kollege aus dem tagstrukturierenden Bereich, um die Bewohnerin zu richten. Es war ihr in den letzten Tagen immer schlechter gegangen, die Atmung war erschwert. Eine Therapeutin wurde von der Hausärztin zur atmungserleichternden Lagerung auf die Wohngruppe zu dieser Bewohnerin geschickt. Auf der Wohngruppe war eine 18-jährige Praktikantin allein im Dienst.

Der Kollege aus der Tagesstruktur und die Therapeutin blieben bei der Bewohnerin, weil sie einschätzten, dass diese im Sterben lag. Die Praktikantin war erleichtert, nicht allein zu sein, und wollte auch nicht mehr in das Zimmer der Sterbenden. Von der anderen Gruppe im Haus, auf der vier Tage zuvor die Bewohnerin verstorben war, kam niemand. Der Hausleiter kam kurz vorbei, als er erfuhr, dass die Bewohnerin im Sterben lag – und er ging schnell wieder. Die Praktikantin kümmerte sich allein um die anderen Bewohnerinnen, die die Unsicherheit und Angst der gesamten Situation und die Unruhe spürten.

Die Bewohnerin verstarb am frühen Nachmittag im Beisein von Menschen, die nicht auf die Wohngruppe gehörten und nicht zu den engen Bezugspersonen oder Bekannten der Verstorbenen gehörten. Die Bezugspersonen und anderen Gruppenmitarbeiterinnen kamen erst, als sie telefonisch vom Tod der Bewohnerin informiert worden waren. Die Gesprächspartnerin erlebte, dass es Fremde waren, die das Sterben begleiteten und dass die Bekannten die Sterbende „allein ließen". Auf die Frage, was ihre Angst vor dem Sterben ausmache, erzählte sie von diesem Erlebnis.

Dieses Erlebnis liegt zum Zeitpunkt des Gespräches beinahe zehn Jahre zurück, ist jedoch die Begründung für die Angst vor dem Sterben und muss sich von daher tief bei dieser Frau eingeprägt haben. Dieses Erlebnis war bereits vor zehn Jahren nicht typisch für die Sterbesituationen in der Einrichtung, sie ist es auch heute nicht. Auch vor zehn Jahren waren Mitarbeiterinnen der Wohngruppen um eine gute Sterbebegleitung bemüht. Die Gesprächspartnerin erlebte die Ausnahme, die sich jedoch bei ihr als Standard eingeprägt zu haben scheint und sie auch heute noch in ihrer Sicht beeinflusst.

Als Idee, was ihnen gegen die Angst helfen könnte, nennt eine Frau: „Ich kämpfe, dass ich nicht sterb", der einzige Mann in der Runde würde gern mit Fortbildungen seine eventuelle Angst bekämpfen. Eine Frau würde Hilfe in ihrer Gemeinde suchen, eine andere Frau versucht, sich bei „schlimmen Gedanken" abzulenken – sie würde auch mit niemandem reden, sondern das mit sich allein ausmachen wollen.

Als mögliche Gesprächspartner über und gegen die Angst könnten sich die Menschen mit geistiger Behinderung sowohl Mitarbeiterinnen von ihren Arbeitsstellen und Wohngruppen, als auch Psychologen, den Pfarrer der Einrichtung und ihre Gemeinden vorstellen. Von daher wäre ein breites soziales Netz zur Unterstützung anerkannt. Das würde voraussetzen, dass sich die Genannten mit dem Thema Sterben und Tod auseinandersetzen und zu solchen Gesprächen bereit wären. Kurse für Mitarbeitende in Einrichtungen der Behindertenhilfe zu Palliative Care gibt es mittlerweile bei verschiedenen Bildungsträgern.[9]

Die Menschen mit geistiger Behinderung wurden gefragt, ob sie informiert werden möchten und über die Behandlung mitentscheiden wollen, wenn sie sehr krank wären und die Ärzte nicht wüssten, wie sie ihnen noch helfen können. Neun Gesprächspartnerinnen wollen informiert werden und über die weitere Behandlung mitentscheiden, eine Frau möchte nichts wissen und auch nicht gefragt werden – sie vertraut den Ärzten; vier können sich diese Situation derzeit nicht vorstellen. Nur sechs Gesprächspartnerinnen wissen heute schon, dass jemand bei ihnen sein sollte, wenn der Tod nahe ist und sie sterben. Alle anderen konnten oder wollten sich das nicht vorstellen.

Zu Überlegungen, die bei Menschen ohne geistige Behinderung oft in Patientenverfügungen münden, sind auch Menschen mit geistiger Behinderung fähig.

Ohne dass bekannt wäre, dass es für eine Gesprächspartnerin derzeit nötig wäre, solche Überlegungen anzustellen, und ohne lange Vorbereitungen auf dieses Thema wurden sie gefragt, ob sie unter allen derzeit vorstellbaren Umständen und in der Erinnerung an ihre Beobachtungen des Sterbens anderer für sie wünschenswert sei, so lange wie möglich zu leben – auch wenn sie sehr krank und pflegebedürftig wären.

---

9   Zum Beispiel Akademie für Palliativmedizin und Hospizarbeit Dresden; Elisabeth-Kübler-Ross-Akademie am Hospiz Stuttgart

Acht antworteten mit „ja" – sie wollen so lange wie möglich leben; drei verneinen diese Frage und weisen zu ihren Antworten auf die Situationen hin, die sie am Lebensende anderer Menschen sahen und wie sie das empfanden. Zwei waren zu dieser Überlegung derzeit nicht bereit oder fähig.

Die vorgestellte Situation der Erkrankung und Pflegebedürftigkeit am Lebensende wurde noch dramatisiert, indem in der Frage ergänzt wurde, ob sie weiterleben wollten, auch wenn sie nicht mehr essen, trinken und sprechen könnten.[10] Von den acht, die so lange wie möglich leben wollen, möchte eine Gesprächspartnerin das unter diesen „härteren" Bedingungen nicht mehr.

Tabletten gegen mögliche Schmerzen am Lebensende wollen acht Menschen mit geistiger Behinderung, einer lehnte das ab, fünf wollten oder konnten sich diese Situation nicht vorstellen. Von den acht, die die Schmerzmittel möchten, wollen sie sechs auch dann, wenn sie davon sehr schläfrig sind und beinahe die ganze Zeit scheinbar teilnahmslos dämmern. Auch hier kann davon ausgegangen werden, dass die Menschen mit geistiger Behinderung, die geantwortet haben, diese Situationen aus ihrem Erleben des Sterbens anderer kennen.

Zu dem, was nach ihrem Tod mit ihnen geschehen soll, haben Menschen mit geistiger Behinderung zum Teil auch klare Vorstellungen, wobei sich nicht alle diese Situation vorstellen wollten. Von den sieben, die sich dazu äußerten, wollen einige beerdigt werden, wie sie das als Ritual in der Einrichtung kennen, einige wollen verbrannt werden. Nicht alle wollen auf dem Friedhof der Einrichtung ihre letzte Ruhestätte finden, zwei wollen im Tod nach Hause – d. h. in Familiengräber oder auf den Friedhof im Wohnort der Familie.

Wenn sich die Menschen mit geistiger Behinderung dazu äußerten, was die Pfarrer bei ihren Beisetzungen über sie sagen sollten, dann unterschieden sich diese Hinweise an die Pfarrer nicht von dem, was sich Menschen ohne geistiger Behinderung in ihrem Nachruf wünschen: Ich war ein guter Mensch.

Vorstellungen und Wünsche für die letzte Lebensphase sind das Ergebnis eines langen Prozesses, in dessen Verlauf man sich mit der Tatsache der eigenen Endlichkeit befassen muss. Der Gedanke, dass auch sie eines Tages sterben werden, ist für Menschen mit geistiger Behinderung wie für andere Menschen auch kaum vorstellbar und nicht schön. Und doch sehen sie am Sterben anderer und in der Transferleistung, dass auch sie diesen Weg gehen werden. Für diese letzte Lebensphase haben sie vielleicht Wünsche und Erwartungen. Diese Wünsche können sich auf die dann möglichen Behandlungen beziehen und auf die Art ihrer Beisetzung oder die Gestaltung der Trauerfeier.

Die Menschen mit geistiger Behinderung wurden gefragt, ob sie Fortbildungen zu diesem Themenkreis besuchen würden und welche Themen sie sich dann wünschen würden. Sieben äußerten, sie würden zu solchen Fortbildungen gehen, drei möchten das nicht, die anderen waren sich nicht sicher – es käme auf das genaue Thema an.

In meinen Gesprächen mit den Menschen mit geistiger Behinderung war ich es, die einen Anlauf brauchte, die sich überwinden musste. Bei meinen Gesprächspartnerinnen spürte ich diese Anfangsschwierigkeiten nie. Was ich sehr deutlich bei ihnen spürte,

---

10   Alle Gruppenstützen und Schulhelferinnen kennen aus ihrem Arbeitsumfeld oder von ihrem Wohnbereich Menschen, die nicht mehr oral ernährt werden können und über eine Magensonde versorgt werden

waren ihre Schwierigkeiten bei bestimmten Teilbereichen. Anfangs hoffte ich, dass ich nur ja nichts übersehen würde, dass ich es auch ja nicht überhören dürfte, wenn sie Probleme nennen, und ich fürchtete, dann nicht „richtig" reagieren zu können. Im Laufe der Gespräche sah ich sehr deutlich bei meinen Gesprächspartnerinnen, dass sie unmissverständlich deutlich signalisieren können, wann sie genug von diesem Thema haben und wann sie sich überfordert fühlen.

Einige von ihnen erzählten von sehr privaten Erlebnissen – sie waren froh, dass sie reden konnten. Eine Frau sagte sehr deutlich, dass „das" sonst niemand hören will, dass andere sie immer gleich „trösten" wollen, obgleich kein „Trost" über den Tod ihres Bruders hinweghilft, was sie so klar aussprach. Für diese Gesprächspartnerin schien es „höchste Zeit" zu sein, über ihre Trauer sprechen zu können – einfach reden können, einfach jemanden zum Zuhören haben. Es gibt in diesen Gesprächen zu diesen Themen keine „richtige" Reaktion, es gibt lediglich Reaktionen, die authentisch sind – und das spürt auch ein Mensch mit geistiger Behinderung.

Manchmal hört man die Meinung, Menschen mit geistiger Behinderung hätten einen direkteren Zugang zu ihren Gefühlen und wären „uns normalen" Menschen darin voraus. Vielleicht ist es nicht der direktere Zugang, sondern die Tatsache, dass sie ihre Gefühle nicht über die Vernunft brechen, d. h. dass sie nicht überlegen, ob und was sie fühlen oder fühlen sollten oder fühlen dürften, sondern dass sie einfach fühlen – und das dann auch mitteilen, während ein „normaler Mensch" ja überlegt: Kann ich das mitteilen? Die nächste Frage heißt dann vielleicht: Wie kann ich das mitteilen? Ist die Antwort „durchdacht", ist das Gefühl „fertig gefühlt" und weg. Der „direkte" Zugang und die unmittelbare Mitteilung eines negativen Gefühls wie Trauer, Scham, Enttäuschung, Ekel scheinen Menschen ohne Behinderung schwerer zu fallen – oder sind es gesellschaftlichen Konventionen, die uns hier zumindest bei der Mitteilung zögern und überlegen lassen?

In den Gesprächen mit meinen Gesprächspartnerinnen mit geistiger Behinderung zum Themenbereich Sterben und Tod dachte ich häufig, dass die Äußerungen von Gefühlen und Beschreibungen von Gefühlen überraschend schnell kommen, so als seien diese Antworten nicht überlegt. Das scheint mir die Ursache für den „direkteren" Zugang zu sein. Die Äußerungen zu Gefühlen und die Beschreibungen schienen mir von daher immer authentisch zu sein, auch wenn sie mir hin und wieder fremd waren.

Ich kenne die meisten meiner Gesprächspartnerinnen seit vielen Jahren gut und kann ihren Sprachentwicklungsstand einschätzen. Bei denen, die ich nicht oder nicht gut kannte, begannen die Einzeltreffen immer mit einer Überprüfung ihrer aktuellen sprachlichen Möglichkeiten, was ich immer mit dem Gesprächsinhalt begründete und was nie auf Unverständnis oder Misstrauen stieß. Bei zwei Gesprächspartnern stellte sich so heraus, dass ihr aktives und passives Sprachvermögen nicht ausreichen, um das Gespräch mit in die Auswertung einzubeziehen.

Die Erkenntnis, dass die Themen Alter, Krankheit, Sterben, Tod und Trauer Themen für Menschen mit geistiger Behinderung sind, wird sich aufgrund der Realität zwingend durchsetzen.

Es scheint nicht sinnvoll zu sein, für Menschen mit geistiger Behinderung ein von allen Lebensthemen losgelöstes Programm zum Thema Krankheit, Alter, Sterben und Tod aufzulegen. Stattdessen sollten diese Themen in dem Zusammenhang behandelt werden, in dem sie auch gelebt werden: Krankheit, Alter, Sterben und Tod gehören zum Leben, sind Teil des Lebens. Von daher sollte eine Fortbildungsreihe bzw. Wissensvermittlung zu diesen Themen auch immer ein Lernen über das Leben sein.

Diese Themen fragen wie wenige andere unsere gesellschaftliche und individuelle Ethik an, es geht um Werte und unsere Sicht auf diese Themen auf der Grundlage unserer Werte, sodass die Erarbeitung bzw. Vermittlung von Werten auch in der Arbeit mit Menschen mit geistiger Behinderung nicht zu kurz kommen darf.

Eine meiner Gesprächspartnerinnen sagte, sie hätte Angst vor dem Alleinsein beim Sterben, weil alle gehen und die Sterbende allein lassen würden. Sie begründete ihre Angst vor dem eigenen Sterben mit dem von ihr beobachteten Verhalten anderer in diesen Situationen. Sie empfand es so, dass eine sterbende Frau von allen allein gelassen wurde. Sie wertete dieses Erleben vor dem Hintergrund ihrer Einstellungen, Werte und Erfahrungen. Und sie stellte sich vor, wie es sein mag, dann allein gelassen zu werden. Sie hatte Angst davor.

3.3 Internetquellen

- ▸ www.bundesanzeiger-verlag.de/betreuung/wiki/Freier_Wille (20.09.2017)
- ▸ www.ludwig-schlaich-stiftung.de/ (12. 08. 2012)
- ▸ www.sagb.ch/ (23. 03. 2017)

Literatur

Appel M, Schaars WK (2006) Anleitung zur Selbstständigkeit. Wie Menschen mit geistiger Behinderung Verantwortung für sich übernehmen. Juventa, Weinheim

Baumgart E (1997) Stettener Deskriptionsdiagnostik des Sprachentwicklungsstandes von Menschen mit geistiger Behinderung eine methodische Handreichung für die Praxis. Diakonie-Verlag, Reutlingen

Becker KP, Becker R, Autorenkollektiv (1983) Rehabilitative Spracherziehung. Beiträge zum Sonderschulwesen und zur Rehabilitationspädagogik Band 31. Volk und Gesundheit, Berlin

Bruhn R, Straßer B (Hrsg) (2014) Palliative Care für Menschen mit geistiger Behinderung. Interdisziplinäre Perspektiven für die Begleitung am Lebensende. W. Kohlhammer, Stuttgart

Bundesministerium der Justiz und für Verbraucherschutz (2008) Gesetz zu dem Übereinkommen der Vereinten Nationen vom 13. Dezember 2006 über die Rechte von Menschen mit Behinderungen sowie zu dem Fakultativprotokoll vom 13. Dezember 2006 zum Übereinkommen der Vereinten Nationen über die Rechte von Menschen mit Behinderungen. Bundesanzeiger, Berlin. http://www.un.org/Depts/german/uebereinkommen/ar61106-dbgbl.pdf

Bundesvereinigung Lebenshilfe für Menschen mit Geistiger Behinderung e. V (2002) Bäume wachsen in den Himmel – Sterben und Trauer. Ein Buch für Menschen mit geistiger Behinderung. Lebenshilfe-Verlag, Marburg

Caritasverband für die Diözese Augsburg e. V. (Hrsg) (2011) In Würde. Bis zuletzt. Hospizliche und palliative Begleitung und Versorgung von Menschen mit geistiger Behinderung. Augsburg

Feichtner A, Pußwald B (2017) Palliative Care Unterstützung der Angehörigen. Facultas, Salzburg

Fischer E, Ratz C (Hrsg) (2017) Inklusion – Chancen und Herausforderungen für Menschen mit geistiger Behinderung. Juventa, Weinheim

Franke E (2011) Palliative Care bei Menschen mit geistiger Behinderung. In: Kränzle S, Schmid U, Seeger C (Hrsg) Palliative Care, 4. Aufl. Springer, Heidelberg, S 339–347

Göckenjan G (2008) Sterben in unserer Gesellschaft – Ideale und Wirklichkeiten. In Tod und Sterben. APuZ Aus Politik und Zeitgeschichte. Beilage zur Wochenzeitung Das Parlament. 4:7–14

Groh W, Müller M (2010) Wie gehen Menschen mit intellektueller Behinderung mit dem Erleben von Sterben und Tod um? www.hospiz-varel.de

Haveman M, Stöppler R (2004) Altern mit geistiger Behinderung. Grundlagen und Perspektiven für Begleitung, Bildung und Rehabilitation. W. Kohlhammer, Stuttgart

Heppenheimer H, Sperl I (2011) Emotionale Kompetenz und Trauer bei Menschen mit geistiger Behinderung. Reihe Behinderung – Theologie – Kirche. Beiträge zu diakonisch-caritativen Disability Studies. Band 2. W. Kohlhammer, Stuttgart

Huber B, Zöller E (2009) Tanzen mit dem lieben Gott. Fragen an das eigene Leben. Gütersloher Verlagshaus, Gütersloh

Kränzle S, Schmid U, Seeger C (Hrsg) (2011) Palliative Care, 4. Aufl. Springer, Heidelberg

Krueger F (Hrsg) (2006) Das Alter behinderter Menschen. Lambertus, Freiburg im Breisgau

Kruse A, Ding-Greiner C, Grüner M (2002) Den Jahren Leben geben – Lebensqualität im Alter bei Menschen mit Behinderungen. Projektbericht Juni 2002. Diakonisches Werk Württemberg, Abteilung Behindertenhilfe (Hrsg) Institut für Gerontologie, Ruprechts-Karls-Universität, Heidelberg

Kübler-Ross E (2004) Verstehen, was Sterbende sagen wollen. Knaur, München

Leist M (1993) Kinder begegnen dem Tod. Verl.-Haus Mohn, Güterloh

Lindmeier C, Gruber D (2004) Biografiearbeit mit geistig behinderten Menschen ein Praxisbuch für Einzel- und Gruppenarbeit. Juventa, Weinheim, München

Luchterhand C, Murphy N (2007) Wenn Menschen mit geistiger Behinderung trauern. Vorschläge zur Unterstützung. Übers. aus d. Amerik. u. dt. Bearb. von Regina Humbert. 2. Aufl. Edition Sozial. Juventa, Weinheim

Neuhäuser G, Steinhausen HC (2013) Geistige Behinderung Grundlagen, Erscheinungsformen und klinische Probleme, Behandlung, Rehabilitation und rechtliche Aspekte. W. Kohlhammer, Stuttgart

Ohler N (2006) Sterben und Tod im Mittelalter. Patmos, Düsseldorf

Piaget J (1992) Das Weltbild des Kindes. Deutscher Taschenbuchverlag, Münchzen

Plieth M (2001) Kind und Tod. Zum Umgang mit kindlichen Schreckensvorstellungen und Hoffnungsbildern. Neukirchener Verlag, Neukirchen-Vluyn

Pörtner M (2017) Ernstnehmen – Zutrauen – Verstehen Personenzentrierte Haltung im Umgang mit geistig behinderten und pflegebedürftigen Menschen. Klett-Cotta, Stuttgart

Schaars WK (2003) Durch Gleichberechtigung zur Selbstbestimmung. Menschen mit geistiger Behinderung im Alltag unterstützen. Beltz, Weinheim, Basel, Berlin

Senckel B (2015) Mit geistig Behinderten leben und arbeiten. C. H. Beck, München

Stöppler R (2017) Einführung in die Pädagogik bei geistiger Behinderung. UTB, Stuttgart

Theiß D (2005) Selbstwahrgenommene Kompetenz und soziale Akzeptanz bei Personen mit geistiger Behinderung. Klinkhardt, Bad Heilbrunn

Welter C (o.J.) Bildkartei „Verlust/Abschied/Neubeginn". Bildfolge. Werkstatt für Fotografie & Gestaltung (www.bildfolge.de), Neuwied

Wittkowski J (1990) Psychologie des Todes. Wissenschaftliche Buchgesellschaft, Darmstadt

Wittkowski J (Hrsg) (2003) Sterben, Tod und Trauer Grundlagen, Methoden, Anwendungsfelder. W. Kohlhammer, Stuttgart

Sprechen und Verstehen

© Springer-Verlag GmbH Deutschland 2018
E. Franke, *Anders leben – anders sterben*, https://doi.org/10.1007/978-3-662-55825-6_4

Der Sprachentwicklung, der Sprachdiagnostik und den Hilfen zur Kommunikation mit Menschen mit geistiger Behinderung wird deshalb hier so viel Raum gegeben, weil es sich um eine Kernfrage handelt. Neben der Frage, was man erklären und vermitteln will oder muss, ist die Beachtung der kommunikativen Möglichkeiten des Gesprächspartners eine Voraussetzung für das Gelingen der Verständigung. Wenn „Kommunikation" nicht nur heißen soll, dass einer etwas mitteilt und der andere schweigt und hört, sondern wenn es beim anderen um verstehendes Hören geht, dann kommt man an der Frage nach dem aktuellen Sprachentwicklungsstand nicht vorbei.

Unstrittig ist, dass kein Arzt, Therapeut, Pfarrer oder Assistent in der Rolle als Begleiter im Gespräch mit einem Menschen mit geistiger Behinderung die Zeit und Gelegenheit haben wird, die sprachlichen Möglichkeiten seines Patienten treffsicher einzuschätzen. Aber das Wissen um mögliche Schwierigkeiten, die Kreativität zum Ausgleich dieser individuellen Schwierigkeiten und einfache methodische Regeln für wichtige Gespräche mit Menschen mit geistiger Behinderung werden auf beiden Seiten mehr Sicherheit und Verständnis füreinander bewirken können.

4.1   Sprachentwicklung und Sprachverständnis von Menschen mit geistiger Behinderung

Die Sprachentwicklung ist ein außerordentlich bedeutsamer Bestandteil der psychischen Entwicklung jedes Menschen. Die Sprachentwicklung wird durch zwei Bereiche bestimmt: das Verstehen von Sprache und das Sprechen bzw. die Rezeption und die Produktion.

In den ersten Lebensjahren vollziehen sich grundlegende Prozesse der Persönlichkeitsentwicklung. Es bilden sich die spezifisch menschlichen Verhaltensweisen heraus, zu denen auch die sprachliche Tätigkeit gehört.

Ein großer Teil der Sprachauffälligkeiten tritt erstmals in diesem Entwicklungsabschnitt auf bzw. hat hier seine Ursachen. Um sprachliche Auffälligkeiten erkennen, beseitigen oder verhüten zu können, ihre Ätiologie und Genese in der mündlichen und schriftlichen Form zu verstehen, sind Kenntnisse über die Sprachentwicklung und die Entwicklungspsychologie erforderlich.

Spracherwerb bedeutet, dass sich das Kind jene Kenntnisse und Fähigkeiten aneignet, die es ihm ermöglichen, in einen sprachlichen Austausch mit seiner Umwelt zu treten. Dabei beginnt das Verstehen mit einer Art Kopplung von gehörten Lauten und der Situation. Treffen die immer gleichen Laute auf die immer gleiche Situation, so bilden sie bald eine erste Verständniseinheit.

Anfangs isst das Kind, wenn es „hamham" hört und die Mutter dem Kind das Essen gibt. Das Kind reagiert in dieser Phase noch nicht auf „hamham", sondern auf die nichtsprachliche Situation (das Essen). Wird einem Kleinkind immer der Gegenstand Essen mit den Lauten „hamham" gezeigt und bekommt das Kind dann auch das Essen, dann werden die Laute „hamham" bald eine Suchreaktion des Kindes auslösen, wenn das Essen noch nicht in Sichtweite des Kindes steht.

Gehören anfangs die Situation und „hamham" zusammen, so steht bald „hamham" für die Situation und das Kind weiß, was nun passiert. Das Kind hat also gelernt, den Lauten „hamham" eine Situation beizuordnen bzw. ein Verständnis davon entwickelt, was die Laute „hamham" bedeuten. Das Kind verhält sich nach dem Muster: Mache das, was du in dieser Situation immer machst, weil dieses Verhalten Erfolg bringt.

Das Wort bezeichnet also die Situation und löst beim Kind ein Verhalten (Erwartungshaltung) aus. Auch wenn das auf den ersten Blick sehr einfach erscheinen mag, ist es jedoch das Ergebnis eines komplexen Lernvorgangs.

Diese Zuordnung Situation – Laut(e) ist die Voraussetzung dafür, dass das Kind eines Tages die Laute „hamham" selbst benutzt – und zwar die damit bekannte Situation bzw. das Essen meinend. Indem die Mutter diese Laute versteht und ihnen eine Bedeutung zuordnen kann, ist die lautsprachliche Kommunikation erfolgreich. Wenn das Kind dann Essen bekommt, lernt es, dass sprachliche Mittel ein Weg sind, seine Bedürfnisse zu äußern und sie zu befriedigen.

Würde nach dem kindlichen „hamham" nie ein Essen folgen und das Kind mit seiner Sprache keinen Erfolg haben, würde es die Versuche einstellen; entweder es würde „nur" die Laute „hamham" nicht mehr sagen oder aber überhaupt nicht mehr sprechen – weil es ja sowieso keinen Erfolg hat.

Es darf nicht vergessen werden, dass auch das Erlernen von Sprache und Verständigung Arbeit sind und aufgegeben werden, wenn dieser Einsatz erfolglos bleibt.

Die Sprachentwicklung von Kindern mit geistiger Behinderung verläuft nicht so linear. Hauptgrund dafür ist die geistige Behinderung mit ihren Auswirkungen in den fünf Äußerungsbereichen der Lernbehinderung: Motorik, Denken, Sprache, Sinne und Emotionen. Diese Äußerungsbereiche sind bei einer geistigen Behinderung betroffen und bedingen einander, sodass eine Beeinträchtigung im Bereich des Denkens in ihrer Folge auch die anderen vier Äußerungsbereiche betrifft.

Auch im Bereich der Sprache spricht man bei einer geistigen Behinderung in Abhängigkeit von der Schwere der geistigen Behinderung von einer Abweichung. Abweichung heißt, es gibt hier einen Entwicklungsrückstand im Vergleich zur normalen Altersgruppe, der nicht aufholbar ist. Dies bezieht sich sowohl auf den Inhalt der Entwicklungsschritte als auch auf die Zeiträume, in denen sich diese Entwicklung vollzieht.

Mit dem Vorliegen einer geistigen Behinderung ist die sprachliche Tätigkeit im Prozess ihrer Herausbildung und Nutzung durch allgemeine behinderungsbedingte und individualtypische Abweichungen gekennzeichnet. Der Erwerb der mündlichen Umgangssprache ist möglich, wenn auch mit quantitativen und qualitativen Einschränkungen, und es gibt durch die systematische Frühförderung in den letzten Jahren ganz erstaunliche Erfolge.

In Abhängigkeit vom Schweregrad und Zeitpunkt des Eintretens des Schadens, von der Vielschichtigkeit der Ursachen und den Auswirkungen der Behinderung bilden Menschen mit geistiger Behinderung auch in ihrer sprachlichen Leistungsfähigkeit eine sehr heterogene Gruppe. Deshalb ist es nicht möglich, die (sprachlichen) Entwicklungsmöglichkeiten und deren phasentypische qualitative Neubildungen wie in der regulären (Sprach-)Entwicklung in Lebensjahren anzugeben.

Menschen mit geistiger Behinderung erwerben fast ausnahmslos verspätet alle notwendigen Sprachbewegungsfertigkeiten unserer Muttersprache, sodass sie meistens auch im Jugend- und Erwachsenenalter durch Artikulationsschwierigkeiten oder Artikulationsbesonderheiten auffallen. Im Bereich der Wortklassendifferenzierung (Semantik, Wortbedeutung) und in den syntaktisch-morphologischer Fähigkeiten (Grammatik mit den Teilbereichen Morphologie, Formenlehre und Syntax, Satzlehre) bleiben Kinder mit geistiger Behinderung hinter der Entwicklung ihrer Altersgenossen zurück. Sie lernen ihre Muttersprache nicht nebenbei, wie Kindern ohne Behinderung dies möglich ist, sondern brauchen gezielte Unterstützungen. Auch dann werden sich individuelle Begriffsinhalte von denen anderer Kinder dieser Altersgruppe und denen der Sprachgemeinschaft unterscheiden.

Begriffe umfassen oft nicht den gesamten Inhalt[1], von daher ist das Verständnis oft eingeschränkt und sehr einfach. Die lexikalisch-semantische Entwicklung ist wiederum quantitativ größer in Abhängigkeit von Lebenserfahrungen und Bildungsmöglichkeiten. Sie bleibt in der Regel auf solche Wortklassen beschränkt, deren kognitiver Hintergrund praktisch-anschaulich und anschaulich-bildhaft erworben werden kann. Inhalte von abstrakten Begriffen sind eingeschränkter bzw. verkürzter. Die Begriffe behalten oft im Wesentlichen den Charakter von Pseudobegriffen, d. h. nach Begriffsumfang und -inhalt werden sie nicht vollständig erworben. Das bezieht sich sowohl auf das Sprachverständnis als auch auf die Verwendung von Sprache.[2]

Allgemein gelingt Menschen mit geistiger Behinderung die motorische Ent- und Verschlüsselung besser – d. h. aus Bewegungen und Handlungen Bedeutung zu entnehmen und Gedanken in Bewegungen und Handlungen auszudrücken – als die sprachliche Ent- und Verschlüsselung von Informationen. Sie können besser Gegenstände handhaben als beschreiben, sie können Handlungen besser verstehen als sprachliche Äußerungen.

Im rezeptiv-gnostischen Bereich gelingt die visuelle Entschlüsselung, d. h. Gesehenes zu verstehen, besser als die auditive, d. h. Gehörtes zu verstehen. Die auditive Entschlüsselung bedeutungstragender Klänge und Umweltgeräusche wird besser erlernt und wirkt früher und stabiler im Erkennen und Wiedererkennen von Situationen und Ereignissen mit als die Wortbedeutung.

Das bedeutet für die Praxis, dass eine reine sprachliche Wissensvermittlung nicht so erfolgreich sein wird wie eine Vermittlung, die andere Handlungen (Bewegungen, Bewegungsspiele, Ausprobieren von Handlungen und Gegenständen) mit einschließt.

Aus der Begleitung von Menschen mit Demenz ist bekannt, dass oft der Begriff „fehlt", die Handlung jedoch „vorgemacht" werden und so die Verständigung gesichert werden kann.

---

1   Ein Wort besteht aus der lautlichen Hülle, dem begrifflichen Kern und der Wertungskomponente. Das Wort „Krankheit" besteht aus den Lauten, die man spricht und hört, meint im begrifflichen Kern einen ungesunden und behandlungswürdigen Zustand und hat eine negative Wertung.
2   Beachte deshalb die Hinweise zu Methodik und zur Überprüfung des Verstehens.

Klänge und Geräusche von Gegenständen und Handlungen sind bedeutungstragend und können zur Unterstützung der Verständigung gut eingesetzt werden. Geräusch kann man sich auch als „Klangbilder" vorstellen – ein Bild, das man hört und erkennen kann.

Das in der verbalen Kommunikation erworbene Sprachmaterial wird in morphologisch-syntaktischen Fügungen nach einfachen Abstraktionsverfahren, wie z. B. der Analogiebildung für das Berücksichtigen grammatikalischer Regeln genutzt. Ist die Bildung des Plurals über „-s" bekannt, so wird nicht nur „Auto – Autos" gebildet, sondern nach dieser Regel wird auch gebildet „Apfel – Apfels", „Bein – Beins". Die Pluralbildungen auf „-n" dominieren bei vielen Menschen mit geistiger Behinderung, besondere Schwierigkeiten bereiten Umlautungen wie „Haus – Häuser". Auch wenn die Pluralbildungen fehlerhaft sein mögen, so kann doch ausgedrückt werden, dass es nicht nur um einen Gegenstand (grammatikalisch Singular) geht, sondern es sich um mehrere Gegenstände (grammatikalisch Plural) handelt. Auch eine grammatikalisch falsche Pluralbildung ist eine nicht zu unterschätzende kognitive und sprachliche Leistung! Das sollte geachtet und gelobt werden, wobei der angesprochene Erwachsene unauffällig korrigieren kann, indem er die richtige Pluralform bestätigend wiederholt: „Viele Apfels am Baum." – „Ja, viele Äpfel (hängen/sind) am Baum!"

Steigerungen (Komparativ, Superlativ) der Adjektive, Synonyme und Antonyme bereiten Menschen mit geistiger Behinderung in der Bildung und Verwendung oft Schwierigkeiten. Auch im Verständnis kann es hier zu Problemen und dann zu Missverständnissen führen.

Wenn man ausdrücken möchte, dass eine Möglichkeit besser als eine andere ist, dann ist das Verständnis von „Die Spritze wirkt besser als die Tablette" nicht gegeben, wenn der Hörer dieser Information nicht weiß, dass „besser" die Steigerung von „gut" ist: „gut – besser – am besten" und nicht „gut – mehr gut". Die Steigerungen über „mehr" oder „viel", die Adjektiven vorangestellt werden, sind in der Spontansprache von Menschen mit geistiger Behinderung nicht ungewöhnlich. Zum Zwecke einer gelingenden Verständigung soll man sich nicht scheuen, über „mehr" eine Steigerung auszudrücken. Im Bereich der Antonyme kann man sich behelfen, indem man die Verneinung/Gegenteile über ein vorangestelltes „nicht" bildet: „gut – nicht gut", „gesund – nicht gesund" bildet.

Die Variabilität der Redegestaltung und die Präzision der Äußerung bleiben durch mangelhafte Regelbeherrschung und Wortklassenarmut, hinter denen unvollständige Begriffsinhalte stehen, meist auf einem einfachen Niveau. Jedoch ist mündliche dialogische und monologische Rede hauptsächlich zur Kommunikation von Ereignissen gut entwickelbar und damit sind auch die wichtigsten kommunikativen Verfahren wie Berichten, Beschreiben, Beurteilen, Reproduzieren zugänglich.

ⓘ Da man nicht weiß, was der andere Mensch, mit dem man spricht und dem man etwas vermitteln muss, versteht, sollte man das Verständnis immer dann überprüfen, wenn es um wichtige Informationen geht. Das ist besonders dann wichtig, wenn der andere aufgrund unserer Erklärungen eine Entscheidung treffen soll oder wir seine Kooperation brauchen.

4.2 Einschätzung des Sprachentwicklungsstandes

Die Einschätzung des erreichten Sprachentwicklungsstandes von Menschen mit geistiger Behinderung ist aufgrund der beschriebenen Abweichungen und ihrer Folgen nicht ganz einfach und immer nur bezogen auf eine individuelle Sprachentwicklung zu treffen. Einige Sprachtests und Sprachentwicklungsüberprüfungen sind nicht für Kinder mit geistiger Behinderung ausgelegt, so beginnen sie gleich auf der Modell- oder Bildebene, erwarten das Verstehen syntaktischer Strukturen und nutzen auch Kunstworte zur Überprüfung von Wortbildungskenntnissen.

Deshalb muss sich eine Aussage zum Sprachentwicklungsstand eines Menschen mit geistiger Behinderung oft auf eine Beschreibung beschränken. Das reicht in der Praxis völlig aus, wenn man keine Aussagen für Vergleiche benötigt, sondern es lediglich darum geht, wie mit einem Menschen mit geistiger Behinderung gesprochen werden muss, damit sein Verständnis gesichert ist. Grundlage dieser Beschreibung ist die Beobachtung in vielen alltäglichen kommunikativen Situationen und die Überprüfung, was in dieser Situation gemessen an der Absicht wie verstanden oder/und gesprochen wurde.

Da es auch Menschen mit geistiger Behinderung gibt, die kaum ein Bewusstsein für sich haben und bei denen von einer Verständigungsabsicht mit der Umwelt nicht sofort ausgegangen werden kann, sich aber auch diese Menschen mit schwerster Behinderung äußern, soll zunächst auf die Einschätzung der kommunikativen Absicht einer Reaktion eingegangen werden.

Grundüberlegung ist hierbei, dass Körperhaltung, Kopfhaltung, Stimmgebung[3] Ausdruck einer Absicht sein können. Das sind sie zweifellos Anteile einer Kommunikation, doch sie können es auch als alleinige Ausdrucksmittel sein.

Die Einschätzung der kommunikativen Absicht kann auch im Bereich von Demenzerkrankungen Bedeutung haben, wenn Menschen sich nicht mehr verbal äußern können, sich wohl aber noch über andere „Kanäle" mitteilen und ausdrücken können.

Die folgende **Einschätzung** stammt aus dem Themenkreis der Überlegungen, ob die Einführung eines alternativen/unterstützenden Kommunikationssystems derzeit d. h. zum aktuellen Entwicklungsstand eines Menschen mit geistiger Behinderung Erfolg verspricht oder nicht und geht auf langjährige Erfahrungen zurück.[4] Einschätzen sollen nur feste Bezugspersonen, die den Menschen mit geistiger Behinderung über einen längeren Zeitraum gut kennen.

▪ **Einschätzung der kommunikativen Absicht (Franke et al. o.J.)**

Der/die Betreute wird nicht angesprochen, ist aber in einer Gruppensituation bzw. mit anderen Menschen im Raum. Diese Menschen müssen miteinander keine gemeinsame Situation erleben. Beobachtet und eingeschätzt wird das spontane Verhalten.[5]

---

3   Hier sind keine differenziert gebildeten Sprachlaute gemeint.

4   Die Einführung eines alternativen/unterstützenden Kommunikationssystems bei einer Gesamtpunktzahl unter 7 scheint in der Regel kaum Erfolg zu haben. Die Entscheidung für Gebärden oder Symbole wird außerdem von den kognitiven Möglichkeiten und den motorischen Fähigkeiten des Menschen abhängen, der eingeschätzt wird und für den die Einführung eines Kommunikationssystems überlegt wird.

5   Legende: Punkte 1 und 2 sind jeweils mit „0" zu werten, Punkte 3 sind mit „1" und Punkte 4 mit „2" zu werten.

Blickkontakt
1. Weicht dem Blickkontakt anderer aus
2. Schaut andere nur zufällig an
3. Schaut andere bewusst an
4. Will mit dem Blick etwas bewirken, was über den Blick hinausreicht (d. h. der Blick ist Mittel zum Zweck)

Körperkontakt
1. Weicht Körperkontakt aus
2. Berührt andere nur zufällig
3. Sucht Körperkontakt
4. Will mit dem Körperkontakt etwas erreichen, was über den Körperkontakt hinausreicht (Mittel zum Zweck)

Lautieren
1. Lautiert nicht
2. Lautiert nur für sich
3. Lautiert zur Kontaktaufnahme
4. Will mit dem Lautieren etwas, was über das Lautieren hinausreicht, oder meint mit dem Lautieren etwas/will etwas mitteilen oder haben

Gesten/Gestikulieren
1. Gestikuliert nur für sich
2. Will mit Gestikulieren Zuwendung erbitten
3. Will mit Gesten etwas ausdrücken, was über die eigentliche Bewegung hinausreicht
4. Zeigt gezielt auf begehrte Gegenstände/Personen und meint die auch

„Führen"
1. Führt andere wegen der Bewegung
2. Führt andere wegen des Kontakts
3. Führt andere zunächst zielstrebig in eine Richtung, ohne dann bei einem Gegenstand/Person anzukommen
4. Führt andere gezielt zu einem Gegenstand/Person, der/die dann auch gemeint/gewollt ist (etwas/jemanden haben wollen; sich an einem anderen Ort wohl fühlen/beschäftigen)

Diese Einschätzung erlaubt einen Hinweis darauf, ob das Verhalten eines Menschen einen Bezug zu anderen Menschen hat und absichtsvoll ist, d. h. ob mit diesem Verhalten etwas erreicht werden soll, was über den bloßen Kontakt hinausgeht, sodass der Kontakt Mittel zum Zweck ist. Es geht nicht um einen sprachlichen Kontakt.

Je geringer die Entwicklung im Bereich der kommunikativen Absicht (Austausch mit anderen Menschen auf ein nichtsprachliches Ziel hin) ist, desto geringer sind die Aussichten, mit diesem Menschen in Kontakt zu treten.

Die nächste Einschätzung hat das präverbale Verhalten im Blick. Das ist im menschlichen Handeln die Stufe, die vor der Nutzung der Sprache als Ausdrucksmittel für die eigenen Befindlichkeiten, Wünsche und als Möglichkeit des Kontakts zu anderen Menschen liegt: präverbal als „vorsprachlich".

■ **Einschätzung des präverbalen Kommunikationsverhaltens (Franke et al. o.J.)**

Bei Ansprache verhält sich der Betreute überwiegend:

Atmung
1. Unverändert oder unbeteiligt
2. Atemstopps erkennbar
3. Atmung verkrampft, ängstlich, erschrocken

Gesichtsausdruck
1. Unverändert oder unbeteiligt
2. Verändert entsprechend dem Inhalt der Ansprache
3. Verändert im Gegensatz zum Inhalt der Ansprache

Körperhaltung
1. Unverändert oder unbeteiligt
2. Wendet sich dem Sprecher zu – ist aufnahmebereit
3. Wendet sich vom Sprecher ab – will keine Ansprache, keinen Kontakt

Kopfhaltung
1. Unverändert oder unbeteiligt
2. Kopfbewegung zum Sprecher hin – erwartet und will Ansprache
3. Dreht den Kopf vom Sprecher weg – will keine Ansprache

Augenkontakt
1. Unverändert oder unbeteiligt
2. Sucht den Blickkontakt zum Sprecher, hält den Blickkontakt
3. Vermeidet den Blickkontakt zum Sprecher, weich dem Blickkontakt aus

Bewegung im Raum
1. Unverändert oder unbeteiligt
2. Bewegt sich zum Sprecher hin, bewegt sich in die Richtung des Sprechers
3. Bewegt sich gewollt vom Sprecher weg

Gestik, Mimik
1. Unverändert oder unbeteiligt
2. Wirkt aufnahmebereit, neugierig, kontaktfreudig
3. Wirkt ablehnend, desinteressiert

Lautieren
1. Unverändert oder unbeteiligt
2. Vom Klang her freudig und dem Sprecher zugewandt, melodisch
3. Vom Klang her unfreundlich, unwillig, gestört, ablehnend

Unter den Punkten 1 findet sich jeweils eine Noch-nicht-Entwicklung, hier lässt sich nicht sagen, ob es in die Richtung auf einen Kontakt geht (jeweils Punkt 2) oder ob Kontakt abgelehnt werden wird (jeweils Punkt 3).

Für die Beobachtung in einer Krankheits- oder Palliativsituation, in der es um die Einschätzung von Schmerzerleben geht, sagt diese Einschätzung, dass ein Mensch mit geistiger Behinderung, dessen Verhalten in „guten Tagen" in allen Unterpunkten mit dem Punkt 2 eingeschätzt wurde und nun eher das Verhalten des Punktes 3 zeigt, wahrscheinlich Schmerzen hat. Diese Schmerzen kann er nicht äußern, falls er nicht auf die schmerzende Stelle zeigen oder einfach schreien kann.

An Verhaltensänderungen sind Schmerzen bei Menschen mit geistiger Behinderung relativ sicher abzulesen, wenn man ihr normales Verhalten in schmerzfreien Zeiten kennt und diese Kenntnis als Vergleichspunkt nutzen kann.

Wenn der Mensch mit geistiger Behinderung in einem Zustand seiner Erkrankung ist, in dem allgemeinen Erfahrungen nach mit Schmerzen zu rechnen ist, und er sein Verhalten dahingehend ändert, dass Kontakte mit ihm erschwert sind bzw. er Kontakte vermeidet, so ist auch bei ihm von Schmerzen auszugehen. Auch wenn er diese Schmerzen nicht benennen oder adäquat zeigen kann, braucht er Schmerzmedikamente. Nur an seinem Verhalten ist zu beurteilen, ob die Schmerzmittel ausreichen oder nicht. Maßstab hierfür kann nur sein übliches Verhalten sein – d. h. sein Verhalten aus der Zeit vor der Erkrankung.[6]

ⓘ Da sich am Lebensende und auch bedingt durch eine demenzielle Erkrankung „Kreise schließen" und Menschen ein Verhalten zeigen, das in Grundzügen an die Anfänge der Entwicklung erinnert, kann die Einschätzung der kommunikativen Absicht und die Einschätzung des präverbalen Verhaltens auch für Menschen mit Demenz genutzt werden. Bei einer Wiederholung dieser Einschätzung nach etwa drei bis sechs Monaten ist dann möglicherweise eine Veränderung, ein weiterer Abbau zu sehen.

Für Menschen, bei denen Schmerzen vermutet werden und die daraufhin Schmerzmittel bekommen, muss die wiederholte Einschätzung natürlich dann sofort erfolgen, wenn das Schmerzmittel nach allgemeinen Erfahrungen wirken müsste.

■ **Stettener Deskriptionsdiagnostik**

Die Stettener Deskriptionsdiagnostik (Baumgart 1997) folgt mit ihren 19 Schritten in groben Zügen der normalen Sprachentwicklung. So beginnt der erste Schritt mit dem passiven Wortschatz. Es werden Dinge, die ein Mensch mit geistiger Behinderung aus seinem Alltag kennt, verwendet und benannt. Die Aufgabe besteht darin, die Gegenstände zu geben oder zu zeigen, die der Versuchsleiter benennt. Ganz bewusst wird in den ersten Schritten auf Fotos, Zeichnungen und Modelle verzichtet. Nur ein wirklicher Apfel ist ein Apfel – das Bild von einem Apfel ist kein Apfel, sondern das Bild von einem Apfel. Es soll die Sprachentwicklung erfasst werden und nicht die Abstraktionsleistung. Im nächsten Schritt soll überprüft werden, ob die Gegenstände, die aus seinem Alltag bekannt sind, auch selbst benannt werden können. Wieder werden nur originale Gegenstände verwendet.

---

6   Erinnert sei hier an die indirekten Schmerzzeichen, die auch in der Betreuung von Menschen mit Demenz eine wichtige Rolle spielen.

🛈 Mit einem Menschen mit geistiger Behinderung, der nur Worte von Gegenständen aus seinem täglichen Handeln kennt, ist es nicht möglich, zum Beispiel über seine Gesundheit, Krankheit, Prognose zu sprechen. Auch eine Bevorzugung von Handlungen i.S. einer Entscheidungsfindung zu Behandlungsalternativen ist nicht möglich.

Es geht in keinem der 19 Schritte um Leistungen der Aussprache, was nicht heißt, dass eine gute Aussprache nicht wichtig wäre. Die Deskriptionsdiagnostik folgt dem Grundsatz, dass der Sprachinhalt über die Sprachform geht.

In den folgenden Schritten geht es um einen inhaltlich erweiterten Wortschatz – auch hier wird zunächst das Verstehen und dann das Sprechen überprüft, wobei es immer noch um Substantive bzw. Gegenstände geht – nun aber solche, die nicht jeden Tag im Blickfeld des Menschen mit geistiger Behinderung sind. Erst im 6. Schritt geht es um die Verben, die Tätigkeitswörter. Hier soll im Hören und im Sprechen unterschieden werden zwischen den Tätigkeiten: sitzen, stehen, liegen.

Der normalen Sprachentwicklung folgend geht es dann um die Pluralbildung, wobei noch nicht viel Wert darauf gelegt wird, ob der Plural richtig oder falsch gebildet wird, ob aus „Apfel" „Äpfel" oder noch „Apfels" wird – wichtig ist der (sprachliche und inhaltliche) Ausdruck von „mehr als ein".

Ein Kind, das sprachlich die Mehrzahl bilden kann, kann einfache Abbildungen erkennen, sodass in diesem Schritt erstmals Material angeboten wird. Alternativ kann man die Bildung der Mehrzahl aber auch an originalen, wirklichen Gegenständen überprüfen, indem man anstatt des Bildes zu den Birnen richtige Birnen auf den Tisch legt.

Die Tätigkeitsworte nehmen mit der allgemeinen Entwicklung zu – vor allem mit der Möglichkeit des Kindes, sich zu bewegen und uns genauer zu beobachten. Wieder wird zunächst das Verstehen und dann das Sprechen überprüft. In der Sprachprüfung sind hierfür klare und einfache Fotos vorhanden. Es sind lediglich die Tätigkeiten fotografiert – auf alle Details oder Ablenkungen wurde verzichtet. Alle Details, die üblicherweise Fotos interessant machen – wie Licht, Farben oder eine auffällige Kleidung, fehlen deshalb auf diesen Fotos.

🛈 Sollen auf dieser Entwicklungsstufe Bilder, Fotos oder Modelle unterstützend zur Lautsprache für die Erklärung von Krankheit, Behandlungsalternativen, Prognosen eingesetzt werden, muss darauf geachtet werden, dass die Gegenstände (keine Sachverhalte!) auf den Bildern klar zu erkennen sind. Es wird von daher oft sinnvoll sein, Zeichnungen zu nutzen, da nur das gezeichnet sein kann, worauf es ankommt. Auf einem Foto sind oft zu viele ablenkende Details, um die es aktuell nicht geht, die jedoch wahrgenommen werden. Alles, was von der eigentlichen Fragestellung ablenkt, sollte nicht auf dem Bild sein.

Was unsere Sprache reich und schön macht, sind Adjektive, d. h. Worte, die wir verwenden, um einfache Aussagen anschaulicher zu machen. Menschen mit geistiger Behinderung übernehmen aus ihrer Umwelt diese Adjektive und schmücken damit ihre Rede aus. Also überprüft die Deskriptionsdiagnostik im nächsten Schritt diese Wortform.

Das vorgegebene Sprachmuster hier lautet: „Der Strich ist lang – der ist …?" Hier soll der Unterschied, d. h. der Gegensatz erkannt und sprachlich benannt werden:

lang – kurz, groß – klein. Unterstützt wird hier durch ein Bild, auf dem Gegenstände sind, die sich lediglich in einer Eigenschaft unterscheiden: kurz – lang, heil – kaputt.

Vom Stand der Sprachentwicklung aus gesehen ist es ein Unterschied, ob ein Mensch das Gegenteil von „lang" mit „nicht lang" oder „kurz" ausdrücken kann. Beide möglichen Formen zeigen aber, dass der Unterschied wahrgenommen wurde und sprachlich ausgedrückt werden kann. Somit ist es für eine gelingende Verständigung sehr viel nützlicher, „nicht lang" als Antonym zu „lang" verwenden zu können als zu schweigen, weil das richtige Antonym nicht bekannt ist. Damit sind auch grammatikalisch falsche oder nicht ganz richtige Bildungen wahrzunehmen und zu bekräftigen.

🛈 Ein Mensch mit geistiger Behinderung, der keine Vorstellung von unterschiedlichen Eigenschaften von Gegenständen hat, kann diese Unterschiede nicht erkennen und in der Folge auch nicht werten. Wenn er nicht weiß, dass sich Schmerzen unterschiedlich anfühlen können, wird er nicht auf die Frage antworten können, ob er „große" oder „kleine" bzw. „nicht große" Schmerzen hat (wie letztlich die Unterschiede sprachlich definiert werden, sei dahingestellt).

Die Stettener Deskriptionsdiagnostik erfasst weiterhin die Entwicklung von Präpositionen wie: unter, in, an, über usw. und die Possessivpronomen, die das Eigentumsverhältnis klären: mein – dein.

🛈 Hat ein Mensch mit geistiger Behinderung kein räumliches Verständnis (Präpositionen), wird er nicht beschreiben können, wo es ihm weh tut. Vielleicht kann er es dann zeigen? Und vielleicht genügt dieses einfache Zeigen.

Dem Erkennen und Benennen von Mengen wendet sich der 15. Schritt zu. Es geht darum, Mengen als „viel" und „wenig" zu erkennen und zu benennen, danach schließt sich der sprachliche Vergleich „mehr" und „weniger" an. Das mag anhand von Birnen auf einem Bild zunächst als unwichtig für die Praxis erscheinen. Der Arzt, der von einem Menschen mit geistiger Behinderung wissen möchte, ob ihm die Tabletten geholfen haben und er nun weniger Schmerzen hat, wird das Vergleichen von Mengen anders beurteilen, zumal wenn es um die Änderung oder Anpassung der Medikation geht.

🛈 Wir befinden uns hier bereits an der Schwelle zum 6. Lebensjahr innerhalb der normalen Sprachentwicklung. Auch ohne die sprachproduktive Gestaltung von Mengenbezeichnungen lassen sich Schmerzen in ihrer Bedeutung für den Patienten über Schmerzskalen erfassen. Es ist selbstverständlich, dass sich eine Schmerzskala mit Smileys oder Gesichtern für Patienten mit geistiger Behinderung besser eignet als eine mit Zahlen. Das setzt voraus, dass die Menschen mit geistiger Behinderung von den Gesichtern Stimmungen ablesen können, ist aber insgesamt einfacher, als der Umgang mit der Zahlenskala. Auf einer Zahlenskala muss der Zahleninhalt (d. h. die dargestellte Menge) der linken und rechten Zahl mit bedacht werden, denn diese Zahleninhalte sind die Abgrenzung zur eigenen Einschätzung. Bei Gesichtern muss „nur" das Gesicht gefunden werden, das der eigenen Stimmungslage entspricht.

In den nächsten Schritten geht es noch um die Bildung von Oberbegriffen, Klassen und um Zeitbegriffe wie Tag und Nacht, bevor es dann im letzten Schritt um das freie Erzählen geht. Von der Erfassung und Auswertung her ist nur dieser letzte Schritt etwas komplizierter.

Die Stettener Deskriptionsdiagnostik ist so angelegt, dass einzelne Schritte weggelassen oder nur diese einzelnen Schritte durchgeführt werden können. Es gibt keine Punktzahlen; für jeden Schritt kann die aktuelle Sprachleistung beschrieben werden. Jeder einzelne Schritt eignet sich auch, um an der Entwicklung der Sprache zu arbeiten.

4.3   Sicherheit in Gesprächen mit Menschen mit geistiger Behinderung

Wenn einem Patienten mit geistiger Behinderung etwas über seine Diagnose gesagt werden muss, dann genügt es in der Regel nicht, auf lateinische Bezeichnungen von Organen zu verzichten. Vielleicht merkt er es nicht einmal, dass er einen lateinischen medizinischen Fachausdruck hört?

Was verbindet er mit der Worthülse? Diese Frage ist viel wichtiger als die, ob er ein deutsches oder lateinisches Wort hört.

Ein Mensch mit geistiger Behinderung ist über seine medizinische Diagnose, Behandlungsmöglichkeiten und die Prognose aufzuklären. Im Gespräch dazu macht sich der Arzt ein Bild über die Einwilligungsfähigkeit seines Patienten. Dabei geht es um die Einwilligungsfähigkeit bezogen auf die eine anstehende Entscheidung – das kann eine Grippeimpfung, eine Blutentnahme, eine Urinuntersuchung oder eine schwerwiegende Operation sein. Das Prinzip ist unabhängig von der Schwere der Entscheidung: Der Patient darf und soll entscheiden, wenn er einwilligungsfähig ist.

Einwilligung setzt im ersten Schritt voraus, dass über die Diagnose informiert wird.

Ein mögliches Aufklärungsgespräch könnte vonseiten des Arztes so ablaufen:

„Guten Tag, Herr Schneider, ich habe zwischenzeitlich die Laborbefunde vorliegen und sie ausgewertet. Ich muss Ihnen leider sagen, dass Ihre Nierenfunktion nicht so ist, wie sie sein sollte. Sie haben im Blut Stoffe, die nicht sauber sind, dort nicht hingehören und die giftig sind. Diese Stoffe müssen raus aus Ihrem Blut. Wir müssen Ihren Nieren helfen und ihnen die Arbeit abnehmen. Deshalb müssen Sie zu uns zur Dialyse kommen, also zur Blutwäsche. Ein Arzt, ein Chirurg legt Ihnen dazu einen Shunt, das ist wie eine Brücke zwischen Ihren Blutgefäßen. Dafür kommen Sie einen oder zwei Tage zu uns. Das ist aber keine schlimme Sache. Sie werden sehen, dass es Ihnen bald besser geht. Haben Sie alles verstanden? Sind Sie damit einverstanden?"

Eine gelungene Mitteilung? Keine Fremdwörter, nur eines und das wurde erklärt!

Und der Patient?

Bevor es um dessen Einwilligungsfähigkeit und Entscheidung geht, soll der Text näher betrachtet werden:

Laborbefunde – Was ist das? Woher hat er das? Was hat das mit mir zu tun? Von mir hat der Arzt das „Laborbefund" nicht; mir wurde nur Blut abgenommen und ich musste in einen Becher pullern ...

Nierenfunktion – Nieren? Funktion? Nierenfunktion? Nieren – kenne ich, die kochte meine Oma manchmal, da roch die ganze Küche so wie Klo. Funktion – ich habe eine! Ich bin im Heimbeirat. Dass es da auch Nieren gibt, habe ich noch nie gehört. Die haben hier aber einen komischen Heimbeirat.

„**… im Blut Stoffe, die nicht sauber sind, dort nicht hingehören und die giftig sind.**" – Mein Blut ist sauber und rot wie immer. Das habe ich gestern gesehen, als ich mich beim Apfelschälen geschnitten habe. Das hat vielleicht geblutet! Aber schmutzig war das nicht, nur rot eben! Und giftig war das auch nicht, sah aus wie immer. Ich habe es abgeleckt und lebe noch – kein Gift!

„**Diese Stoffe müssen raus aus Ihrem Blut.**" – Wie sollen die da reingekommen sein? Ich habe nichts gemacht! Ehrlich! Und wie sollen die wieder raus –?

„**Ihren Nieren helfen und ihnen die Arbeit abnehmen**" – ich habe Nieren, die arbeiten? Toll! Warum muss ich dann jeden Tag selbst in die Werkstatt gehen? Kann ich doch die Nieren schicken … wo sind die?

Dialyse – Kann ich kommen. Ich habe ja Zeit, wenn die Nieren für mich arbeiten gehen …

Blutwäsche – Wie jetzt? Das Blut waschen wie die Hände? Mit Seife? Im Waschbecken? Wie geht das?

„**Ein Arzt, ein Chirurg**" – Zwei Leute? Ist es so schlimm?

„**… einen Shunt, das ist wie eine Brücke zwischen Ihren Blutgefäßen**" – „Schant" ist also ein Wort für „Brücke" … passt eine Brücke in mich? Sicher ist das nur eine kleine Brücke… Geht da das Blut drüber? Und wohin?

„**Das ist aber keine schlimme Sache.**" – Schön aber auch nicht. Wenn nicht das, was ist dann die schlimme Sache?

„**… dass es Ihnen bald besser geht**" – Es geht mir jetzt auch nicht schlecht, naja manchmal habe ich Kopfschmerzen und mir ist übel, das liegt sicher am Stress und am Essen. Dann soll ich zu viel Druck im Blut haben. Der Arzt bei uns sagt, zu viel Druck ist nichts – nicht im Autoreifen und nicht im Blut. Na ja, aber das merke ich nicht, das sieht der Arzt nur an dem Reifen, den er um meinen Arm legt und dann aufbläst.

„**Haben Sie alles verstanden?**" – Ja, alles klar! Meine Nieren haben eine Funktion und können deshalb nicht arbeiten. Die Nieren machen unsauber, wie die früher bei meiner Oma im Topf – die hat sie vorher auch immer lange im Wasser gewaschen. Mein Blut ist giftig? Aber wer dem Arzt auf der Brücke die Laborbefunde gegeben hat, habe ich nicht ganz verstanden. Vielleicht ist das auch nicht so wichtig, das mit der Brücke …[7]

Neben den Wortinhalten erschwert auch die **Grammatik** das Verstehen.

„**… ich habe zwischenzeitlich die Laborfunde vorliegen und sie ausgewertet**" – „er" und „sie", Mann und Frau. Aber in diesem Satz bezieht sich „sie" auf keine Person, sondern auf die „Laborbefunde".

„**… Ihre Nierenfunktion nicht so ist, wie sie sein sollte**" – auch hier geht es bei der Verwendung von „sie" nicht um eine Frau. Hier bezieht sich das anaphorische Pronomen auf Nierenfunktion".

---

7   Das Beispiel ist natürlich übertrieben. Der Menschen mit geistiger Behinderung, der im Gespräch diese Verbindungen herstellen und sich so etwas denken kann, würde auch die Information verstehen. Es geht hier lediglich um das Aufzeigen der Schwierigkeiten, die ein „ganz normaler" Text bieten kann, der auf den ersten Blick so verständlich wirkt.

Die Verwendung von „er" und „sie" in Bezug auf Gegenstände ist in der deutschen Sprache nicht ungewöhnlich. Das Verständnis ist jedoch nur dann sicher, wenn der Hörer bzw. der Menschen mit geistiger Behinderung um diesen Bezug weiß[8] und ihn in der aktuellen Gesprächssituation auch herstellen kann.

Was hier so selbstverständlich wirkt, ist es schon nicht mehr im Satz: „Stelle bitte den Teller auf den Tisch, er ist auch schmutzig.". Auch die nichtsprachliche Situation bzw. der situative Kontext würde hier beim Verständnis nicht helfen. Da sowohl der Tisch als auch der Teller schmutzig sind („… auch schmutzig"), wird nicht klar, was mit „er" im Satz gemeint ist. Für diese Situation wäre das richtige Verständnis von „er" auch nicht wichtig: Tisch und Teller sind schmutzig, der Teller soll auf den Tisch – darum geht es im Kern.

Im Aufklärungsgespräch von Herrn Schneider sieht es damit jedoch anders aus. In diesem Gespräch ist das Verständnis wichtig.

Eine weitere Schwierigkeit beim Verstehen kann die **Satzlänge** darstellen. Kurze, klare Sätze sind verständlicher als lange Sätze mit mehreren Konjunktionen. Auch wenn die Konjunktion „und" dem Menschen mit geistiger Behinderung bekannt ist und von ihm auch verwendet wird, so erschwert die Aneinanderreihung den Überblick. Das macht sich vor allem dann bemerkbar, wenn es keine einfache Aufzählung von Gegenständen oder Personen ist, sondern wenn es um komplexe Inhalte geht.

> Einfache, kurze Sätze helfen beim Verständnis schwieriger oder schwerwiegender Mitteilungen. Wichtige Worte sollen wiederholt und nicht durch „er", „sie", „dieser", „jener" usw. ersetzt werden, auch wenn dann der Satz ungewöhnlich oder ungeschickt klingt.

Eine gelungene Mitteilung? Keine Fremdwörter, nur eines und das wurde erklärt!
„Haben Sie alles verstanden? Sind Sie damit einverstanden?"

Ein Mensch mit geistiger Behinderung, der bestrebt ist, nicht aufzufallen, niemandem zur Last zu fallen und immer alles richtig zu machen, wird jetzt sagen: „Ja."

Natürlich gibt es auch unter Menschen mit geistiger Behinderung Patienten, die ein beinahe unerschütterliches Urvertrauen zu Ärzten haben und dann ganz selbstverständlich dem Vorschlag des Arztes folgen. Dabei ist es für die Entscheidung unbedeutend, ob der Sachverhalt und die vom Arzt gegebenen Informationen verstanden wurden.

Ein Patient mit geistiger Behinderung, der sehr mitarbeiterfixiert und selbstunsicher ist, wird nun zu seinem Mitarbeiter[9] schauen um zu sehen, was der wohl meint. Menschen mit geistiger Behinderung, die so orientiert leben[10], sind unbeschreiblich gut darin, anderen Menschen Stimmungen und Meinungen abzuspüren, um sich dann diesen Meinungen und Stimmungen entsprechend verhalten zu können. Die Gründe hierfür sind vielfältig.

---

8   Hier ist kein sprachtheoretisches Wissen gemeint, sondern ein Wissen aus Erfahrung, das ein Menschen mit geistiger Behinderung nicht so formulieren könnte.

9   In der Regel wird wohl ein Mitarbeiter/Assistent den Menschen mit geistiger Behinderung zum Arztbesuch begleitet haben und wohl während dieses Gesprächs auch anwesend sein. Es sei davon ausgegangen, dass der Mensch mit geistiger Behinderung vorher gefragt wurde und damit einverstanden war.

10 … in der Folge ihrer (früheren) Lebensbedingungen und Strukturen und eher nicht als Ergebnis einer freien Entscheidung.

Es gibt auch unter Menschen mit geistiger Behinderung die anderen Patienten – die ängstlichen und zögerlichen. Diese Patienten sagen, alles verstanden zu haben und brauchen dann Zeit, um sich alles gründlich zu überlegen. Im Stillen hoffen sie, dass das alles ja doch nicht nötig ist und sie beim nächsten Termin vom Arzt etwas anderes hören werden. Am liebsten wäre es ihnen vielleicht, wenn jemand für sie entscheiden würde. Manchmal schieben sie die Entscheidung länger hinaus, als gut für sie wäre. Hin und wieder muss dann für sie entschieden werden, weil sie dazu nicht mehr in der Lage sind.

Gibt es eine andere Möglichkeit, das Aufklärungsgespräch zu führen?

„Guten Tag, Herr Schneider. Wir haben Ihnen Blut abgenommen. Sie haben Urin abgegeben. Erinnern Sie sich daran? (Der Arzt kann als Erinnerungsstütze eine Spritze und einen Urinbecher zeigen.) Wir haben alles untersucht. Jetzt weiß ich, dass Ihre Nieren krank sind. Ich möchte Ihnen zeigen, was Nieren für eine Aufgabe im Körper haben. Wir alle haben zwei Nieren im Körper – eine links und eine rechts (der Arzt legt seine Hände auf seine Nieren). Legen Sie Ihre Hände einmal auf Ihre Nieren (der Arzt korrigiert eventuell). Eine Niere links, eine Niere rechts. Die Nieren filtern alles aus dem Blut, was uns krankmacht. Das Blut bringt wichtige Stoffe auch aus der Nahrung überall in den Körper. Und das Blut holt auch den Abfall wieder ab.[11] Die Nieren sind so ähnlich wie ein Filter (der Arzt zeigt Herrn Schneider einen Handkaffeefilter[12]). So einen Filter kennen Sie sicher aus Ihrer Kaffeemaschine. Man legt eine Filtertüte hinein (der Arzt macht das oder lässt das Herrn Schneider machen). In das Papier kommt das Kaffeepulver. Unten kommt der Kaffee raus. So ähnlich ist das auch bei den Nieren. Aber die machen keinen Kaffee. In die Nieren kommt das schmutzige Blut mit all den Stoffen, die unser Körper nicht braucht. Die Nieren halten den Schmutz auf – wie ein Filter (durch den Filter gießt der Arzt Wasser mit Schwebeteilchen[13], die im Filter bleiben). Unten kommt dann das saubere Blut raus. Das saubere Blut geht wieder in den Körper zurück und holt da wieder den Abfall. Dann kommt das Blut zu den Nieren. Die Nieren filtern wieder den Abfall heraus. Ich kann Ihnen das einmal zeigen. Schauen Sie, im Filter ist der ganze Abfall. Das Blut unten ist sauber.

Ihre Nieren sind krank. Der Filter ist kaputt (Arzt nimmt die Filtertüte aus dem Filter). Nun kann die Niere das Blut nicht mehr sauber machen (durch den Filter läuft jetzt auch der „Abfall").

Ihr Körper braucht zum Leben aber sauberes Blut. Wir können Ihnen mit einer Blutwäsche helfen. Wir können über einen kleinen Schlauch (der Arzt zeigt so einen Schlauch) Ihr Blut in eine Waschmaschine (Bild von einer künstlichen Niere, „Waschmaschine"[14]) leiten. Diese Waschmaschine kann Ihr Blut sauber waschen. Das saubere Blut geht wieder in Ihren Körper. Der Abfall bleibt in der Waschmaschine – wie immer.

---

11 An dieser Stelle würde die Erklärung, woher im Körper der „Abfall" kommt, zu weit führen.

12 Die Löcher des Filters müssen erweitert werden, damit im nächsten Schritt – bei kranken Nieren ohne Filterfunktion – die Schwebteilchen mit durchlaufen.

13 Kleine Steinchen, Linsen, Apfelkerne … – keine zu kleinen Teile oder etwas, das schnell quillt, da sich ansonsten der Filter zusetzt. Anstatt eines Filterpapiers kann man auch einen Stofffilter nehmen, der etwas durchlässiger ist als das Papier – vor allem bei kaltem Wasser. Und hier soll ja aller „Abfall" im Filter bleiben und nur das „saubere Blut" unten herauslaufen.

14 Idealerweise schauen sich der Arzt und Herr Schneider ein richtiges Dialysegerät an.

Damit wir Ihr Blut in der Waschmaschine waschen können, brauchen wir eine Brücke zwischen zwei Blutgefäßen. Die Blutgefäße sind wie Schläuche. Wir wollen zwei Blutgefäße wie mit einer Brücke verbinden (der Arzt malt einen Shunt auf oder hat zwei Schläuche, die aufgeschnitten und verbunden werden). Wir legen zwei Blutgefäße ein kurzes Stück zusammen. Das ist eine kleine Operation. Dafür müssen Sie für einen oder zwei Tage zu uns kommen."

Auf den ersten Blick scheint dieses Aufklärungsgespräch zeitaufwendiger zu sein. Von der Vorbereitung her – bezogen auf die zu besorgenden, die Verständigung unterstützenden Dinge wie Kaffeefilter, Filtertüte ist das zweite Gespräch auf jeden Fall aufwendiger. Andererseits: Es gibt sicher in vielen Kliniken Kaffeemaschinen ... Man kann einmal Kaffee ohne Filter und einmal Kaffee mit Filtertüte kochen – dann hat man auch einen deutlichen Unterschied und muss sich um zusätzliches Material keine Gedanken machen. Das hat außerdem den Vorteil, dass der Mensch mit geistiger Behinderung hier etwas wiedererkennt, was er aus seinem Lebensumfeld bereits kennt.

Für Herrn Schneider, den Patienten mit geistiger Behinderung, wird das zweite Gespräch einprägsamer sein. Er kann sich die Funktion seiner Niere nun vorstellen – seiner gesunden und kranken Niere. Auch wenn er vielleicht viele Begriffe nicht gehört hat, die ein Patient ohne geistige Behinderung in dieser Situation hört, so hat er doch das Wesentliche gehört – und verstanden, weil ein Kaffeefilter bzw. eine Kaffeemaschine in seinen Alltag gehören. Und vielleicht weiß er auch, wie der Kaffee aussieht, wenn die Filtertüte gerissen war?

Vielleicht fehlen in diesem Aufklärungsgespräch einige Aspekte und Informationen. Und doch ist die Kernfrage, ob Herr Schneider einschätzen kann, wie seine Diagnose ist und welche Behandlungsmöglichkeit der Arzt ihm vorschlägt.

Menschen mit geistiger Behinderung sind nicht als Kinder anzusehen und anzusprechen. Der Vergleich der Nieren mit dem Kaffeefilter spricht Herrn Schneider nicht als Kind an, sondern ermöglicht ihm ein Verständnis der Situation mit seinen eingeschränkten Möglichkeiten. Dieser Vergleich nimmt ihn und seine Erfahrungswelt ernst und hilft ihm, eine wichtige Diagnose zu verstehen und aufgeklärt eine Entscheidung zu treffen. Ein ärztliches Aufklärungsgespräch ist nicht dann gelungen, wenn der Patient einen medizinischen Fachausdruck richtig aussprechen kann, sondern wenn er weiß, was mit ihm ist und geschieht.

Der Arzt kann Herrn Schneider auch nach der Funktion eines Kaffeefilters fragen und muss es ihm nicht erklären. In diesem gemeinsamen Besprechen kann Herr Schneider zeigen, dass er viel weiß. Durch die Einbeziehung der Erfahrungen und des Wissens von Herrn Schneider bleibt das Aufklärungsgespräch kein einseitiger Monolog des Arztes.

Das Aufklärungsgespräch ist hier jedoch noch nicht an seinem Ende, denn der Arzt ist gehalten, die Einwilligungsfähigkeit seines Patienten mit geistiger Behinderung einzuschätzen. Er muss an dieser Stelle das Verständnis seines Patienten überprüfen.

Wie überprüft man, ob ein anderer das, was man sagte und meinte, verstanden hat? Man fragt ihn.

Und so fragt der Arzt im nächsten Schritt Herrn Schneider, was er verstanden hat.

Das ist möglich, indem der Arzt nun jede einzelne Information wiederholt und Herrn Schneider jedes Mal fragt, ob er das verstanden hat. Das wäre die Fortsetzung der ersten Variante des Aufklärungsgespräches.

Die Fortsetzung der zweiten Variante, der Kaffeefilter-Variante ist es, wenn der Arzt nun das Anschauungsmaterial Herrn Schneider hinschiebt und ihn bittet, jetzt ihm alles zu erklären. Die beiden tauschen also die Rollen.

Der Arzt hört, was der Mensch mit geistiger Behinderung sagt, welche Worte er verwendet, welche Beziehung er zwischen den Worten herstellt – was er verstanden hat. Um sicherzugehen, kann der Arzt in der Rolle des Patienten nachfragen. Zeigen sich in den Antworten von Herrn Schneider Unsicherheiten, kann der Arzt hier kurzzeitig das Gespräch übernehmen und noch einmal genauer informieren.

Wurden im Gespräch **Bilder** verwendet, kann der Patienten mit geistiger Behinderung gebeten werden, die Bilder zu erklären. Dabei wird er wahrscheinlich zunächst die Gegenstände auf dem Bild benennen. Eine Benennung ist einfacher als die Beschreibung der Beziehung zwischen den Gegenständen. Doch auch die ist wichtig – in manchen Fällen sicher wichtiger als die richtige Bezeichnung an sich.

Deshalb sollte sich der Arzt in dieser Situation nicht damit zufriedengeben, dass der Menschen mit geistiger Behinderung die Gegenstände zeigen und mit „Waschmaschine", „Sessel", „Spritze", „Schlauch" bezeichnen kann. Herr Schneider soll in diesem Fall gefragt werden: Was wird mit dem Schlauch gemacht? Wer sitzt dann in dem Sessel? Was macht die Waschmaschine? Warum brauchen Sie die Waschmaschine?

Es wird einem Menschen mit geistiger Behinderung in dieser Situation helfen, wenn er in der Rolle des Arztes die Informationen anhand von Bildern oder Material geben oder wenn er das Filtern erklärend wiederholen kann.

Die individuelle Sprachentwicklung des Patienten mit geistiger Behinderung in ihren Komponenten Hören und Sprechen bestimmt die sprachliche Gestaltung der Situation. Da der Arzt, wenn er den Menschen mit geistiger Behinderung nicht sehr gut kennt, nur vermuten kann, was dieser wird verstehen können, wird er zum einen auf die Informationen der Begleitperson angewiesen sein und zum anderen möglichst einfach formulieren. Zur Einschätzung dessen, was der Patient in der Rolle des Arztes sagt, wird der Arzt ebenfalls das Wissen der Begleitperson um die individuellen sprachlichen Besonderheiten des Menschen mit geistiger Behinderung nutzen müssen.

Herr Schneider wird möglicherweise sehr viel benennen und auch Beziehungen zwischen den Gegenständen und dem Grund der nötigen Behandlung sprachlich erklären können. Ein anderer Patient mit geistiger Behinderung wird vielleicht nur Gegenstände sprachlich benennen können und wird ansonsten viel „spielen", d. h. mit Händen und Füßen und Material erklären, indem er das, was er verstanden hat, vormacht.

Seine Aussprache könnte undeutlich sein, Wörter könnten in falschen grammatikalischen Formen benutzt werden, Aussagen erfolgen in Zweiwortsätzen oder Ellipsen – und trotzdem kann das nichtsprachliche Verständnis der Diagnose und Behandlungsoptionen ausreichend sein.

> Eine verkürzte und undeutlich ausgesprochene sprachliche Äußerung lässt die Sprachfähigkeit schnell lückenhafter erscheinen, als sie es ist. Umgekehrt können eine deutliche Aussprache und ganze Sätze ein Verständnis von der Situation vortäuschen, das nicht vorhanden ist.

Sprache und Verständnis der Situation sind nicht immer identisch. Deshalb ist das Verständnis immer zu prüfen. Der Einsatz von Anschauungsmaterial (Bilder, Fotos, originale Gegenstände, Modelle) ist als Unterstützung der sprachlichen Verständigung zu sehen und für jedes Entwicklungsniveau angebracht.

4.4 **Unterstützte Kommunikation**

Neben den Hilfen wie Bildern, Fotos, originalen Gegenständen (Kaffeefilter) und Modellen gibt es im Bereich der unterstützen Kommunikation alternative Kommunikationssysteme.

Hierher gehören **Gebärden und Symbole**. Der „Nachteil" von Gebärden in einem Aufklärungsgespräch ist, dass alle Gesprächspartner diese Gebärden als Sprache kennen und beherrschen müssen. Wenn ein Patient mit geistiger Behinderung sich dieser Sprache bedient, gibt es die Möglichkeit, zum Gespräch einen Gebärdendolmetscher zu bitten.

Auch Symbolsysteme wie Bliss oder Bildsysteme müssen für die Vermittlung von schwierigen oder schwerwiegenden Informationen von allen Gesprächsteilnehmerinnen sicher beherrscht werden oder es muss jemand als Übersetzer hinzugebeten werden.

Es ist zu spät, erst in der Situation, in der eine sichere Verständigung gebraucht wird, ein Kommunikationssystem einzuführen. Die Eröffnung eines adäquaten Kommunikationsweges und die Erarbeitung eines alternativen Kommunikationssystems ist eine Aufgabe, die bereits in den Bereich der Frühförderung gehört.

Mittel und Methoden der unterstützten Kommunikation sind auch dann versuchsweise zu nutzen, wenn ein Mensch mit geistiger Behinderung aufgrund von Erkrankungen und/oder psychischen Veränderungen weniger spricht oder nicht mehr sprechen kann. Sobald das durch Betreuer, Begleiter und Assistenten beobachtet wird, sollten diese Bezugspersonen unauffällig Gebärden oder Symbole sprachbegleitend einführen. Es wird nur in seltenen Fällen möglich sein, mit dem Menschen mit geistiger Behinderung dann noch eine „Verabredung" zu treffen. Man wird dann kaum noch verabreden können: „Wenn Du etwas essen möchtest, machst Du diese Gebärde". Aber bei der Frage an ihn, ob er etwas essen möchte, kann man das Wort „essen" mit einer Gebärde oder Geste begleiten. Nach und nach können alle Bezugspersonen für den Kranken wichtige Dinge und Tätigkeiten mit Gesten und Gebärden begleiten.

Bei der Hoffnung, dass der kranke bzw. sprachlose Mensch mit geistiger Behinderung diese Gesten und Gebärden zum Ausdruck seiner Wünsche oder Befindlichkeit nutzt, muss beachtet werden, ob er motorisch überhaupt (noch) in der Lage ist, eine Gebärde oder Geste auszuführen.

Einfacher sind unter diesem Aspekt Fotos oder Bilder zu werten, denn sie sind stabil und vorhanden. Das Zeigen auf ein Bild oder Foto ist motorisch nicht so anspruchsvoll wie das Gebärden. Vielleicht ist es bei motorisch sehr eingeschränkten Menschen möglich, dass sie ihren Kopf oder die Augen in die Richtung eines bestimmten Bildes bewegen, wenn eine Vorauswahl getroffen wurde. Sind drei Bilder nach einer Vorauswahl in einer Reihe, ist es für den Menschen vielleicht möglich, seinen Kopf oder die Augen leicht nach links, in die Mitte oder nach rechts zu bewegen. Eine Auswahl beschränkt immer, ist jedoch der Unmöglichkeit, einen Wunsch zu äußern, vorzuziehen.

Allgemein scheint die Auswahl aus einer Vorauswahl Menschen mit geistiger Behinderung leichter zu fallen als aus einer großen und schwer zu überblickenden Vielzahl von Bildern. Das mag zum einen daran liegen, dass eine große Auswahl vom eigentlichen Wunsch ablenkt und zum anderen daran, dass eine Vorauswahl schon in gewisser Weise Kategorien bildet. Außerdem wird die Vorauswahl in der Regel von Begleitern getroffen, die den Menschen mit geistiger Behinderung und seine häufigsten Wünsche kennen. Niemand wird ein Bild von Kräutertee in die kurze Reihe von nur drei Bildern nehmen, wenn bekannt ist, dass der Auswählende wenig so deutlich ablehnt wie Kräutertee.

4.5 Stellvertretendes Sprechen

Wenn ein Mensch mit geistiger Behinderung nur so undeutlich sprechen kann, dass ein Fremder ihn nicht verstehen würde, sollte überlegt werden, ob und wie stellvertretend für ihn durch wen gesprochen werden kann. Diese Situation könnte in einer Arztpraxis vorkommen bzw. wenn ein (fremder, aber für die Situation nötiger) Gesprächspartner den Menschen mit geistiger Behinderung nicht kennt und seiner Individualsprache keine Bedeutung entnehmen kann.

Der Mensch mit geistiger Behinderung muss dieser Hilfe zustimmen. Angesprochen wird dann der Mensch mit geistiger Behinderung, mit dem das Gespräch zu führen ist. Er antwortet mit seinen Möglichkeiten. Die Bezugsperson, die ihn versteht, teilt dann dem Gesprächspartner mit, was der Mensch mit geistiger Behinderung geäußert hat. Die Bezugsperson ist selber nicht am Gespräch beteiligt, sondern fungiert als Dolmetscher. Die Mitteilung an den Arzt, was der Patient mit Behinderung gesagt hat, erfolgt langsam und für den Patienten überschaubar. Er muss die Gelegenheit zur Korrektur und zum Widerspruch haben, wenn die Bezugsperson ihn falsch oder nicht vollständig verstanden hat. Dazu braucht er Raum und Zeit. Er soll nicht gezwungen werden, die anderen wegen einer Korrektur oder Ergänzung zu unterbrechen. Der Arzt antwortet dem Menschen mit geistiger Behinderung und nicht der Bezugsperson und wendet sich ausschließlich ihm weiterhin zu. Es gibt keine Rückfragen an die Bezugsperson, sondern nur an den Menschen mit geistiger Behinderung.

Natürlich muss dieses Vorgehen dem Arzt vorher von der Bezugsperson des Patienten mitgeteilt werden. Reden stellvertretend verführt schnell dazu, dass die Bezugsperson, die nur das wiederholen soll, was der Patient gesagt hat und was sie verstanden hat, das Gespräch übernimmt. Sie hat dann schon den Patienten und seine Reaktion im Blick, meint jedoch, schon während der Rede des Menschen mit geistiger Behinderung zu wissen, was dieser sagen oder antworten will. Schnell sitzt der Patient, um den es eigentlich geht, in der Rolle des lächelnden Zuhörers, der – wenn es gut läuft – hin und wieder nickt.

Der Arzt bzw. Fremde sollten anfangs von der Bezugsperson auf die Besonderheiten in der Kommunikation des Patienten hingewiesen werden. Vielleicht braucht der Arzt auch den Hinweis auf die „Leichte Sprache", die für ihn nicht tägliche Normalität ist. Leichte Sprache ist eine Form der Barrierefreiheit.

Sehr viel problematischer wird die Situation, wenn der gerichtlich bestellte Betreuer diese Hilfe bei der Kommunikation mit seinem zu Betreuenden braucht, denn Gesprächsinhalte zwischen beiden sollten auch nur zwischen ihnen beiden bleiben. Auch Angehörige, die den Menschen mit geistiger Behinderung nicht häufig sehen und genau genommen keinen Anteil an seinem Leben haben, könnten diese Unterstützung benötigen. Wenn es um „einfache" Besuche und Gespräche geht, wird das alles nicht wirklich schwierig sein; doch sobald es um schwerwiegende Entscheidungen zu Behandlungen bzw. Therapiezieländerungen geht, wird die notwendige Hilfestellung durch die Mitarbeitenden in Behinderteneinrichtungen notwendiger und umfangreicher.

4.6   Sprechen über jemanden ...

Wenn ein Mensch in seiner letzten Lebensphase nicht (mehr) sprechen kann, müssen möglicherweise andere über ihn reden, auch um Entscheidungen für ihn zu treffen (▶ Abschn. 4.7). Betreuer, Begleiter und Assistenten sprechen unter anderem über diesen Menschen, um zum Beispiel die Wohngruppe zu informieren. Es kann fatale Folgen haben, wenn die Mitbewohner nicht über den Zustand eines Freundes informiert sind und nur auf eigene Spekulationen angewiesen sind (▶ Kap. 5).

Auf der einen Seite wissen wir um die Notwendigkeit, die Mitbewohner zu informieren, und auf der anderen Seite würden wir damit gern noch abwarten – vielleicht wird ja doch alles gar nicht so dramatisch, wie es derzeit aussieht. Wir wollen ja niemanden beunruhigen. Mit jeder kleinen Verschlechterung denken wir, dass wir nun die anderen aber wirklich informieren müssen.

Dabei wird leicht übersehen, dass sie doch längst gemerkt haben, dass etwas nicht stimmt und dass sie auf Informationen warten. Je länger wir warten, desto angespannter ist die Situation.

In einem Kurs „Palliative Praxis für Menschen mit geistiger Behinderung" standen die Kursteilnehmer vor der Aufgabe, als **Rollenspiel** in einer Wohngruppe von Menschen mit geistiger Behinderung über die Erkrankung einer Mitbewohnerin, die wahrscheinlich in der nächsten Zeit an dieser Erkrankung sterben wird, zu informieren. Es gab daneben lediglich die Vorgabe, dass es die Rollen „Gruppenmitarbeiter" und „Bewohner" gibt. Wie viele Mitarbeiter und wie viele Menschen mit geistiger Behinderung sich am Tisch gegenübersitzen, konnten die Kursteilnehmer unter sich absprechen. Hier zeigte sich schnell, wie unangenehm und schwierig die Rolle der Gruppenmitarbeiter vermutet wurde, denn es fanden sich von neun Teilnehmern nur nach einigem Zögern drei bereit, diese Rollen zu übernehmen, obgleich alle Kursteilnehmerinnen in der täglichen Betreuung von Menschen mit geistiger Behinderung arbeiteten und Gruppengespräche zu ihrem Alltag gehörten.

Im Rollenspiel erzählte ein Teilnehmer in der Rolle des Gruppenmitarbeiters mit gedämpfter Stimme von der Erkrankung von „Lisa", auch von der Erwartung, dass sich ihr Zustand verschlechtern würde. Auf die sofortige Unterbrechung durch eine „Bewohnerin" und deren Frage, ob Lisa sterben muss, reagierte er erstaunt; er wollte die Gruppe mithilfe seiner beiden Kollegen langsam auf dieses Thema hinführen. Die direkte und offene Frage überholte ihn. Im weiteren Verlauf zeigte sich, dass alle Sprachbilder, die von den drei Gruppenmitarbeitern für das Sterben und das Tot-sein angeboten wurden, ungeeignet waren, weil sie den Kern dessen, was sie vermitteln wollten, nicht trafen und letztlich die Unsicherheit der „Gruppenbewohnerinnen" erhöhten.

Die drei Gruppenmitarbeiter stiegen nach und nach im Rollenspiel aus ihrer Rolle aus. Es war nur ein Rollenspiel, sodass das möglich war.

Sprachbilder sind etwas Schönes, sie vergleichen sanft („sanft wie eine Sommerbrise") oder treffend („ins Schwarze treffen") und helfen, wenn sich die rechten Worte nicht einstellen wollen oder sollen. Sprachbilder verschönen oft, sie sind oft nette Bilder für unangenehme Realitäten.

Für „sterben" gibt es z. B. folgende Bilder: Sanft entschlafen, friedlich einschlafen, zu Gott gehen, bei Petrus anklopfen, im Himmel sein, an die Himmelspforte klopfen, aus der Welt gehen, dahingehen, das Zeitliche segnen, mit den Engeln gehen, ein Engel werden, den ewigen Schlaf schlafen, auf die Auferstehung warten…

Alles Sprachbilder für das Sterben und das Tot-sein. Aber es klingt nicht so hart, nicht so unabänderlich, wie die Realität ist.

Und genau das wird zum Problem.

- Wer eingeschlafen ist, wacht wieder auf. Diese Erfahrung machen Menschen mit geistiger Behinderung jeden Morgen.
- Zu Gott gehen die Gruppenbewohner jeden Sonntag in die Kirche und kommen dann wieder nach Hause.
- Bei Petrus anklopfen? Ist der neu? Auf welcher Gruppe wohnt der?
- Im Himmel sein und auf einer Wolke sitzen ist gefährlich, da kann man nämlich von der Silvesterrakete getroffen werden und herunterfallen.
- Aus der Welt gehen – Wohin? Und überhaupt: Urlaub war doch schon.
- Das Zeitliche segnen – Segnen tut nur der Pfarrer sonntags in der Kirche.
- Den ewigen Schlaf schlafen. Morgen früh klingelt der Wecker und der ewige Schlaf ist vorbei.
- Mit den Engeln gehen – wohin und warum?
- Ein Engel werden – was wird der Pfarrer dazu wohl sagen?
- Auf die Auferstehung warten. Das hat doch bislang nur bei Jesus geklappt?

Die Aufzählung von Sprachbildern ließe sich fortsetzen und auch die Liste der Irrtümer, die daraus erwachsen. Sprachbilder werden benutzt, um das Eigentliche und für viele Unaussprechliche nicht sagen zu müssen.

Menschen mit geistiger Behinderung können die Wahrheit so vertragen, wie wir sie ihnen sagen. Und sie können die Wahrheit nur dann verstehen, wenn wir sie klar benennen.

Es ist doch auch zu spät, sie vor der Wahrheit, dass ein Mensch an sein Lebensende kommt und stirbt, bewahren zu wollen. Sie kennen doch auch längst die Wahrheit. Sie haben erlebt, dass Menschen krank und alt werden und sterben. Das haben sie in ihrer Familie erlebt und vielleicht auch auf den Wohngruppen und im Freundes- und Bekanntenkreis.

Bewahren davor wollen wir vielleicht eher uns? Das ist nur zu verständlich, denn Betreuer, Begleiter und Assistenten sind oft in einer Doppelrolle, die aufreibend sein kann. Zum einen sind sie durch langjährige Beziehungen mit Menschen mit geistiger Behinderung beinahe deren Angehörige und zum anderen sind sie die „Betreuungsprofis", die auch nach allen anderen auf der Wohngruppe oder in der Werkstattgruppe zu sehen haben. Abschied nehmen und trauern und gleichzeitig andere auf diesen Abschied vorbereiten und in ihrer Trauer begleiten und auch den Sterbenden gut in seiner letzten Lebensphase begleiten, das ist viel, zu viel und lässt einen schnell in schöne Sprachbilder flüchten.

Wenn wir hören, dass Angehörige oder Betreuer Menschen mit geistiger Behinderung in Sprachbildern schlechte Nachrichten überbringen, dann sollten wir als Mitarbeitende nur einen Moment denken, dass sie es „gut meinen"; im zweiten Moment sollten wir sehen, dass die Angehörigen und Betreuer unsicher sind und Hilfe anbieten.

Sagt die Mutter, dass die Großmutter „sanft entschlafen" ist, können wir unser Bedauern und die Trauer über den Tod der Großmutter benennen. Sind wir im Vorfeld über die schlechte Nachricht informiert, können wir gleich unsere Gesprächsbegleitung anbieten. Manchmal wird es für direkte Angehörige leichter, wenn ein Fremder das Unausweichliche benennt.

4.7 Sprechen über Vorsorge und notwendige Entscheidungen

Aus dem Bürgerlichen Gesetzbuch (BGB), § 1901a Patientenverfügung:

» (1) Hat ein einwilligungsfähiger Volljähriger für den Fall seiner Einwilligungsunfähigkeit schriftlich festgelegt, ob er in bestimmte, zum Zeitpunkt der Festlegung noch nicht unmittelbar bevorstehende Untersuchungen seines Gesundheitszustands, Heilbehandlungen oder ärztliche Eingriffe einwilligt oder sie untersagt (Patientenverfügung), prüft der Betreuer, ob diese Festlegungen auf die aktuelle Lebens- und Behandlungssituation zutreffen. Ist dies der Fall, hat der Betreuer dem Willen des Betreuten Ausdruck und Geltung zu verschaffen. Eine Patientenverfügung kann jederzeit formlos widerrufen werden.
(2) Liegt keine Patientenverfügung vor oder treffen die Festlegungen einer Patientenverfügung nicht auf die aktuelle Lebens- und Behandlungssituation zu, hat der Betreuer die Behandlungswünsche oder den mutmaßlichen Willen des Betreuten festzustellen und auf dieser Grundlage zu entscheiden, ob er in eine ärztliche Maßnahme nach Absatz 1 einwilligt oder sie untersagt. Der mutmaßliche Wille ist aufgrund konkreter Anhaltspunkte zu ermitteln. Zu berücksichtigen sind insbesondere frühere mündliche oder schriftliche Äußerungen, ethische oder religiöse Überzeugungen und sonstige persönliche Wertvorstellungen des Betreuten.
(3) Die Absätze 1 und 2 gelten unabhängig von Art und Stadium einer Erkrankung des Betreuten.
(4) Niemand kann zur Errichtung einer Patientenverfügung verpflichtet werden. Die Errichtung oder Vorlage einer Patientenverfügung darf nicht zur Bedingung eines Vertragsschlusses gemacht werden.
(5) Die Absätze 1 bis 3 gelten für Bevollmächtigte entsprechend.

Aus dem Bürgerlichen Gesetzbuch (BGB), § 1901b Gespräch zur Feststellung des Patientenwillens:

» (1) Der behandelnde Arzt prüft, welche ärztliche Maßnahme im Hinblick auf den Gesamtzustand und die Prognose des Patienten indiziert ist. Er und der Betreuer erörtern diese Maßnahme unter Berücksichtigung des Patientenwillens als Grundlage für die nach § 1901a zu treffende Entscheidung.
(2) Bei der Feststellung des Patientenwillens nach § 1901a Absatz 1 oder der Behandlungswünsche oder des mutmaßlichen Willens nach § 1901a Absatz 2 soll nahen Angehörigen und sonstigen Vertrauenspersonen des Betreuten Gelegenheit zur Äußerung gegeben werden, sofern dies ohne erhebliche Verzögerung möglich ist.
(3) Die Absätze 1 und 2 gelten für Bevollmächtigte entsprechend.

Man hat nach bundesdeutschem Recht mehr als eine Möglichkeit, Verfügungen zur Vorsorge zu treffen[15]. Neben der **Patientenverfügung** gibt es auch die Möglichkeit, einem Menschen des Vertrauens eine Vorsorgevollmacht zu erteilen. Die **Vorsorgevollmacht** kann sich dabei zum Beispiel nur auf Fragen notwendiger medizinische Behandlungen oder gleichzeitig auf Wohnungs-, Post-, Finanzangelegenheiten beziehen. Auch die Frage von eventuell notwendigen freiheitsentziehenden Maßnahmen kann der Vollmachtgeber an seinen Vertrauten übergeben. Den Inhalt und die Reichweite der Vorsorgevollmacht bestimmt allein der Vollmachtgeber.

Kann ein Mensch nicht oder nicht mehr entscheiden und hat niemandem eine Vorsorgevollmacht erteilt und sich auch nicht zu einem möglichen Betreuer geäußert, bestellt das Gericht einen Betreuer. Das muss nicht zwingend ein Angehöriger oder Freund sein. Nach bundesdeutschem Recht wird ein Erwachsener, der nicht (mehr) allein entscheiden kann, nicht automatisch von seinen nächsten Angehörigen vertreten.

Gerichtlich bestellte/bestätigte Betreuer sind dem Gericht gegenüber über ihre Tätigkeit für ihren Betreuten rechenschaftspflichtig. Das Betreuungsgericht kann einen Betreuer, der nicht zum Wohl seines Betreuten tätig ist, von seinen Aufgaben entbinden und einen anderen Betreuer bestellen. Eine Vorsorgevollmacht kann nur der Vollmachtgeber widerrufen; der Bevollmächtigte wird nicht vom Gericht kontrolliert.

Geht einem die Vorsorgevollmacht zu weit, kann man eine **Betreuungsverfügung** erstellen, in der Wünsche für die Zeit, in der man nicht mehr entscheiden kann, beschrieben werden; hier kann auch jemand genannt werden, den man sich als Betreuer wünscht.

Es gilt immer, dass sowohl der Betreuer als auch der Bevollmächtigte die Wünsche des nicht (mehr) entscheidungsfähigen Menschen umsetzen und in seinem Sinne handeln sollen.

Menschen mit geistiger Behinderung, die einen freien Willen bilden und äußern können, können nach einer ihren Möglichkeiten entsprechenden Aufklärung über die Behandlungsmöglichkeiten im Sinne einer Patientenverfügung entscheiden. Sie können dafür die „Zukunftsplanung zum Lebensende: Was ich will!"[16] oder die Patientenverfügung in einfacher Sprache vom Ministerium für Soziales, Gesundheit, Frauen und Familie, Saarland[17] nutzen oder mit Hilfe[18] etwas Eigenes formulieren und unterschreiben.

Eine Patientenverfügung ist eine Vorausverfügung. Zum Zeitpunkt der Erstellung der Patientenverfügung ist die Situation, für die sie gilt, meistens noch nicht eingetreten, sondern vorgestellt. Die Situation, für die die Verfügung gelten soll, muss ebenfalls klar benannt werden. Der Hinweis auf „schwere Krankheit" oder „unerträgliches Leiden" ist kein Anhaltpunkt für die Geltung.

---

15 Mit einigen Unterschieden gibt es diese Möglichkeiten auch in der Schweiz und in Österreich – siehe hierzu vor allem: ▶ www.betreuungsrecht.de
16 ▶ www.bonn-lighthouse.de, Stichwort „Patientenverfügung"
17 ▶ www.saarland.de/dokumente/thema_soziales, Stichwort „Patientenverfügung"
18 Der Umfang der Hilfe sollte durch die Betreuer, Angehörigen oder Mitarbeitenden in Behinderteneinrichtungen bzw. vom Krankenhauspersonal angegeben werden.

Es erscheint sehr viel sinnvoller, erst dann über die Entscheidungen von Behandlung oder auch Nichtbehandlung zu sprechen, wenn die Entscheidungen aufgrund der aktuellen Situation notwendig sind. Dann muss auch nicht über alle möglichen ärztlichen Behandlungen gesprochen werden, sondern über die aktuell möglichen und die Folgen der Behandlung und Nichtbehandlung. Der Vorteil dieser Patientenverfügung läge darin, dass sie für diese eine konkrete Situation gilt und genau festlegt, was der Patient will und was er nicht will.

Eine Patientenverfügung kann fortgeschrieben und geändert werden, wenn die gesundheitliche Situation sich ändert bzw. anders wahrgenommen wird.

Wer intellektuell und sprachlich in der Lage ist, in diesem Sinne eine Patientenverfügung zu erstellen, kann natürlich auch einem Menschen des besonderen Vertrauens eine Vorsorgevollmacht erteilen. In einfacher Sprache ist eine Vorsorgevollmacht als Formular über die Caritas zu erhalten (▶ www.caritas.de/glossare/vorsorgevollmacht). Alternativ kann auch hier ein eigener Textentwurf formuliert werden.

Sowohl die Patientenverfügung als auch die Vorsorgevollmacht stehen als Möglichkeit der Vorsorge allen offen. Die Vorsorgevollmacht, mit der der Vollmachtgeber für den Fall, nicht mehr selbst entscheiden zu können, jemandem seine Stimme zur Entscheidung gibt, ist nicht minderwertiger oder nachgeordnet.

Auch für Menschen mit geistiger Behinderung ist die Vorsorgevollmacht dann wohl die einzige Möglichkeit, sich in festgelegten (und dabei allen möglichen) Lebensbereichen einem Menschen ihres Vertrauens anzuvertrauen. Wenn wir einem Menschen im Sinne eines Urvertrauens so sehr vertrauen, dass wir wissen, er wird in jedem – auch im schlimmsten – Fall gut für uns entscheiden, weil er uns und unsere Ansichten und Werte kennt und respektiert, dann können wir ihn zu unserem Bevollmächtigten machen. Und das ist keineswegs ein Zeichen von Schwäche oder Unfähigkeit.

Für Menschen mit geistiger Behinderung können das Angehörige sein, aber auch gerichtlich bestellte Betreuer, Mitarbeitende in Betreuungseinrichtungen oder langjährige Bekannte wie Gemeindepfarrer oder Hausärzte können diese Vertrauensstellung erlangen. Mit dem Menschen mit geistiger Behinderung ist auf jeden Fall zu besprechen, dass der Bevollmächtigte von der Vollmacht wissen muss und die Bevollmächtigung annehmen oder ablehnen kann.

Ist der freie Wille nicht zu bilden und zu äußern, dann ist vielleicht der natürliche Wille erkennbar. Damit kann eine aktuell notwendige Behandlung angenommen oder abgelehnt werden. Sicher sind hier keine weit vorausschauenden Entscheidungen möglich, wohl aber kleinere, deren Inhalt, Folgen und Risiken aktuelle überblickt werden können.

Für diese Menschen mit geistiger Behinderung wird die vorausschauende Patientenverfügung auch in einfacher Sprache nicht möglich sein; damit wird die Vorsorgevollmacht zur einzigen Möglichkeit einer vorausschauenden Selbstbestimmung.

Sehr viel schwerer ist die Willenserfassung bei Menschen mit geistiger Behinderung, die keinen freien oder natürlichen Willen bilden und formulieren können. Auszugehen ist bei ihnen vom natürlichen mutmaßlichen Willen. Hier sind Menschen mit geistiger Behinderung gemeint, die kaum ein reflektierendes Bewusstsein von sich und ihrer Umwelt haben und auf vollständige Übernahme von Pflegehandlungen angewiesen sind.

Ein Wille ist zu beobachten, wenn diese Menschen bei bekannten, alltäglichen Situationen (z. B. dem Essen) zeigen können, wenn sie es jetzt nicht wollen (als temporäre/ aktuelle aber nicht grundsätzliche, reflektierte Nahrungsverweigerung – sie machen dann den Mund nicht auf).

Man muss ihre Antwortreaktionen kennen und sie erkennen, um auf ihren Willen in bekannten Situationen zu schließen. Sie reagieren auf bekannte und alltägliche Umweltreize, z. B.

- wenn sie aufgedeckt werden und es damit kühl wird: Rückzug in sie selbst,
- bei Wind im Gesicht: Angst oder Unsicherheit im Gesichtsausdruck und zu erhöhter Körperspannung,
- beim Eintauchen in die Badewanne: schreckhafter Gesichtsausdruck, Unmutslaut und erhöhter Körperspannung, die dann aufgegeben werden können, wenn das Gefühl der Sicherheit den ersten Schrecken ablöst,
- beim Kämmen: die Augen schreckhaft geweitet und ängstlich klingendes Lautieren,
- bei bekannten Düften (Mutter nimmt immer dasselbe Parfum und besucht ihr Kind): starkes Reiben der Nase an der Kopfstütze des Rollstuhls oder dem Kopfkissen bei intensivem Lautieren.[19]

Anzunehmen und beobachtbar ist eine unterschiedliche emotionale Nähe zu vertrauten Menschen. Menschen mit schwerer geistiger Behinderung können sich einigen Menschen stabil und sicher überlassen, auch wenn es hier mitunter bei für sie unvorhergesehenen Situationen zu Schreckreaktionen kommen kann, die zunächst scheinen, als würden sie das „sich-Überlassen" beenden oder in Frage stellen. Zu beobachten ist das Ausleben emotionaler Zustände (Angst, Schreck, Freude) und einfacher Befindlichkeit über Körperreaktionen (Haltung, Spannung/Entspannung, Atmung, Gesichtsausdruck), dabei werden die kommunikative Absicht und der Appell an das Gegenüber nicht immer deutlich.

Für diese Menschen wird die Vertrauensbevollmächtigung der alleinigen Betreuerentscheidung vorgezogen (Franke et al. o.J.). Dabei geht es nicht darum, dem Betreuungsrecht zu „entfliehen" und den gesetzlichen Betreuer zu umgehen. Völlig unstrittig ist, dass der gesetzliche Betreuer die letzte Formulierung des Behandlungswunsches gibt, die er in Abhängigkeit der Folgen der Entscheidung und entsprechend geltendem Recht u. U. vom Vormundschaftsgericht überprüfen lassen wird.

Die Hoffnung ist, dass der Vertrauensbevollmächtigte den gesetzlichen Betreuer aufgrund seiner langen, stabilen und sehr guten Bekanntschaft mit dem Menschen mit schwerer geistigen Beeinträchtigung bei der Entscheidungsabwägung und Entscheidungsfindung unterstützen kann.

Die Vertrauensbevollmächtigung beginnt nicht erst in der Sterbesituation, sondern mit beobachteten oder individuell geäußerten Verhaltensänderungen, die nicht auf veränderte Systembedingungen, sondern vermutlich auf gesundheitliche Veränderungen oder normale Alterungsprozesse zurückzuführen sind.

Dabei wird der Vertrauensbevollmächtigte allein durch das grundsätzliche Vertrauen aufgrund einer engen emotionalen und sozialen Beziehung zu dem Menschen mit geistiger Behinderung bestimmt. Bei vielen Menschen mit schwerer geistigen Behinderung kann man beobachten, dass sie eine Bezugsperson/einen Mitarbeiter mehr mögen und sich bei ihm/ihr deutlicher entspannen als bei anderen. Diese emotionale und soziale Beziehungsentscheidung des Menschen mit schwerer geistiger Behinderung muss nicht von anderen verstanden oder für gut befunden werden.

---

19 Diese Reaktionen sind sehr individuell und können deshalb nicht näher beschrieben werden. Jeder, der einen Menschen mit diesen Reaktionen kennt, weiß, worum es hier geht. Es sind die Reaktionen, die man „Fremden" und „Neuen" erklären muss.

Sollte der Mensch mit schwerer geistigen Beeinträchtigung nicht in der Lage sein, diese Beziehung zu definieren, muss jemand aus dem Team aufgrund von gemeinsamen Erfahrungen ausgewählt werden.

Der Vertrauensbevollmächtigte sollte über eine pädagogische, pflegerische oder therapeutische Ausbildung verfügen und mit dem Menschen mit schwerer geistigen Beeinträchtigung über möglichst lange Zeit (3–5 Jahre[20]) eine persönliche und gelebte Beziehung haben.

Der Vertrauensbevollmächtigte soll sich in die Rolle des betreffenden Menschen mit schwerer geistigen Beeinträchtigung begeben und aus dessen Sicht auf die Gesamtsituation, die gesundheitliche Situation und mögliche Behandlungsalternativen schauen und einen vermuteten Behandlungswunsch des Menschen mit schwerer geistigen Beeinträchtigung formulieren.

Ein Fremder/Außenstehender, der mit der Thematik und Situation vertraut ist, soll im Sinne eines advocatus diaboli"[21] im zweiten Schritt das Gegenüber im Gespräch für den Vertrauensbevollmächtigten sein. Dieser Gesprächspartner muss nicht zwingend eine Beziehung zu dem Menschen mit schwerer geistigen Beeinträchtigung haben oder ihn gut kennen. Der Vertrauensbevollmächtigte wird in diesem Gespräch zunächst den Menschen mit schwerer geistigen Beeinträchtigung in seiner Lebensgeschichte und in seiner aktuellen gesundheitlichen Situation vorstellen, bevor er seine Willensformulierung aus der Sicht dieses Menschen mit schwerer geistigen Beeinträchtigung erklärt und verteidigt.

Der Gesprächspartner (advocatus diaboli) soll die Willensformulierung und Entscheidung des Vertrauensbevollmächtigten hinterfragen, sodass dieser gezwungen wird, möglichst alle Aspekte noch einmal erklärend zu überdenken.

Die so getroffene Vorformulierung des vermuteten Willens und der Entscheidung des Vertrauensbevollmächtigten (als vermutete Entscheidung des Menschen mit geistiger Behinderung) wird als Entscheidung des betreffenden Menschen mit schwerer geistiger Beeinträchtigung in die Gesprächsrunde bzw. das ethische Fallgespräch genommen. Es ist dann so, als säße der Mensch mit geistiger Behinderung mit in dem Gespräch, in dem es um ihn geht.

Grundlage aller Behandlungsentscheidungen und Anweisungen für den Notfall ist immer der Patientenwille bzw. die Entscheidung des Betreuers auf Grundlage des ermittelten mutmaßlichen Willens. Die Aufgabe der Einrichtungen der Behindertenhilfe ist es, Betreuer auf den Moment der notwendigen Entscheidung vorzubereiten.

---

20 3–5 Jahre scheinen nicht viel zu sein und werden in Anbetracht eines mitunter noch häufigeren Wechsels der Mitarbeitenden in Einrichtungen der Behinderungshilfe genannt. Natürlich ist eine längere Zeit des Kennens günstiger als eine kürzere.

21 „Der lateinische Ausdruck Advocatus Diaboli, deutsch Anwalt des Teufels, bezeichnet die rhetorische Strategie eines Anwalts, beziehungsweise allgemeiner die eines Redners, der bei einem rhetorischen Streit zunächst ganz bewusst die Position seines Gegners einnimmt, dies jedoch nur, um diese schließlich trotzdem zu widerlegen. Der Begriff bezeichnet im ursprünglichen engeren Sinne einen Kirchenanwalt, dessen Aufgabe es ist, in einem Heiligsprechungsprozess die zusammengetragenen Belege und Argumente für die Heiligsprechung anzufechten oder eigene Argumente dagegen einzubringen." (Wikipedia o.J.)

■ **Der „gute" Betreuer**

Die Aufgaben eines gerichtlich bestellten Betreuers sind eindeutig definiert; es ist davon auszugehen, dass sowohl Berufsbetreuer als auch ehrenamtlich tätige Betreuer diesen Aufgaben nachkommen. Und doch gibt es im Betreuungsalltag für die Mitarbeitenden in Behinderteneinrichtungen „gute" und „weniger gute" bis „schlechte" Betreuer. Was macht die unterschiedlichen Erlebensweisen aus?

Wer schon einmal als gerichtlich bestellter Betreuer tätig war, weiß, wie schwer es mitunter ist, Informationen über die aktuelle Befindlichkeit, den Gesundheitszustand und die letzten Tage seines zu Betreuenden zu bekommen. Der gerichtlich bestellte Betreuer kommt leider immer dann in die Einrichtung, wenn ein Mitarbeitender nach drei Wochen Urlaub seinen ersten Arbeitstag hat und noch nicht „auf dem Stand" ist oder wenn auf der Wohngruppe ein Aushilfsmitarbeiter Dienst tut oder der gut informierte Mitarbeiter gerade in die Pause oder den Feierabend ging. Passiert einem Betreuer dies häufiger, wird er zunächst ungeduldig und dann mitunter ungehalten. Den Mitarbeitenden ist es natürlich unangenehm, keine bzw. nur sehr eingeschränkte Auskunft geben zu können. Das tatsächliche Wissensmonopol, das auf der Seite der Mitarbeitenden ist, kann nicht genutzt und weitergegeben werden, sondern scheint unter der Nachfrage des gerichtlich bestellten Betreuers zu bröckeln.

Sowohl für den Betreuer als auch für den von ihm angesprochenen Mitarbeitenden ist diese Situation unbefriedigend und auf Dauer belastend und muss geändert werden. Was macht einen „guten" und für die Mitarbeitenden „kooperativen" Betreuer aus? Der gerichtlich bestellte Betreuer...

— ist im ständigen Gespräch mit seinem Betreuten und den ihn im Alltag begleitenden Mitarbeitenden. Er nimmt die Hinweise der Mitarbeitenden zu Kommunikationsbesonderheiten bzw. -veränderungen seines Betreuten auf. Die Mitarbeitenden wissen um seine Aufgabe und seine Pflicht, sich nach dem Befinden und den Veränderungen für seinen Betreuten zu erkundigen.
— bekommt ungefragt in regelmäßigem Abstand kurze Informationen über seinen Betreuten (Veränderungen im Alltag, im Arbeitsleben, auf der Wohngruppe) von immer demselben Mitarbeitenden (falls die Einrichtung nach dem Prinzip der Bezugsmitarbeiter arbeitet) oder von dem Mitarbeitenden, der am „Berichtstag" im Dienst ist. Der Betreuer erklärt sich bereit, diese Informationen auch per Post oder E-Mail entgegen zu nehmen.
— nimmt Informationen über den sich vielleicht verschlechterten Gesundheitszustand seines Betreuten durch die Mitarbeitenden entgegen. Entsprechend den Möglichkeiten seines Betreuten unterstützt der Betreuer ihn in den Gesprächen mit den behandelnden Ärzten, wenn der Betreute dies wünscht. Ist der Betreute zu den Arztgesprächen nicht in der Lage, begleitet und vertritt der Betreuer ihn in diesen Gesprächen.
— nimmt Gesprächsangebote der Einrichtung/der Wohngruppe wahr, in denen er über den Eindruck der Mitarbeitenden zur aktuellen bzw. vorausgegangenen Willensbildung seines Betreuten zu Fragen der medizinischen Behandlung informiert wird.
— formuliert in Entscheidungssituationen zur medizinischen Behandlung den mutmaßlichen Willen seines Betreuten auch unter Beachtung der in der Betreuungseinrichtung über alle Jahre geführten Dokumentation von Willensäußerungen, Wünschen, Hoffnungen, Werten und Ängsten.

All diese Punkte machen aus dem gerichtlich bestellter Betreuer sowohl für den Menschen mit geistiger Behinderung als auch für die Mitarbeitenden der Behinderteneinrichtung einen guten Betreuer. Und all diese Punkte zeigen die Verantwortung, die auch und vor allem bei den Mitarbeitenden der Behinderteneinrichtung liegt, wenn es um Informationen geht. Der Betreuer ist in der Verantwortung, sich die nötigen Informationen zu beschaffen. Die betreuende Einrichtung der Behindertenhilfe ist in der Verantwortung, die Informationen zu sammeln, zu dokumentieren und dem Betreuer zu überlassen.

Ein guter Betreuer ist nicht jemand, der plötzlich auf Zuruf für die Einrichtung da ist, wenn man ihn braucht. Einen guten Betreuer, der im Betreuungs- und Versorgungsnotfall handlungsfähig und nicht überfordert ist, ist das Ergebnis der gelebten Verantwortung des Betreuers UND der Einrichtung der Behindertenhilfe.

4.8 Internetquellen

- ▶ www.caritas.de/glossare/vorsorgevollmacht (20.09.2017)
- ▶ www.foerderverein-bonn-beuel.de/bilder/patientenverfuegung_72.pdf (10.08. 2011)
- ▶ www.saarland.de/dokumente/thema_soziales/Patientenverfuegung_LS_END.pdf (20.09.2017)
- ▶ www.sagb.ch/ (23. 03. 2017)
- ▶ www.bildfolge.de (23.07.2017)

Literatur

Baltscheit M (2011) Die Geschichte vom Fuchs, der den Verstand verlor, 2. Aufl. BV Berlin Verlag, Berlin

Baumann K, Conners E (o.J.) Meine Oma Gisela. Alzheimer Forschung Initiative e. V. Düsseldorf

Baumgart E (1997) Stettener Deskriptionsdiagnostik des Sprachentwicklungsstandes von Menschen mit geistiger Behinderung eine methodische Handreichung für die Praxis. Diakonie-Verlag, Reutlingen

Becker KP, Becker R, Autorenkollektiv (1983) Rehabilitative Spracherziehung. Beiträge zum Sonderschulwesen und zur Rehabilitationspädagogik Band 31. Volk und Gesundheit, Berlin

Bruhn R, Straßer B (Hrsg) (2014) Palliative Care für Menschen mit geistiger Behinderung. Interdisziplinäre Perspektiven für die Begleitung am Lebensende. W. Kohlhammer, Stuttgart

Buchka M (2003) Ältere Menschen mit geistiger Behinderung. Bildung, Begleitung, Sozialtherapie. Reinhardt, München, Basel

Bundesverband Evangelischer Behindertenhilfe (Hrsg) (1999) Bist du bei mir wenn ich sterbe? Orientierung. Fachzeitschrift der Behindertenhilfe, Heft 4

Bundesvereinigung Lebenshilfe für Menschen mit Geistiger Behinderung e. V (2002) Bäume wachsen in den Himmel – Sterben und Trauer. Ein Buch für Menschen mit geistiger Behinderung. Lebenshilfe-Verlag, Marburg

Bürgerliches Gesetzbuch (o.J.) www.gesetze-im-internet.de (25.08.2017)

Caritasverband für die Diözese Augsburg e. V. (Hrsg) (2011) In Würde. Bis zuletzt. Hospizliche und palliative Begleitung und Versorgung von Menschen mit geistiger Behinderung. Augsburg.

Crowther K (2011) Der Besuch vom kleinen Tod. Carlsen, Hamburg

Dingerkus G, Schlottbohm B, Hummelt D (2004) Werd ich ein Stern am Himmel sein. Ein Thema für alle und insbesondere für Bewohnerinnen und Bewohner von Einrichtungen für Menschen mit Behinderungen. Ansprechstelle im Land Nordrhein-Westfalen zur Pflege Sterbender, Hospizarbeit und Angehörigenbegleitung im Landesteil Westfalen-Lippe (Alpha), Münster

Erlbruch W (2006) Die große Frage, 7. Aufl. Peter Hammer, Wuppertal

Erlbruch W (2007) Ente, Tod und Tulpe. Antje Kunstmann, München

Fessel KS (1999) Ein Stern namens Mama. Friedrich Oetinger, Hamburg

Fischer E, Ratz C (Hrsg) (2017) Inklusion – Chancen und Herausforderungen für Menschen mit geistiger Behinderung. Juventa, Weinheim

Fittkau L, Gehring P (2008) Zur Geschichte der Sterbehilfe. In Tod und Sterben. APuZ Aus Politik und Zeitgeschichte. Beilage zur Wochenzeitung Das Parlament 4:25–31

Franke E (2011) Palliative Care bei Menschen mit geistiger Behinderung. In: Kränzle S, Schmid U, Seeger C (Hrsg) Palliative Care, 4. Aufl. Springer, Heidelberg, S 339–347

Franke E, Jungnickel H, Ohl C, Schlichting H (o.J.) Textentwurf Willensbildung/Willensdokumentation, DGP AG Menschen mit geistiger Beeinträchtigung, Manuskript. www.team-pem.de (02. 04. 2017)

Heike G (2007) Wie ist das mit dem Tod? Reihe Willi will's wissen. Baumhaus, Frankfurt am Main

Greil J, Sedlak R, Schulz-Ertner D (Hrsg) (2007) Ich gehe zur Bestrahlung. Deutsche Kinderkrebsstiftung. Strahlentherapie-Broschüre für Kinder, Bonn

Groh W, Müller M (2010) Wie gehen Menschen mit intellektueller Behinderung mit dem Erleben von Sterben und Tod um? www.hospiz-varel.de

Hartmann B (2011) Schmerzerleben von Menschen mit einer geistigen Behinderung aus ihrer eigenen Sicht sowie aus der Wahrnehmung Dritter. Zusammenfassung der Studienergebnisse aus der Master Thesis zur Erlangung des Masters in Palliative Care. Salzburg Paracelsus Medizinische Privatuniversität. www.hospizkultur-und-palliative-care.de

Heine H (2001) Der Club. Middelhauve, München

Heller B (2003) Aller Einkehr ist der Tod. Interreligiöse Zugänge zu Sterben, Tod und Trauer. Lambertus, Freiburg im Breisgau

Heppenheimer H, Sperl I (2011) Emotionale Kompetenz und Trauer bei Menschen mit geistiger Behinderung. Reihe Behinderung – Theologie – Kirche. Beiträge zu diakonisch-caritativen Disability Studies. Band 2. W. Kohlhammer, Stuttgart

Herbold M (2002) Papi wir vergessen dich nicht. Nord-Süd, Zürich

Huber B, Zöller E (2009) Tanzen mit dem lieben Gott. Fragen an das eigene Leben. Gütersloher Verlagshaus, Gütersloh

Kostrzewa S, Herrmann M (2013) Menschen mit geistiger Behinderung palliativ pflegen und begleiten Palliative Care und geistige Behinderung. Hogrefe, Göttingen

Kränzle S, Schmid U, Seeger C (Hrsg) (2011) Palliative Care, 4. Aufl. Springer, Heidelberg

Kruse A, Ding-Greiner Ch, Grüner M (2002) Den Jahren Leben geben. Lebensqualität im Alter bei Menschen mit Behinderungen. Projektbericht Juni 2002. Diakonisches Werk Württemberg (Hrsg) Abteilung Behindertenhilfe. Institut für Gerontologie, Ruprechts-Karls-Universität Heidelberg

Lindmeier C, Gruber D (2004) Biografiearbeit mit geistig behinderten Menschen ein Praxisbuch für Einzel- und Gruppenarbeit. Juventa, Weinheim, München

Luchterhand C, Murphy N (2007) Wenn Menschen mit geistiger Behinderung trauern. Vorschläge zur Unterstützung. Übers. aus d. Amerik. u. dt. Bearb. von Regina Humbert. 2. Aufl. Edition Sozial. Juventa, Weinheim

Mayer-Johnson R (1993) The Picture Communication Symbols. PCS Books I and II Combined. Wordless Edition. 3. Aufl. Mayer-Johnson Company, Solana Beach

Motzfeldt H (Hrsg) (2010) Der Chemo-Kasper und seine Jagd auf die bösen Krebszellen. Deutsche Kinderkrebsstiftung und Deutsche Leukämie-Forschungshilfe. 8. Aufl. Bonn

Neuhäuser G, Steinhausen HC (2013) Geistige Behinderung Grundlagen, Erscheinungsformen und klinische Probleme, Behandlung, Rehabilitation und rechtliche Aspekte. W. Kohlhammer, Stuttgart

Nicholls S (2008) Wie man unsterblich wird. Jede Minute zählt, Carl Hanser, München

Pörtner M (2017) Ernstnehmen – Zutrauen – Verstehen Personenzentrierte Haltung im Umgang mit geistig behinderten und pflegebedürftigen Menschen. Klett-Cotta, Stuttgart

Riedel A, Rittberger A, Stocker D, Stolz K (Hrsg) (2015) Handreichung zur ethischen Reflexion. Diakonie Stetten e. V. Kernen im Remstal

Ringtved G, Pardi C (2007) Warum, lieber Tod …? Rößler, Bremen

Rosen M, Quentin B (2006) Mein trauriges Buch. Freies Geistesleben & Urachhaus, Stuttgart

Schindler R (2008) Pele und das neue Leben, 13. Aufl. Ernst Kaufmann, Lahr

Schnell M (Hrsg) (2009) Patientenverfügung. Begleitung am Lebensende im Zeichen des verfügten Patientenwillens – Kurslehrbuch für die Palliative Care. Hans Huber, Bern

Schulz von Thun F (2010a) Miteinander reden 1 – Störungen und Klärungen. Allgemeine Psychologie der Kommunikation, 48. Aufl. Rowohlt, Reinbek bei Hamburg

Schulz von Thun F (2010b) Miteinander reden 2 – Stile, Werte und Persönlichkeitsentwicklung, 31. Aufl. Rowohlt, Reinbek bei Hamburg

Schulz von Thun F (2010c) Miteinander reden 3 –Inneres Team und situationsgerechte Kommunikation, 19. Aufl. Rowohlt, Reinbek bei Hamburg

Senckel B (2015) Mit geistig Behinderten leben und arbeiten. C. H. Beck, München

Stöppler R (2017) Einführung in die Pädagogik bei geistiger Behinderung. UTB, Stuttgart

Varley S (1996) Leb wohl, lieber Dachs. Annette Betz, Berlin

Walbrecker D, Mair M (2006) Ist Omi jetzt ein Engel? Pattloch, München

Waldorf S, Friedrich C (o.J.) Ich will auch Geschenke. Hilfen für Geschwister. Deutsche Leukämie-Forschungshilfe, Bonn

Welter C (o.J.) Bildkartei „Verlust/Abschied/Neubeginn". Neuwied: Bildfolge. .Werkstatt für Fotografie & Gestaltung (www.bildfolge.de)

Wikipedia (o.J.) Advocatus Diaboli. https://wikipedia.de (01.04. 2017)

Gespräche im Themenkreis Palliative Care

© Springer-Verlag GmbH Deutschland 2018
E. Franke, *Anders leben – anders sterben*, https://doi.org/10.1007/978-3-662-55825-6_5

Wenn wir Menschen mit geistiger Behinderung in das „normale" Leben einbeziehen wollen, können wir dabei den Themenbereich „Alter – Krankheit – Sterben – Tod – Trauer" nicht aussparen. Das wäre auch vergeblich, da sie mit diesen Themen ganz natürlich in Berührung kommen – sowohl in ihrem Zuhause, im Bereich Wohnen als auch in ihrem Arbeitsalltag. Menschen, die sie kennen und mögen, werden alt, krank und sterben. Auch sie selbst werden an sich Veränderungen im Laufe der Jahre erleben, werden Krankheiten durchgemacht und ganz normale körperliche Altersprozesse an sich bemerkt haben; vielleicht haben sie sich schon einmal Gedanken über ihr Lebensende gemacht.

Das wird für sie wie für die meisten anderen Menschen nicht unbedingt ihr Wunschthema sein, aber ein Thema, dem auch sie auf Dauer nicht ausweichen können. Adäquate Begleitung entsprechend ihrem individuellen Hilfsbedarf kann dann nur bedeuten, dass sie im Erleben von eigenem oder fremdem Alter, eigenen oder fremden Erkrankungen und eigenem oder fremdem Sterben Hilfe und Unterstützung bekommen, die auf ihre derzeitigen individuellen kognitiven, emotionalen und spirituellen Möglichkeiten abgestimmt sind.

Menschen mit geistiger Behinderung sind in zweifacher Hinsicht unsere Gesprächspartner im Themenkreis Palliative Care zu Krankheiten, Sterben und Tod.

Zum einen sind sie die Kranken, Schwerkranken und Sterbenden und brauchen in diesen Situationen die ihrem individuellen Hilfsbedarf angepasste Begleitung und Unterstützung. Wir müssen sie auf Arztbesuche, Laboruntersuchungen, bildgebende Diagnostikverfahren, Medikamente, Spritzen, Therapien, Krankenhausaufenthalte und Operationen vorbereiten. Sie brauchen Begleitung und Hilfe bei Schmerzen und Unsicherheiten, die Angst auslösen und dann wiederum die Schmerzen und die Unsicherheit steigern können.

In diesen Situationen können wir oft nur auf das aktuelle Geschehen und die individuellen Reaktionen reagieren, zumal uns meistens die nötige Zeit und Ruhe fehlen, um Menschen mit geistiger Behinderung umfassend und möglichst angstmindernd auf das vorzubereiten, was auf sie nach einer Diagnosestellung zukommen könnte.

In Abhängigkeit vom Schweregrad der geistigen Behinderung wird es oft auch gar nicht möglich sein, zu erklären und aufzuklären. Dann gilt es, den Menschen mit geistiger Behinderung genau zu beobachten und sozusagen tagesaktuell auf seine Schmerzen mit der Anpassung der Schmerzmedikation und Pflege- und Betreuungsbedingungen zu reagieren.

Zum anderen sind Menschen mit geistiger Behinderung auch Angehörige, Bezugspersonen und Begleiter von Kranken, Schwerkranken und Sterbenden und brauchen in dieser Rolle Informationen über das, was sie sehen und erleben, und Begleitung bei der emotionalen Verarbeitung des Gesehenen. Lassen wir sie hier mit ihren Fragen und Unsicherheiten allein, werden sich einerseits schnell Vermutungen in ihnen aufbauen, die nicht unbedingt mit der Realität übereinstimmen müssen und dann ihre Reaktionen beeinflussen. Andererseits setzen wir durch unser Schweigen und damit Verschweigen gewonnene Offenheit und Vertrauen aufs Spiel.

Menschen mit geistiger Behinderung vor dem Thema Sterben und Trauer zu schützen, kann nur heißen, sie so gut wie möglich darüber zu informieren, sie vorzubereiten und dann in der Situation so eng zu begleiten, wie sie es brauchen und möchten.

Sprachlosigkeit ist kein Schutz und keine Hilfe.

5.1 Menschen mit geistiger Behinderung als Patienten

> Wie für alle Menschen gilt auch Menschen mit geistiger Behinderung gegenüber die Aufklärungspflicht über den Anfangsverdacht, die Diagnose, mögliche Behandlungen und Behandlungsalternativen.

Zunächst ist der Patient vom Arzt aufzuklären. Nur wenn der Patient dem zustimmt oder nach ärztlicher Einschätzung, dass der Patient bezogen auf die zur Entscheidung anstehende Frage in der gegenwärtigen Situation nicht einwilligungsfähig ist[1], wird der Betreuer für Gesundheit informiert, der dann entsprechend seinem Aufgabengebiet tätig wird.

Zur Einschätzung, ob der Patient mit geistiger Behinderung bezogen auf die aktuelle Situation einwilligungsfähig ist, kann der Arzt den betreuenden Mitarbeiter, Angehörige und den Betreuer[2] befragen – die endgültige Einschätzung zur aktuellen Einwilligungsfähigkeit bezogen auf diese eine aktuell notwendige Entscheidung trifft der Arzt.

Im Alltag ist es oft so, dass bei in betreuten Wohnformen lebenden Menschen mit geistiger Behinderung die Mitarbeiter/Assistenten der Wohngruppen vom Arzt über den aktuellen Gesundheitszustand des Menschen mit geistiger Behinderung informiert werden. Diese Mitarbeiter/Assistenten sind dem Menschen mit geistiger Behinderung bekannt und sie kennen den Menschen mit geistiger Behinderung – sie sind (juristisch) Fremde, die weder aufzuklären sind, noch eine Entscheidung zu treffen haben.

Wenn wir Menschen mit geistiger Behinderung seit Jahren und täglich begleiten, wissen wir viel von ihnen, können oft ihre Situation einschätzen und auch abschätzen, wie sie auf welche Nachricht reagieren könnten oder für welchen Weg sie sich vor dem Hintergrund ihrer kognitiven Möglichkeiten und ihres Erlebens wahrscheinlich entscheiden würden. Wir sind als Mitarbeiter Vertraute der Menschen mit geistiger Behinderung, deshalb fällt es uns schwer zu akzeptieren, dass wir juristisch die Stellung von Fremden haben.

> Wir sind als Mitarbeiter Vertraute der Menschen mit geistiger Behinderung, deshalb fällt es uns schwer zu akzeptieren, dass wir juristisch die Stellung von Fremden haben.

Wir würden nicht dem nächsten Menschen, dem wir nach einem Arztbesuch auf der Straße begegnen, von unserem Gesundheitszustand, unseren Schmerzen, den ärztlichen Prognosen und Empfehlungen erzählen und ihn für uns entscheiden lassen.

---

1 Die Einwilligungsfähigkeit in die Durchführung oder Ablehnung einer vorgeschlagenen medizinischen Behandlung definiert sich nicht durch das Bestehen einer Betreuung für Gesundheitsfragen. Die Einwilligungsfähigkeit wird vom behandelnden Arzt immer bezogen auf die eine Situation und die eine zur Entscheidung anstehende Frage eingeschätzt, es gibt keine allgemeine und immer gültige Einwilligungsfähigkeit oder Einwilligungsunfähigkeit. Jede neue Situation verlangt eine neue Einschätzung.
2 Angehörige sind nicht Betreuer eines Menschen mit geistiger Behinderung aufgrund ihrer Verwandtschaft. Auch Eltern und Geschwister sind nur dann Betreuer, wenn sie für Erwachsene als gesetzliche Betreuer bestellt sind (§ 1896 BGB).

Der Vergleich hinkt? Nur im Erleben unserer Rolle als Begleiter/Betreuer/Assistenten. Wir sind Betreuer – und doch im juristischen Sinne keine Betreuer, sondern allenfalls Assistenten anderer Menschen auf deren eigenem und – in der Brechung auf uns – anderem Weg.

Ein Ausweg aus diesem „Dilemma", wie wir es wohl bezeichnen würden, besteht im Reden, Reden, Reden …

Der Mensch mit geistiger Behinderung muss mit für ihn verständlichen, zumeist einfachen Worten, Sätzen und Hilfsmitteln (!) auf das vorbereitet werden, was in der Arztpraxis, im Labor, beim Röntgen oder im Krankenhaus mit ihm geschieht. Er muss wissen, warum das mit ihm gemacht werden soll und was er davon hat, das mitzumachen bzw. auszuhalten.

Julia, eine Frau mit geistiger Behinderung und 50 Jahre alt, hat in 14 Tagen einen Termin für eine Krebsvorsorgeuntersuchung. Im Team wurde besprochen, dass die Mitarbeiterin Monika Julia in die Arztpraxis begleitet, sie hat am Tag der Untersuchung Dienst. Monika arbeitet seit einigen Jahren auf der Wohngruppe von Julia, beide kennen sich gut. Monika weiß (oder vermutet), dass sich Julia aktuell in einem Gespräch unter „Gynäkologe", „gynäkologische Vorsorgeuntersuchung" oder „Krebsvorsorgeuntersuchung" nichts vorstellen kann, obwohl sie schon bei solchen Untersuchungen war. Auch das deutsche Wort „Frauenarzt" hilft ihr vermutlich nicht weiter.

Erste Möglichkeit
Am Tag vor dem Arztbesuch wird Julia von Peter, der als Mitarbeiter im Dienst ist, über den morgen bevorstehenden Arzttermin informiert. Als Julia sich verwundert zeigt und noch einmal nach dem Termin fragt, beruhigt Peter sie mit dem Hinweis, dass es eine normale Vorsorgeuntersuchung sei und die Werkstatt darüber informiert wurde, dass sie morgen später zur Arbeit kommen wird.

Zweite Möglichkeit
Monika hat sich über die Vorsorgeuntersuchung informiert und sucht in ihrem nächsten Dienst eine ruhige Gelegenheit, um Julia über den Termin zu informieren und darüber mit ihr zu sprechen. Monika will mit Julia im Vorfeld der Untersuchung Folgendes besprechen:

Wozu?
Sinn der Vorsorgeuntersuchung ist die Diagnostik des Gebärmutterhalses. Durch regelmäßige Untersuchungen ist es möglich, bösartige Veränderungen rechtzeitig zu sehen und eine Behandlung einzuleiten.

Was?
Zur frauenärztlichen Krebsvorsorgeuntersuchung gehören die Messung des Blutdrucks, die Untersuchung der Schamlippen, der Scheide und des Muttermundes, ein Abstrich vom Muttermund und aus dem Gebärmutterhalskanal, eine Tastuntersuchung der Gebärmutter und der beiden Eierstöcke, eine Tastuntersuchung der Brüste und der Achselhöhlen sowie eine Tastuntersuchung des Enddarms.

Wie?

1. Gespräch mit dem Arzt über allgemeines Befinden; Häufigkeit, Dauer oder Ausbleiben der Periodenblutung; Beschwerden und/oder Schmerzen bei der Periodenblutung.
2. Die Untersuchung auf dem frauenärztlichen Stuhl auf Veränderungen wie Schwellungen, Geschwülste, Rötungen, Ausfluss, Blutungen.
3. Untersuchung mit dem Spekulum (Instrument zur Spreizung der Scheidenwände): Scheidenwände und Muttermund lassen sich so sehen – Abstrichentnahme.
4. Tastuntersuchung – gleichzeitig von der Scheide und vom Bauch aus werden die Gebärmutter, Eierstöcke und Eileiter abgetastet.
5. Ultraschalluntersuchung – von der Scheide aus; könnte notwendig sein bei unklaren Beschwerden oder unklarem Befund. Es entstehen Bilder, die der Arzt auf einem Bildschirm sieht. Er sieht dort die Gebärmutter und die Eierstöcke. Vorhandene Geschwülste können erkannt werden.
6. Untersuchung der Brust als Tastuntersuchung, wobei auf Gewebeverdichtungen untersucht wird. Auch bei der Brustuntersuchung kann eine Ultraschalluntersuchung notwendig werden.

Welche der beiden Situationen ist Ihnen aus Ihrem Arbeitsalltag vertrauter?

Welche Situation wird Julia besser auf den Termin vorbereiten und wird sie beruhigt zu diesem Termin gehen lassen? Welche Situation schafft Vertrauen zwischen Julia und Monika?

Natürlich braucht die zweite Situation wesentlich mehr Zeit – sowohl mehr Zeit in der Vorbereitung als auch im Gespräch.

Sollte sich bei einer Routineuntersuchung zeigen, dass eine weitergehende Untersuchung oder eine Behandlung nötig wird, kann Julia ähnlich darauf vorbereitet werden. Sie ist immer über das Untersuchungs- oder Behandlungsziel informiert, sodass mit ihr auch die Ergebnisse besprochen werden können.

Anzunehmen ist bei einer adäquaten, d. h. ihren Hilfebedarf und ihre Möglichkeiten beachtenden Vorbereitung, dass sie selbst nach den Ergebnissen fragen wird. Auch ungünstige Befunde und Prognosen sollten ihr nicht vorenthalten werden. Wenn wir Menschen mit geistiger Behinderung als autonome Persönlichkeiten sehen, gestehen wir ihnen auch das Recht auf die Wahrheit zu – wenn sie sie hören wollen. Nur der aufgeklärte Patient mit geistiger Behinderung kann für sich und über seine Behandlung entscheiden.

> Da sich solche Gespräche wiederholen werden, können die Assistenten zur Vorbereitung dieser Gespräche eine Mappe mit Informationen, Bilder, Fotos anlegen, die bei allen diesen Vorbereitungsgesprächen auf eine gynäkologische Untersuchung als Hilfsmittel und Anschauungsmittel eingesetzt werden kann. Die Mappe „Gynäkologische Vorsorgeuntersuchung" muss nicht nur im Gespräch mit Julia verwendet werden, sondern kann zur Vorbereitung aller anderen Frauen mit geistiger Behinderung zum Einsatz kommen. Im Laufe der Zeit wird es immer mehr dieser Mappen geben: Röntgen, Impfen, Ultraschall, Gynäkologe, Urologe, Kardiologe … die Themen sind so vielfältig wie die menschliche Gesundheit. Die Zeit, die für die Erarbeitung dieser Mappen aufgewendet wird, ist nicht vergebens – nur einmalig. Außerdem ist die aufgewendete Zeit eine gute Investition für zukünftige Gespräche.

Es gibt nicht nur die regelmäßigen Routineuntersuchungen, sondern auch Behandlungen ernster Erkrankungen, bei denen Menschen mit geistiger Behinderung Begleitung brauchen (▶ Kap. 4). Auch hier schließt die Begleitung deutliche Information und ehrliche Aufklärung ein, wenn der Mensch mit geistiger Behinderung die Wahrheit wissen möchte. Das Recht auf Nicht-Wissen ist zu akzeptieren. In der Regel spürt man einem Menschen, den man aus vielen Situationen gut kennt, sicher ab, ob er alles wissen möchte oder nicht. Man wird in einem Gespräch mit ihm auch merken, ob er **mehr** oder **genauer** wissen möchte oder nicht.

Stellt ein Mensch mit geistiger Behinderung Fragen über den Ernst seiner Erkrankung und seines Zustandes wie „Bin ich sehr krank? Muss ich bald sterben?", kann man ihn nach seiner Einschätzung oder nach seinen Befürchtungen/Hoffnungen fragen und dann darüber sprechen. Auch Menschen mit geistiger Behinderung spüren Veränderungen, die sich durch Krankheiten einstellen. Sie merken, dass sie nicht mehr belastbar sind wie vor der Erkrankung, dass sie schnell ermüden, dass sie sich im Äußeren verändern und mehr Hilfe und Unterstützung bei einfachen Alltagsdingen und der Selbstpflege brauchen. Diese Veränderungen und das Erleben können besprochen werden.

Wichtig ist dabei, dass alle Begleiter und Assistenten sich gleich äußern. Der schlimmste vorstellbare Fall wäre es, wenn eine Mitarbeiterin die Sorgen und Ängste des Betreuten aufnimmt und bespricht und ein anderer Mitarbeiter mit „Das wird schon wieder!" reagiert. Das setzt voraus, dass sich das Team erstens abspricht und zweitens andere Bezugspersonen informiert.[3] Mitarbeiter aus der Werkstatt für behinderte Menschen, Pfarrer, Ärzte, Therapeuten und der gesetzliche Betreuer sollten informiert werden. Niemand wird Interesse daran haben, den Menschen mit geistiger Behinderung zu „belügen" oder zu „vertrösten", sodass es lediglich auf Absprachen ankommt, um verunsichernde und gegensätzliche Äußerungen und Verhalten dem Kranken und Sterbenden gegenüber zu vermeiden.

Diese Situation und die letzte Lebensphase sind nicht mehr der richtige Zeitpunkt, allgemein Wissen und Einstellungen gegenüber Krankheiten, dem Sterben und dem Tod zu vermitteln. In dieser Situation kann es noch um die Gestaltung der letzten Lebensphase gehen, um mögliche letzte Wünsche, um den Abschluss eventuell offener und unerledigter Dinge.

Diese Fragen kann man langsam nach und nach stellen und mit dem Menschen mit geistiger Behinderung besprechen. Manchmal wird es so sein, dass er so blockiert ist durch Schmerzen, Unsicherheit und Angst, dass er darüber das Leben „vergisst". Hier ist es Aufgabe aller Begleiter, ihm alte Wege zu erhalten und möglichst neue Wege zu eröffnen. Auch die letzte Lebensphase gehört zum Leben und ist noch nicht der Tod. Darin gibt es zwischen Menschen mit geistiger Behinderung und Menschen ohne geistige Behinderung keinen Unterschied.

Einer unheilbar an Krebs erkrankte und „austherapierten" Frau mit geistiger Behinderung, die im Förder- und Betreuungsbereich der Werkstatt für behinderte Menschen noch ihre Gruppe besuchen konnte, äußerte nicht, dass sie Schmerzen hatte oder eine Abnahme

---

3   Hier kommen wir an die Frage der Schweigepflicht. Wenn der Mensch mit geistiger Behinderung es nicht möchte, dass Informationen über seinen Gesundheitszustand und die anstehende Behandlung an andere Bezugspersonen weitergegeben werden, muss das unterbleiben. Wenn man mit ihm die Situation besprechen kann, kann man sicher auch mit ihm diese Frage besprechen.

ihrer Möglichkeiten spürte. Sie war aufgrund ihrer starken geistigen Behinderung zu einer derartigen verbalen (oder nichtsprachlichen) Äußerung nie in der Lage gewesen. Der aufmerksamen Mitarbeiterin fiel auf, dass die Frau nicht mehr die Steckspiele machen wollte, die sie eigentlich immer gern gemacht hatte. Die Frau saß meistens nur im Gruppenraum und schaute den anderen zu bzw. forderte die Aufmerksamkeit und Zuwendung der Mitarbeiterin. Die Mitarbeiterin fragte sich, wie sie dieser Frau, die sie seit vielen Jahren gut kannte, noch eine Freude machen konnte. Sie wusste, dass diese Frau nichts so sehr mochte, wie im Café Schwarzwälder Kirschtorte zu essen. Dabei ging es nicht allein nur um die Torte und nicht nur um das Café, sondern die Kombination von beidem machte das Erlebnis aus. So ein Cafébesuch war einem ganz besonderen Anlass vorbehalten: dem Geburtstag dieser Frau.

Es war abzusehen, dass diese Frau nicht mehr sehr lange in die Tagesförderung würde kommen können, und es war der richtige Zeitpunkt, die Café-Regelung zu ändern. Wann immer es personell möglich war, wurde nun mit dieser Frau das Café besucht. Anfangs konnte sie das sehr genießen: Sobald sie am Weg erkannte, wohin es gehen sollte, freute sie sich. Sie konnte es kaum erwarten, bis die Torte und die Tasse Kaffee vor ihr standen. Bald freute sie sich noch auf dem Weg und über Torte und Kaffee, aber mochte beides kaum noch anrühren. Es dauerte nicht lange, bis ihr diese Cafébesuche zu viel wurden. Ihre Kraft reichte dafür nicht mehr aus oder ihr Interesse verlor sich.

Im Fortschreiten der Erkrankung zog sich die Frau mehr und mehr von ihrer Umwelt zurück. Die Gruppenmitarbeiterinnen standen besorgt und hilflos daneben, als die Frau sich stunden- und tagelang unter einer Decke versteckte. Vielleicht suchte sie in dieser „Höhle" auch Sicherheit, die sie sonst meinte nicht finden zu können. Die Gründe dafür waren nicht zu klären. Vielleicht spürte sie, dass ihr Leben endet. Möglicherweise war sie auch von ihren engen Bezugspersonen enttäuscht, weil diese ihr nicht halfen. Und die Hilfe und Unterstützung war sie doch gewohnt durch all die Jahre der guten Begleitung und Betreuung.

Die Gruppenmitarbeiterinnen waren immer in ihrer Nähe, wenn sie unter der Decke kauerte, und boten Nähe und Geborgenheit an. Hier konnte die Begleitung nur darin bestehen, mit Geduld, Zeit und Liebe auszuhalten. Erst als es der Frau so schlecht ging, dass sie das Bett nicht mehr verlassen und nicht mehr zu ihrem „Versteck" gehen konnte, nahm sie die Nähe der Mitarbeiterinnen wieder an, die in ihren letzten Tagen ständig bei ihr waren.

Mit dieser Frau war es aufgrund ihrer Behinderung zu keinem Zeitpunkt möglich, ihre Diagnose oder Behandlungsmöglichkeiten zu besprechen. Es konnte immer nur auf das Verhalten reagiert werden, das beobachtet wurde. Die Interpretationsmöglichkeiten waren zahlreich.

Diese Unsicherheiten gibt es auch dann im Verlauf einer Demenzerkrankung, wenn vor der Erkrankung der Mensch mit geistiger Behinderung gut orientiert war und sich sprachlich gut äußern konnte und dann diese Fähigkeiten verliert. Menschen mit Down-Syndrom haben ein erhöhtes Risiko, an einer Demenz vom Alzheimer-Typ zu erkranken. In Abhängigkeit von ihrer individuellen Entwicklung ist der Beginn der Erkrankung bzw. der Ausfälle zu beobachten oder nicht zu beobachten. Menschen mit Down-Syndrom, deren Behinderung stärker ausgeprägt ist, werden erst in einem fortgeschrittenen Stadium die Erkrankung auffällig. Es sind immer ganz kleine Dinge, die zunächst auf den Abbau hindeuten und die häufig übersehen werden.

Menschen mit Down-Syndrom sind häufig sehr ordnungsliebend bzw. halten eine Ordnung äußerer Dinge ein, um den Überblick zu behalten. Das beginnt bei ihrem Strumpffach und ist in Wohngruppen gern beim Amt des Spülmaschinenausräumens gesehen, denn kaum jemand räumt so ordentlich und gewissenhaft die Spülmaschine aus wie ein Mensch mit Down-Syndrom.

Eines Tages, als Rudi abends wieder die Spülmaschine ausräumt, steht er mit einem Löffel in der Hand vor dem Küchenschrank und scheint zu überlegen, in welches Fach der Löffel gehört. Das sieht ein Gruppenmitarbeiter nur zufällig und peripher, bemerkt es, nimmt es kurz zur Kenntnis, bevor er sich anderen zuwenden muss. Nach ein paar Wochen liegt der Löffel an einer „falschen" Stelle. Jemand wird ihn einfach in ein anderes Fach abgelegt haben. Auch das fällt noch nicht wirklich auf, bis dann ein anderer Gruppenmitarbeiter fragt, wer denn eigentlich neuerdings immer das Geschirr und Besteck in andere Fächer stellt. Die Kolleginnen aus Rudis Werkstattgruppe berichten, dass er sich „merkwürdig" verhält und nun mit seit Jahren gewohnten Abläufen und Arbeiten Schwierigkeiten zu haben scheint.

Rudi hat eine gute Sprachentwicklung durchlaufen: Sein passiver und aktiver Wortschatz sind sehr groß, selten unterlaufen ihm gravierende grammatikalische Fehler und auch seine Artikulation ist – bis auf eine etwas schleppende und monotone Aussprache – lediglich bei schweren Lautverbindungen (wie kr-, dr-) nicht normgerecht. Langsam werden seine Äußerungen zunächst kürzer und dann seltener, die Aussprache wird verwaschen. Da jedoch die Verständigung mit ihm dadurch noch nicht ernsthaft gefährdet ist, wird dies kaum als Hinweis gesehen und zumeist übersehen.

Beachtet wird das Auftreten von Aspirationen[4] bei den Mahlzeiten, wobei es immer die Flüssigkeiten und das Trinken sind, die die ersten Schwierigkeiten machen. Die Aspirationen und das nachfolgende Husten häufen sich, sodass sie nicht übersehen werden können. Hier muss die nötige Beratung in den Alltag des an Demenz Erkrankten geholt werden. Meistens erfolgt dann zunächst eine Umstellung der Kostformen: Getränke können angedickt werden und sind dann einfacher zu schlucken.[5] Nahrung oder Nahrungsteile können passiert werden, wenn das Kauen nachlässt.

Das ist in der Betreuung etwa der Zeitpunkt, an dem neben der geistigen Behinderung an den Beginn einer zusätzlichen Demenzerkrankung gedacht wird. Es fällt rückblickend sehr schwer, die einzelnen Stationen der Erkrankung zu erfassen.

ⓘ Eine Hilfe kann der rechtzeitige Beginn einer gezielten Beobachtung sein, die typische Verhaltensänderungen von Menschen mit Down-Syndrom und zusätzlicher Alzheimer-Demenz im Blick hat. Es wird empfohlen, für Menschen mit Down-Syndrom, die das 40. Lebensjahr erreicht haben, die Beobachtungen, die

---

4   Eindringen von Fremdkörpern in die Atmung – Flüssigkeiten, Speisen, Speichel – mit (anfangs) nachfolgendem kräftigem Husten, der schwächer wird, bis aus den Aspirationen „stille Aspirationen" werden – d. h. der Hustenreiz ist beeinträchtigt und bleibt dann aus.

5   Angedickte Flüssigkeiten sind im Fließen langsamer, sodass mundmotorisch mehr Zeit bleibt, zum Schlucken einzustellen. Die Beratung über die Kostform und mögliche Hilfsmittel zur Nahrungsaufnahme ist unabdingbar und kann noch lange die künstliche Ernährung hinausschieben.

jeder Begleiter und Assistent ohnehin macht, aller drei Monate zu protokollieren. Das Protokollieren dauert in der Wiederholung etwa 10 Minuten und gibt eine Vorstellung von den nächsten Stufen des Abbaus in bestimmten Lebensbereichen. Diese Dokumentation von Beobachtungen hilft auch, im Nachhinein Abbauphasen zu beschreiben.

- **Beobachtungsbogen zur Verlaufskontrolle der zusätzlichen Alzheimer-Demenz bei Menschen mit Down-Syndrom (Franke et al. o.J.)**

Einschätzen sollte eine Mitarbeiterin/ein Mitarbeiter, die/der den Bewohner gut kennt. Diese Mitarbeiterin/dieser Mitarbeiter sollte die Einschätzung auch in Zukunft immer machen, da sich von einem zum anderen Kollegen Einschätzungen „verschieben" und so das Bild verzerren könnten. Es ist nicht nötig, dass Sie im Team diese Einschätzung gemeinsam machen und lange besprechen. Wer den Bewohner gut kennt, schätzt ein.

Im Ergebnis geht es um die Planung der weiteren Betreuungsmaßnahmen und die Vorbereitung auf die nächsten notwendigen Sicherungen in der Begleitung, sodass die Einschätzung einer Kollegin ausreichend ist, um eine Tendenz zu ermitteln.

Bei Menschen mit Down-Syndrom ab dem 40. Lebensjahr ohne beobachtete/vermutete Abbauschritte wird die Einschätzung alle drei Monate empfohlen. Sobald ein Abbau vermutet/beobachtet wird, sollten monatlich die Beobachtungen protokolliert werden. Bitte schätzen Sie in ◻ Tab. 5.1 nach Ihrer Beobachtung ein – mit Datum der Erfassung oder mit unterschiedlichen Farbe. Dazugehörige Legenden zeigen ◻ Tab. 5.2 und 5.3.

Wenn anhand dieser Verlaufskontrolle deutlich wird, dass z. B. die Raumorientierung nachlässt, muss überlegt werden, wie die Sicherung der Wege oder die Begleitung in der nächsten Zeit aussehen soll. Erfahrungsgemäß kommt es scheinbar schnell zum nächsten Abbauschritt, sodass für diesen Fall – der eintreten wird – bereits ein Betreuungsplan existiert und nicht hektisch gehandelt werden muss.

> Die Verlaufskontrolle will damit neben der eigentlichen Beobachtung des Prozesses auch eine notwendige Änderung in der Betreuungsplanung anstoßen.

5.2 Menschen mit geistiger Behinderung als Angehörige und Begleiter

„Ich muss mich jeden morgen früh aus dem Bett quälen, soll mich zügig waschen und anziehen, frühstücken und dann in die Werkstatt an meinen Arbeitsplatz gehen, während der Mitbewohner jeden Morgen lange im Bett liegen und zu Hause bleiben darf. Wenn ich dann nachmittags von der Arbeit komme, sitzt er gemütlich in eine Decke eingehüllt im Wohnzimmer mit einer Tasse Kaffee vor dem Fernseher. Ich soll dann auch noch mein Zimmer aufräumen oder mein Gruppenamt machen … und Rücksicht nehmen soll ich auch auf ihn. Die Mitarbeiter kümmern sich nur noch um ihn, für mich haben sie keine Zeit mehr. Wir machen keine Ausflüge mehr! Ich will zum Fußballspiel gehen! Wir waren immer noch nicht auf dem Volksfest! Und das ist jeden Tag so. Das ist ungerecht! Das macht mich wütend! Das lass ich mir nicht länger gefallen! Jetzt bin ich dran!"

□ Tab. 5.1 Beobachtungsbogen zur Verlaufskontrolle der zusätzlichen Alzheimer-Demenz bei Menschen mit Down-Syndrom für: _____

Bereiche	Abstufungen	Früher Ja/Nein	Ja/seit wann	Nein/seit wann
Gehen	Allein			
	Geführt			
	Nicht mehr			
Sprechen	Isolierte Laute			
	Lautverbindungen/Lallmonologe			
	Einzelwörter/Kinderworte			
	Monologisch/für sich, längere Passagen			
	Dialogisch/mit jemandem – inhaltlich passend			
	Dialogisch/mit jemandem – inhaltlich nicht passend			
	Nicht mehr/ist verstummt			
Mahlzeiten	Selbstständig, unpassiert, unangedickt, normales Besteck/Geschirr			
	Selbstständig, unpassiert, unangedickt, spezielles Geschirr/Besteck			
	Selbstständig, **passiert**, unangedickt			
	Selbstständig, unpassiert, **angedickt**			
	Selbstständig, **passiert**, **angedickt**			
	Gereicht, unpassiert, unangedickt			
	Gereicht, **passiert**, unangedickt			
	Gereicht, unpassiert, **angedickt**			
	Gereicht, passiert, angedickt			
	Essen oral, Flüssigkeit über PEG			
	Essen und Flüssigkeit über PEG			
Kleidung	allein an- und ausziehen			
	mit Hilfe an- und ausziehen			
	wird an- und ausgezogen, hilft mit			
	wird an- und ausgezogen, hilft nicht mit			

(Fortsetzung)

◼ Tab. 5.1 (Fortsetzung)

Bereiche	Abstufungen	Früher Ja/Nein	Ja/seit wann	Nein/seit wann
Körper-pflege	Allein waschen, duschen/baden, Zähne putzen			
	Mit Hilfe waschen, duschen/baden, Zähne putzen			
	Wird vollständig gepflegt			
Toilette	Völlig selbstständig (auch bei Inkontinenz, Blutungen, mit Windeln und Vorlagen)			
	Mit Hilfe (auch bei Inkontinenz, Blutungen, mit Windeln und Vorlagen)			
	Ist vollständig auf Versorgung angewiesen			
Inkonti-nenz	Ist harninkontinent – nachts			
	Ist harninkontinent – nachts und tags			
	Ist stuhlinkontinent – nachts			
	Ist stuhlinkontinent – nachts und tags			
Zeitorien-tierung	Weiß morgens, mittags, abends, nachts – **sicher**			
	Weiß morgens, mittags, abends, nachts – **unsicher**			
	Weiß morgens, mittags, abends, nachts – **nicht**			
	Kennt die Wochentage, unterscheidet zwischen werktags und Wochenende – **sicher**			
	Kennt die Wochentage, unterscheidet zwischen werktags und Wochenende – **unsicher**			
	Kennt die Wochentage, unterscheidet zwischen werktags und Wochenende – **nicht**			
Personen-kenntnis	Erkennt MitarbeiterInnen, BewohnerInnen, Bezugspersonen – **sicher**			
	Erkennt MitarbeiterInnen, BewohnerInnen, Bezugspersonen – **unsicher**			
	Erkennt MitarbeiterInnen, BewohnerInnen, Bezugspersonen – **nicht**			

(Fortsetzung)

5

◨ **Tab. 5.1** (Fortsetzung)

Bereiche	Abstufungen	Früher Ja/Nein	Ja/seit wann	Nein/seit wann
Raumori-entierung	Kennt alltägliche Orte aus dem Alltag (Gelände, Haus, Zimmer, WC, WfbM, …) – **sicher**			
	Kennt alltägliche Orte aus dem Alltag (Gelände, Haus, Zimmer, WC, WfbM, …) – **unsicher**			
	Kennt alltägliche Orte aus dem Alltag (Gelände, Haus, Zimmer, WC, WfbM, …) – **nicht**			
Weglaufen	Verläuft sich, will nicht weglaufen und **wird dann unsicher**			
	Verläuft sich, will nicht weglaufen und **wird nicht unsicher**			
	Will weglaufen			
Stimmung	Ist depressiv, traurig, weint – **nicht**			
	Ist depressiv, traurig, weint – **hin und wieder**			
	Ist depressiv, traurig, weint – **häufig**			
	Ist depressiv, traurig, weint – **beinahe täglich**			
Schreien	Ohne dass man ihn/sie unterbrechen/ablenken könnte – **nicht**			
	Ohne dass man ihn/sie unterbrechen/ablenken könnte – **hin und wieder**			
	Ohne dass man ihn/sie unterbrechen/ablenken könnte – **häufig**			
	Ohne dass man ihn/sie unterbrechen/ablenken könnte – **beinahe täglich**			
Epilepsie	Bekommt epileptische Anfälle – **kleine Anfälle**			
	Bekommt epileptische Anfälle – **große Anfälle**			
	Bekommt epileptische Anfälle – **Myoklo-nien**/Zuckungen			

Franke o.J.; ▶ www.team-pem.de

◘ Tab. 5.2 Legende 1 bei Farbeinträgen

Farbe	Erfassungsdatum/erfasst von
…	…

◘ Tab. 5.3 Legende 2

„Früher"	„Ja" oder „nein", wenn Sie wissen, dass die Bewohnerin das irgendwann einmal konnte /gemacht hat bzw. nicht gemacht/nicht gekonnt hat
„Ja/seit wann"	Wenn es hier eine Veränderung gab – zum Beispiel „spricht – isolierte Laute", wenn früher besser gesprochen wurde, nun aber nur noch seit… (Monat/Jahr vermerken) einzelne Laute gesprochen werden
„Nein/seit wann"	Wenn es hier eine Veränderung gab – z. B. „spricht – isolierte Laute", wenn früher ständig oder auch als Durchgangsstadium isolierte Laute gesprochen wurden, sie aber nun seit … (Monat und Jahr vermerken) nicht mehr zu beobachten sind, dann kann es dazu kommen, dass diese Veränderung im negativen Sinne (als Abbau) sowohl bei „spricht – isolierte Laute" unter „nein/seit wann" vermerkt wird und gleichzeitig bei „spricht – Lautverbindungen/Lallmonologe" unter „ja/seit wann" mit dem gleichen Datum vermerkt wird

Dieser Mensch mit geistiger Behinderung weiß nichts von der Erkrankung seines Mitbewohners, weil wir es ihm nicht gesagt haben. Er sieht, dass etwas anders als gewohnt und nicht in Ordnung ist.

Er fühlt sich „lediglich" ungerecht behandelt und wird bald sein Recht einfordern – vielleicht ganz leise mit einem inneren Rückzug, der anfangs kaum wahrnehmbar ist. Vielleicht fällt uns auf, dass er sich häufig bis zum Bluten kratzt und wir ihm dann mit einem Pflaster helfen sollen. Vielleicht kommt er neuerdings immer später von der Arbeit – so als würde er absichtlich Umwege laufen. Vielleicht zeigt er aus dem (vermeintlichen) Nichts heraus Verhaltensauffälligkeiten, sodass wir ihn nicht mehr übersehen können. Ob wir dann adäquat reagieren? Ob wir dann neben der Betreuung und Begleitung des schwerkranken oder sterbenden Bewohners, die uns hin und wieder an den Rand unserer Möglichkeiten führen, die nötige Zeit und Ruhe finden, die wirklichen Ursachen seines geänderten Verhaltens zu erkennen und auf diese (und nicht vordergründig auf sein Verhalten) zu reagieren?

Hier hilft nur, das Umfeld des Kranken/Sterbenden so bald wie möglich zu informieren und entsprechend des Fortschreitens der Erkrankung weiter zu informieren.

Spätestens jetzt stellt sich die Frage nach unserer Schweigepflicht.

Was dürfen wir über die zum Tode führende Erkrankung des Menschen mit geistiger Behinderung sagen? Wem dürfen wir wann etwas sagen?

Man kann solche Situationen vor den Mitbewohnern nicht verschweigen, zumal alle in dieser Situation leben und genau spüren, dass sich die Mitarbeiter anders verhalten und dass es so eine Art Anspannung und Unsicherheit bei den Mitarbeitern gibt. Auch wenn sie sich die Gründe dafür nicht erklären können, spüren Menschen mit geistiger Behinderung die Auswirkungen.

Das „gespielte" Verhalten der Mitarbeiter, als sei alles in Ordnung, als sei alles so wie immer, als sei alles normal, wird zunächst als Verunsicherung und dann vielleicht auch als Lüge erlebt. Da bleibt Vertrauen auf der Strecke, das nur schwer wieder herzustellen ist und das immer dann wieder bedroht ist, wenn sich eine ähnliche Situation aufbaut.

Der einzige Ausweg aus dieser Situation ist der offene Umgang mit den Beteiligten.

Beteiligt ist in erster Linie der erkrankte, sterbende Mensch mit geistiger Behinderung. Wenn dieser Mensch ein Gespür für sich, seine sich verändernde Gesundheit und für seine zunehmende Schwäche hat, dann würde er es als Lüge und Allein-Gelassen-Sein empfinden, wenn die ihn betreuenden Mitarbeiterinnen so tun würden, als sei alles in Ordnung, als sei alles morgen oder allerspätestens an seinem Geburtstag wieder gut. Wird er als krank und sterbend erlebt und erlebt er sich selbst auch als krank und schwächer, dann kann er so auch angesprochen und betreut werden. Die Mitbewohner werden schnell erkennen, dass da jemand auf ihrer Gruppe krank ist und eine besondere Betreuung benötigt. Werden sie von dieser Situation nicht ausgeschlossen, sondern nach ihren Wünschen und Möglichkeiten einbezogen, werden sie Verständnis für diese Situation aufbringen – nicht immer und nicht über viele Monate. Auch die Mitbewohner haben ein Recht auf Aufmerksamkeit und Zeit von den Mitarbeitern und Assistenten. Hier wird es nötig sein, Betreuungsstrukturen zu ändern und die Gruppenmitarbeiter zu entlasten, da erfahrungsgemäß ein einzelnes Gruppenteam damit überlastet ist.

Beteiligt ist auch der Betreuer für Gesundheitsfragen, falls ein Betreuer bestellt sein sollte. Mit ihm ist stellvertretend[6] zu besprechen, ob die Mitbewohner und anderen Bezugspersonen zu informieren sind. Bei dieser Entscheidung braucht ein Betreuer, der sich in der Regel nicht in den Strukturen unserer Begleitung auskennt, Erklärungen und Hinweise.

Hier muss sich ein Mitarbeiter bzw. Assistent zum „Anwalt" der anderen Menschen mit geistiger Behinderung machen und den Betreuer auf deren Fragen und Unsicherheiten aufmerksam machen. Vielleicht möchte der Betreuer die Information der Gruppenmitglieder selbst übernehmen oder zumindest anwesend sein? Sollte sich der erkrankte Mensch mit geistiger Behinderung oder sein Betreuer gegen das Informieren der anderen Gruppenmitglieder und Bezugspersonen entscheiden, ist das zu respektieren und gleichzeitig mit ihnen zu besprechen, wie auf Fragen, Unsicherheiten und mögliche Verhaltensauffälligkeiten wie Wut und Ärger der anderen reagiert werden sollte. Mögliche Verhaltensänderungen, Wut und Ärger der anderen werden nicht so lautlos ablaufen, dass der Sterbende dieses Geschehen nicht bemerken würde. Er wird es zumindest in der Brechung über das weniger an Zuwendung für sich spüren, wenn die anderen Mitbewohner ihr Recht einfordern und durchsetzen.

Die Gedanken an die Unausweichlichkeit der eigenen Sterblichkeit und unsere Angst vor dem Thema lassen uns zu oft in der Begegnung mit Menschen mit geistiger Behinderung zu diesem Thema schweigen oder diese Fragen und Probleme verharmlosen. Wenn wir mit ihnen über dieses Thema sprechen wollen (oder müssen), dann nehmen wir innerlich eine Art Anlauf und versuchen, uns und unser Gegenüber möglichst behutsam in so ein Gespräch zu führen und dabei Klippen und schwierige Situationen zu vermeiden – statt Offenheit und Klarheit wollen wir Trost, was nicht selten zur falschen und keinesfalls hilfreichen Vertröstung wird (▶ Kap. 4).

---

6   Wenn der erkrankte Mensch mit geistiger Behinderung das nicht entscheiden kann.

Über unsere Vorsicht vergessen wir häufig, dass wir alle miteinander doch längst in diesem Thema stehen und von uns ein klares, offenes und ehrliches Wort erwartet wird.

Unsere Ängste, Unsicherheiten und Blockaden verhindern noch zu häufig Gespräche zum Thema Sterben und Tod. Begründen können wir die Vermeidung dieser Gespräche immer (und oft nachvollziehbar) mit der Vermeidung von Überforderungen für Menschen mit geistiger Behinderung. Wir wägen ab, was wir wann wie sagen können. Wir fragen uns, ob sie das verstehen und verarbeiten können. Dabei überlegen wir uns in immer größer werdende prinzipielle Unsicherheiten hinein, anstatt offen, mutig und klar das **Wie** vorzubereiten. Das **Wann** ist jetzt.

Mitarbeitende in der Behindertenbegleitung müssen sich genau so wie Eltern, Geschwister und gesetzliche Betreuer von Menschen mit Behinderung überwinden, dieses Thema anzusprechen. Niemand ist ein Profi auf diesem Gebiet, aber alle können sich auf diese Gespräche vorbereiten, in letzterem liegt die Chance für die Zukunft und eine Aufgabe für Weiterbildungen von Mitarbeitenden in der Behindertenhilfe.

In allen meinen Gesprächen mit Menschen mit geistiger Behinderung zum Sterben und Tod machte ich die Erfahrung, dass meine Gesprächspartnerinnen diesem Thema sehr offen begegnet sind. Nicht einmal hörte ich von ihnen die Frage oder stieß darüber auf Verwunderung, warum wir ausgerechnet über **dieses** Thema reden wollen.

Ganz im Gegenteil hatte ich bei den meisten von ihnen das Gefühl, es sei höchste Zeit, einmal darüber zu sprechen. Einige Menschen mit geistiger Behinderung formulierten das auch so.

In meinen Gesprächen mit den Menschen mit geistiger Behinderung war ich es, die einen Anlauf brauchte, die sich überwinden musste. Bei meinen Gesprächspartnerinnen spürte ich diese Anfangsschwierigkeiten nie. Im Laufe der Gespräche sah ich sehr deutlich, dass sie unmissverständlich und sehr klar signalisieren können, wann sie genug von diesem Thema haben und wann sie sich überfordert fühlen. Auf diese Signale kann man wie bei allen anderen Gesprächen auch in Gesprächen über Krankheit, Sterben und Tod vertrauen.

Manchmal hilft es uns in solchen Gesprächen, wenn wir etwas zeigen können bzw. etwas „in der Hand" haben. Vielleicht möchten sich einige Menschen mit geistiger Behinderung nach diesem Gespräch gern allein mit diesem Thema weiter beschäftigen. Hier bieten sich Bücher zum Thema Sterben und Tod an. Es liegt in den individuellen Möglichkeiten von Menschen mit geistiger Behinderung begründet, dass es hauptsächlich Kinder- und Jugendbücher sein werden, die wir ihnen als zusätzliche Information anbieten werden.

Kinderbücher sind für Kinder und erwachsenen Menschen mit geistiger Behinderung sind keine Kinder und nicht als solche anzusprechen. Doch solange es keine bzw. nur sehr wenige Informationsmaterialien für Menschen mit geistiger Behinderung gibt, wird man auf Kinderbücher zurückgreifen müssen, wenn man ein Buch benutzen möchte.

🛈 Schaut man sich in Abteilungen für Kinderbücher um, wird man feststellen, dass es relativ viel Literatur zum Thema Trauer gibt. Meist ist in diesen Büchern ein Familienmitglied oder Freund oder Haustier eines Kindes verstorben und es geht thematisch um die Beisetzung und die Trauer. Bücher, die von Krankheiten und vom Sterben erzählen, sind selten.

Über Martin Baltscheits Kinderbuch *Die Geschichte vom Fuchs, der den Verstand verlor* heißt es auf dem Einband:

» Es war einmal ein Fuchs, der wusste alles, was ein Fuchs so wissen muss. Wer alles weiß, kann lange leben, dachte der Fuchs, und er lebte ein langes Leben voller Abenteuer. Dann aber fing er an zu vergessen, dass er ein Fuchs war. (Baltscheit 2011)

Unsentimental wird vom Auftreten der Demenz und ihrem Fortschreiten erzählt. So singen Gänse, die merken, dass der Fuchs ihnen nun nicht mehr gefährlich werden kann, dreistimmig auf die Melodie des Kinderliedes „Fuchs, du hast die Gans gestohlen“:

» Ich hab dem Fuchs Verstand gestohlen, geb ihn nie mehr her, geb ihn nie mehr her. Ohne Grütze in der Birne mögen wir ihn seheher, ohne Grütze in der Birne bleibt sein Magen leer! … bleibt sein Magen leer! (Baltscheit 2011).

Der Fuchs wird versorgt und betreut von jungen Füchsen, sodass das Lied der Gänse nicht das Ende der Geschichte markiert.

Von der Deutschen Alzheimer Gesellschaft kommt das Buch *Meine Oma Gisela*. Es ist ein Kinderbuch für Kinder, die gut lesen können, und erzählt die Geschichten der Geschwister Lukas und Julia, die sie mit ihrer an Demenz erkrankten Oma erleben. Im Buch stirbt die Oma nicht, die Trennung besteht darin, dass die Familie die Heimunterbringung der Oma überlegt, damit sich der Opa nicht allein um die Oma kümmern muss. Die Geschichten sind im Kern vielleicht auch Menschen mit geistiger Behinderung aus dem Umgang mit an Demenz erkrankten Mitbewohnern bekannt (Baumann und Conners o.J.).

Die deutsche Kinderkrebsstiftung und die Deutsche Leukämie-Forschungshilfe „Aktion für krebskranke Kinder e. V.“ brachten unter anderem die kleinen Kinderbroschüren *Der Chemo-Kasper* und *Radio-Robby* heraus. In beiden Büchern sind Kinder an Krebs erkrankt und bekommen Hilfe – einmal durch den Chemo-Kasper und seine Freunde (die Stoffe einer Chemotherapie) und durch Radio-Robby (die personifizierte Strahlentherapie). Beide Broschüren beginnen mit einer kindgerechten und gut bebilderten Erklärung, was eigentlich Körper- und Krebszellen sind. Die beiden Therapien werden durch das Handeln der Helfer erklärt, auch ihre Nebenwirkung wie der Verlust der Haare und das Erbrechen werden nicht verschwiegen. Die Helfer sind sehr sympathisch gemalt und haben in ihrem Kampf gegen die bösen Krebszellen Erfolg (Motzfeldt 2010).

Beide Hefte sind, wie auch die Broschüre *Ich gehe zur Bestrahlung. Strahlentherapie-Broschüre für Kinder*, herausgegeben vom Universitätsklinikum Heidelberg (Greil et al. 2007). Sie eignen sich gut für Menschen mit geistiger Behinderung. In der Broschüre über Strahlentherapie erzählt in der Fotogeschichte ein erkrankter Junge von seiner Therapie.

Über den Zusammenhang von Körper, Geist und Seele und ein gutes Zusammenspiel dieser Freunde für die Gesundheit erzählt Helme Heine in *Der Club*. Als kurze Inhaltsangabe erzählt die letzte Umschlagseite:

» An dem Tag, an dem du geboren wirst, ziehen drei Freunde bei dir ein. Professor Kopf wohnt in deinem Dachgeschoss, Rosi Herz lebt im ersten Stock links und Dick Bauch arbeitet im Keller. Dieser Club begleitet dich ein Leben lang. (Heine 2001)

Beschrieben ist das Clubleben zu allen Lebenszeiten des Kindes bis zu seinem Tod als alter Mann. Dann löst sich der Club auf, lediglich Dick Bauch bleibt aus Dankbarkeit beim Verstorbenen. Der Professor trifft andere Professoren und tauscht sich mit ihnen aus. Rosi Herz kümmert sich derweil um alle Herzen, die der Mensch im Laufe seines Lebens verschenkte oder als Geschenk bekam, um so die Erinnerung an den verstorbenen Menschen wach zu halten. So gesehen ist dieses Buch mit dem Gedanken an das, was vom Menschen bleibt, sehr anspruchsvoll und hoffnungsvoll. Sicher muss man wie bei jedem Buch auch bei diesem sehr genau überlegen, ob und zu welchem Zeitpunkt dieses Buch Menschen mit geistiger Behinderung anzubieten ist.

Der großen Frage, warum man wohl als Mensch auf der Welt ist, stellt sich Wolf Erlbruch mit dem Kinderbuch (das auch ein gutes Erwachsenenbuch ist) *Die große Frage*. Viele Personen antworten mit einem Satz auf diese Frage. Der Tod antwortet: „Du bist auf der Welt, um das Leben zu lieben" (Erlbruch 2006). Mit diesem Buch lässt sich mit Menschen mit geistiger Behinderung der Frage nach dem Sinn ihres Lebens auf die Spur kommen. Damit wäre es einsetzbar im Modul Patientenverfügung und Ethik innerhalb des Curriculums Palliative Care für Menschen mit geistiger Behinderung (▶ Kap. 6).

Das Buch, das sehr häufig genannt wird, wenn es um Kinderbücher zum Thema Sterben und Tod geht, ist *Leb wohl, lieber Dachs* von Susan Varley. Ein alter Dachs spürt, dass sein Leben zu Ende geht. Er bereitet seine Freunde darauf vor, dass sie bald ohne ihn weiterleben müssen. Als er tot ist, sind seine Freunde sehr traurig. In der Erinnerung an ihn und das, was er sie lehrte, finden sie Trost. Das Sterben ist so beschrieben:

» Er schaukelte sanft hin und her und war bald eingeschlafen. Und er hatte einen seltsamen, doch wundervollen Traum, wie er ihn nie zuvor geträumt hatte. Dachs lief. Zu seiner höchsten Überraschung lief er munter dahin. Vor ihm öffnete sich ein langer Tunnel. Seine Beine trugen ihn kräftig und sicher dem Tunnel entgegen. Er brauchte keinen Spazierstock mehr, also ließ er ihn liegen. Dachs lief leicht und behände, schneller und immer schneller durch den langen Gang, bis seine Pfoten den Boden gar nicht mehr berührten. Er fühlte, wie er kopfüber stürzte, wie er hinfiel und sich überschlug, aber er tat sich überhaupt nicht weh. Er fühlte sich frei. Es war, als wäre er aus seinem Körper herausgefallen. (Varley 1996)

Die Zeichnungen sind sehr liebevoll und detailreich. Es ist ein schönes Kinderbuch, in dem ein Dachs stirbt. Wie in solchen Geschichten und Märchen üblich, können die Tiere sprechen, tragen menschliche Kleidung und haben menschliche Eigenschaften und Gefühle. Ob es deshalb ein gutes Modell und Grundlage für Transferleistungen von Menschen mit geistiger Behinderung zum Thema Sterben und Trauer darstellt, wird jeder für sich im Gespräch mit Menschen mit geistiger Behinderung beantworten müssen.

Als Kinderbuch wird auch *Ente, Tod und Tulpe* von Wolf Erlbruch bezeichnet. Es ist aber auch ein Buch für Erwachsene, wobei sie mit Sicherheit anderes in diesem Buch finden als Kinder und dieses Buch doch mit Gewinn anschauen werden. Hier ist der Tod ein sehr angenehmer Zeitgenosse und Dauerbegleiter einer Ente, die doch anfangs sehr erschrocken ist, als sie erfährt, wer ihr Begleiter ist. Als die Ente tot ist, legt sie der Tod behutsam auf das Wasser des großen Flusses: „Lange schaute er ihr nach. Als er sie aus den Augen verlor, war der Tod fast ein wenig betrübt. Aber so war das Leben." (Erlbruch 2007). Das Buch lebt durch die einfachen, einprägsamen Zeichnungen, die durch den Text unterstützt werden.

Der Besuch vom kleinen Tod von Kitty Crowther (2011) ist ein Kinderbuch, in dem der kleine Tod die Sterbenden holt, was ihm keine Freude macht. Er wirkt sehr einsam, niemand spricht je mit ihm. Eines Tages kommt der kleine Tod zu Elisewin, die ihn mit „Da bist du ja endlich!" und einem Lächeln begrüßt. Elisewin und der kleine Tod verstehen sich gut; von ihr lernt er zu spielen. Doch Elisewin kann nicht im Totenreich bleiben. Sie muss in ein anderes Leben aufbrechen. Der kleine Tod ist traurig. Doch Elisewin kommt als Engel zu ihm zurück und nun holen sie gemeinsam, Hand in Hand, Sterbende ab. Der kleine Tod wird hier sehr menschlich gezeigt, er ist einem sympathisch (Crowther 2011).

In der Reihe „Willi will's wissen" erschien von Heike Gätjen das Kindersachbuch *Wie ist das mit dem Tod?* (Gätjen 2007). In diesem Buch geht es um das Sterben, um Bestattungsformen, um Trauer und auch um Rituale anderer Religionen und ethnischer Gruppen. Das Buch ist sehr informativ und nur für Menschen mit geistiger Behinderung geeignet, die sicher lesen können.

Aus dem Lebenshilfe-Verlag Marburg stammt das Buch *Bäume wachsen in den Himmel. Sterben und Trauern. Ein Buch für Menschen mit geistiger Behinderung* (2002) In drei Bildgeschichten mit wenig Text in Einfacher Sprache, der die Bilder ergänzt, wird vom Sterben, Tod und Trauer erzählt. Darsteller auf den Fotos sind Menschen mit geistiger Behinderung. Die Bilder und Texte sind gut verständlich, sodass das Buch ein gutes Hilfsmittel ist. Die Spiralbindung ist praxistauglich und erleichtert das Arbeiten mit diesem Material.

Es ist zu hoffen, dass diesem Buch weitere zu Themen wie Gesundheit, Krankheit, Alter, Sterben, Tod und Trauer für Menschen mit geistiger Behinderung folgen, d. h. Bücher, die sie allein anschauen und lesen können, ohne dass sie dabei Hilfe in Anspruch nehmen müssten, wenn sie es nicht wollen. Auch Menschen mit geistiger Behinderung wollen nicht immer über alles mit jedem sprechen. Sie suchen sich ihre Gesprächspartner aus und müssen auch ohne direkte Begleitung Zugang zu Informationen bekommen bzw. die angebotenen Medien auch mit Gewinn nutzen können. Das soll gewünschte und notwendige Hilfen und Begleitungen nicht ersetzen, sondern diese ergänzen.

Eine weitere Möglichkeit, mit Menschen mit geistiger Behinderung zum Themenkreis Palliative Care ins Gespräch zu kommen und ihnen Informationen zu vermitteln, sind Fortbildungen und Informationsveranstaltungen.

Im Curriculum für Menschen mit geistiger Behinderung geht es um die Wissensinhalte und Hilfen zur Erlebensbewältigung, die sie neben einer guten und qualifizierten Begleitung brauchen.

Alle Menschen – ob mit oder ohne geistige Behinderung – die in ihrem Alltag schwerkranke, sterbenskranke und sterbende Menschen in ihrer letzten Lebensphase begleiten, brauchen zum einen in diesen Situationen konkrete Hilfe und direkte Begleitung. Zum anderen wird eine umfangreiche und gute Vorbereitung auf das benötigt, was sie erleben könnten, damit sie in der Situation gut für sich und gut für den anderen reagieren können. Darüber hinaus braucht es Unterstützung bei der Verarbeitung dessen, was sie erlebt haben. Vor allem die Nachbearbeitung ist notwendig, um sich auch innerlich vom Geschehen verabschieden zu können und gleichzeitig keine Angst und Unsicherheit vor einer nächsten ähnlichen Situation entstehen zu lassen.

5.3 Internetquellen

- ▬ ▶ www.beizeitenbegleiten.de/assets/hanno(r)-bb-5-2016_muster.pdf (29. 06. 2017)
- ▬ ▶ www.beizeitenbegleiten.de/assets/vertreterverf%c3%bcgung-muster.pdf (28. 06. 2017)
- ▬ ▶ www.beizeitenbegleiten.de/assets/patientenverf%c3%bcgung-muster.pdf (28. 06. 2017)
- ▬ ▶ www.foerderverein-bonn-beuel.de/bilder/patientenverfuegung_72.pdf (10. 08. 2011)
- ▬ ▶ www.hospiz.at/download/download_4_ppp-vsd-vorsorgedialog/ (24. 03. 2017)
- ▬ ▶ www.team-pem.de (30. 06. 2017) In Vorbereitung: begleitendes Kursmaterial für Menschen mit geistiger Behinderung
- ▬ ▶ www.bildfolge.de (23.07.2017)

Literatur

Baltscheit M (2011) Die Geschichte vom Fuchs, der den Verstand verlor, 2. Aufl. BV Berlin Verlag, Berlin

Baumann K, Conners E (o.J.) Meine Oma Gisela. Alzheimer Forschung Initiative e. V. Düsseldorf

Baumgart E (1997) Stettener Deskriptionsdiagnostik des Sprachentwicklungsstandes von Menschen mit geistiger Behinderung eine methodische Handreichung für die Praxis. Diakonie-Verlag, Reutlingen

Bayerisches Staatsministerium für Arbeit und Soziales, Familie und Integration, Bayerisches Staatsministerium für Gesundheit und Pflege (2016) Palliative Care und Hospizarbeit in der Behindertenhilfe. Rahmenkonzept

Becker KP, Becker R, Autorenkollektiv (1983) Rehabilitative Spracherziehung. Beiträge zum Sonderschulwesen und zur Rehabilitationspädagogik Band 31. Volk und Gesundheit, Berlin

Becker-Ebel J (2017) Palliative Care in Pflegeheimen und -diensten Wissen und Handeln für Pflegende. Schlütersche, Stuttgart

Brathuhn S, Drolshagen C, Lamp I, Schneider CE (Hrsg) (2005) Manchmal wird das Wort zum Zeichen. Texte für schwere Stunden. Gütersloher Verlagshaus, Gütersloh

Bruhn R, Straßer B (Hrsg) (2014) Palliative Care für Menschen mit geistiger Behinderung. Interdisziplinäre Perspektiven für die Begleitung am Lebensende. W. Kohlhammer, Stuttgart

Bundesverband Evangelischer Behindertenhilfe (Hrsg) (1999) Bist du bei mir wenn ich sterbe? Orientierung. Fachzeitschrift der Behindertenhilfe, Heft 4

Bundesvereinigung Lebenshilfe für Menschen mit Geistiger Behinderung e. V (2002) Bäume wachsen in den Himmel – Sterben und Trauer. Ein Buch für Menschen mit geistiger Behinderung. Lebenshilfe-Verlag, Marburg

Bundesvereinigung Lebenshilfe für Menschen mit Geistiger Behinderung e. V (2000) Persönlichkeit und Hilfe im Alter. Zum Alterungsprozeß bei Menschen mit geistiger Behinderung, 2. Aufl. Lebenshilfe-Verlag, Marburg

Caritasverband für die Diözese Augsburg e. V. (Hrsg) (2011) In Würde. Bis zuletzt. Hospizliche und palliative Begleitung und Versorgung von Menschen mit geistiger Behinderung. Augsburg

Coors M, Jox RJ, in der Schmitten J (Hrsg) (2015) Advance Care Planning. Von der Patientenverfügung zur gesundheitlichen Vorausplanung. W. Kohlhammer, Stuttgart

Crowther K (2011) Der Besuch vom kleinen Tod. Carlsen, Hamburg

Dingerkus G, Schlottbohm B (2002) Den letzten Weg gemeinsam gehen. Sterben, Tod und Trauer in Wohneinrichtungen für Menschen mit geistigen Behinderungen. Ansprechstelle im Land Nordrhein-Westfalen zur Pflege Sterbender, Hospizarbeit und Angehörigenbegleitung im Landesteil Westfalen-Lippe (Alpha), Münster

Dingerkus G, Schlottbohm B, Hummelt D (2004) Werd ich ein Stern am Himmel sein. Ein Thema für alle und insbesondere für Bewohnerinnen und Bewohner von Einrichtungen für Menschen mit Behinderungen. Ansprechstelle im Land Nordrhein-Westfalen zur Pflege Sterbender, Hospizarbeit und Angehörigenbegleitung im Landesteil Westfalen-Lippe (Alpha), Münster

Erlbruch W (2006) Die große Frage, 7. Aufl. Peter Hammer, Wuppertal

Erlbruch W (2007) Ente, Tod und Tulpe. Antje Kunstmann, München

Fessel KS (1999) Ein Stern namens Mama. Friedrich Oetinger, Hamburg

Franke E, Jungnickel H, Ohl C, Schlichting H (o.J.) Textentwurf Willensbildung/Willensdokumentation, DGP AG Menschen mit geistiger Beeinträchtigung, Stand 02. 04. 2017, Manuskript. www.team-pem.de

Fröhlich A (Hrsg) (1991) Handbuch der Sonderpädagogik. Bd. 12 Pädagogik bei schwerster Behinderung. Edition Marhold im Wissenschaftsverlag Volker Spiess, Berlin

Gätjen H (2007) Wie ist das mit dem Tod? Reihe Willi will's wissen. Baumhaus, Frankfurt am Main

Greil J, Sedlak R, Schulz-Ertner D (Hrsg) (2007) Ich gehe zur Bestrahlung. Deutsche Kinderkrebsstiftung. Strahlentherapie-Broschüre für Kinder, Bonn

Heine H (2001) Der Club. Middelhauve, München

Herbold M (2002) Papi wir vergessen dich nicht. Nord-Süd, Zürich

Huber B, Zöller E (2009) Tanzen mit dem lieben Gott. Fragen an das eigene Leben. Gütersloher Verlagshaus, Gütersloh

Kostrzewa S, Herrmann M (2013) Menschen mit geistiger Behinderung palliativ pflegen und begleiten Palliative Care und geistige Behinderung. Hogrefe, Göttingen

Kübler-Ross E (2004) Verstehen, was Sterbende sagen wollen. Knaur, München

Leist M (1993) Kinder begegnen dem Tod. Haus Mohn, Gütersloh

Lindenmaier W (1999) Bei uns ist jemand gestorben. In: Orientierung 4:34–37

Motzfeldt H (Hrsg) (2010) Der Chemo-Kasper und seine Jagd auf die bösen Krebszellen. Deutsche Kinderkrebsstiftung und Deutsche Leukämie-Forschungshilfe. 8. Aufl, Bonn

Nicholls S (2008) Wie man unsterblich wird. Jede Minute zählt, Carl Hanser, München

Ringtved G, Pardi C (2007) Warum, lieber Tod …? Rößler, Bremen

Rosen M, Quentin B (2006) Mein trauriges Buch. Freies Geistesleben & Urachhaus, Stuttgart

Schindler R (2008) Pele und das neue Leben, 13. Aufl. Ernst Kaufmann, Lah

Schnell M (Hrsg) (2009) Patientenverfügung. Begleitung am Lebensende im Zeichen des verfügten Patientenwillens – Kurslehrbuch für die Palliative Care. Hans Huber, Bern

Senckel B (2015) Mit geistig Behinderten leben und arbeiten. C. H. Beck, München

Smeding R, Heitkönig-Wilp M (2005) Trauer erschließen. Eine Tafel der Gezeiten, Hospizverlag, Esslingen

Stöppler R (2017) Einführung in die Pädagogik bei geistiger Behinderung. UTB, Stuttgart

Student JC, Napiwotzky A (2011) Palliative Care – wahrnehmen – verstehen – schützen. Reihe Pflegepraxis, 2. Aufl. Thieme, Stuttgart

Theiß D (2005) Selbstwahrgenommene Kompetenz und soziale Akzeptanz bei Personen mit geistiger Behinderung. Klinkhardt, Bad Heilbrunn

Theunissen G, Kulig W (2013) Handlexikon Geistige Behinderung Schlüsselbegriffe aus der Heil- und Sonderpädagogik, Sozialen Arbeit, Medizin, Psychologie, Soziologie und Sozialpolitik. W. Kohlhammer, Stuttgart

Varley S (1996) Leb wohl, lieber Dachs. Annette Betz, Berlin

Walbrecker D, Mair M (2006) Ist Omi jetzt ein Engel? Pattloch, München

Waldorf S, Friedrich C (o.J.) Ich will auch Geschenke. Hilfen für Geschwister. Deutsche Leukämie-Forschungshilfe, Bonn

Welter C (o.J.) Bildkartei „Verlust/Abschied/Neubeginn". Neuwied: Bildfolge. .Werkstatt für Fotografie & Gestaltung (www.bildfolge.de)

Curriculum Palliative Care für Menschen mit geistiger Behinderung

© Springer-Verlag GmbH Deutschland 2018
E. Franke, *Anders leben – anders sterben*, https://doi.org/10.1007/978-3-662-55825-6_6

Im Bereich Palliative Care sind Menschen mit geistiger Behinderung in einer Doppel-rolle. Sie sind zum einen Patienten, die lebensbedrohlich erkrankt sind und sterben. Zum anderen sind sie Angehörige[1] von Patienten, die in dieser Situation auch Beglei-tung, Beratung und Entlastung brauchen. Als Angehörige stehen sie wie die Patienten im Fokus von Palliative Care, sodass ihre Begleitung auch Auftrag nach den Grundsät-zen von Palliative Care für die Einrichtungen ist.

Menschen mit geistiger Behinderung können sich auch für die (zeitweise) Rolle als Begleiter entscheiden, denn die Krankheiten und das Sterben anderer finden nicht mehr heimlich und hinter verschlossenen Türen statt. Wo gelebt wird, ist auch Raum für Krankheit und Sterben.

In der Rolle als Begleiter brauchen Menschen mit geistiger Behinderung Wissen und klare Informationen, die sie in unseren Gesprächen auch einforderten.

> Menschen mit geistiger Behinderung sind wie alle Menschen unter dem Aspekt Palliative Care in einer möglichen Doppelrolle: als Patienten und Angehörige.

Beide Rollen stellen Anforderungen an die sie betreuenden Einrichtungen und müssen unterschiedlich beantwortet werden, aber immer unter Beachtung des aktuellen Hilfe-bedarfs und ihrer individuellen intellektuellen, emotionalen, sozialen und spirituellen Möglichkeiten.

Das gesellschaftliche Bild von Menschen mit geistiger Behinderung als Menschen, die zu behüten und zu betreuen sind, muss sich relativieren und die Lebenswirklichkeit abbilden. In diese Lebenswirklichkeit gehören individuelle Möglichkeiten und der Wunsch von Menschen mit geistiger Behinderung, in allen Bereichen gleichberechtigt von ihren Fähigkeiten und Stärken aus gesehen zu werden. Auch zum Leben von Men-schen mit geistiger Behinderung gehören am Lebensende das Sterben und der Tod. Auch in diesem Bereich sind sie unter dem Stichwort Inklusion und Teilhabe wertzu-schätzen.

In meinen Gesprächen mit Menschen mit geistiger Behinderung äußerten meine Gesprächspartnerinnen wiederholt, dass sie sich Informationen über Krankheiten, das Sterben, das Altern und den Tod wünschen. Da sie aus ihrem Arbeitsalltag mit Fortbil-dungen vertraut sind, sprachen sie sich für diese Form der Informationsvermittlung aus. Sie wollen sich nicht allein mit diesen Themen beschäftigen, sondern ziehen dafür Gespräche und eine Gruppenarbeit vor.

Die Bevorzugung einer Gruppe wird zum einen darin begründet sein, dass man meint, sich in einer Gruppe „verstecken" zu können – wir kennen das alle; es gibt in einer Gruppe doch meistens jemand, der zu einem Thema etwas sagen möchte, sodass ich mir diese Meinung aus sicherer Distanz anhören und dann reagieren kann – oder nicht. Außerdem wähnt man sich in der Gruppe, wenn man sich in ihr wohl und akzep-tiert fühlt, sehr viel stärker einem „Fremden" (Lehrer, Referent) oder einem unangeneh-men Thema gegenüber.

Zum anderen fallen in einer Gruppe die Schwächen oder Defizite des einzelnen nicht so auf. Wenn ich mich allein über eine Zeitschrift oder das Internet mit einem

---

1   Angehörige meint hier alle Bezugspersonen: Familienangehörige, Freunde, Mitbewohner, Arbeitskollegen – alle im Sinne von Zugehörigen.

Thema beschäftige, dann sitze ich allein vor dieser Informationsquelle – ich muss die Informationen allein lesen, anschauen und sie allein verstehen. In einer Gruppe kann ich darauf bauen, dass auch jemand anderes mit Details Schwierigkeiten hat und vielleicht danach fragt, sodass ich mich einfach „anhängen" kann und so viel mehr Informationen bekomme und nutzen kann.

Das Spektrum der sie beschäftigenden Themen ist breit; einige Themen wurden von mehreren Gesprächspartnerinnen genannt:

- Wie merkt man, dass man stirbt?
- Merkt man jede Krankheit allein oder gibt es Krankheiten, bei denen ich selber gar nichts merke?
- Warum kann man noch nicht jede Krankheit heilen, obwohl man doch weiß, was da im Körper des Menschen passiert?
- Wie fühlt es sich an, wenn man alles vergisst und dement wird? Und merkt man noch, dass dann die anderen über einen lachen oder böse werden?
- Gewalt als Todesursache. Warum töten Menschen andere Menschen? Schuld am Tod anderer: Wie gehen Mörder damit um?
- Darf man einen Mörder oder jemanden, der Schuld am Tod eines anderen Menschen ist, entschuldigen und verzeihen? Kann das eigentlich nicht nur der, der tot ist? (Verzeihen kann doch immer nur der, der den Schaden hat, der geärgert wurde, der beleidigt wurde, der bestohlen wurde …)
- Tut Sterben weh?
- Gibt es gegen alle Schmerzen Tabletten? Wenn ja, warum bekommen die Menschen die Tabletten nicht und haben immer Schmerzen beim Sterben?
- Wenn man einen Fehler macht und jemand stirbt, weil ich den Fehler gemacht habe, dann bin ich schuld an seinem Tod. Ich kann das nicht rückgängig machen. Wie kann ich damit leben und wieder fröhlich sein?
- Warum sind Sterbende so oft allein? Warum haben andere Menschen oft vor Sterbenden Angst?
- Umgang mit Trauer, wenn der Partner vor einem stirbt und man allein ist
- Was passiert beim Sterben im Menschen?
- Wie ist das Sterben, das Ende des Lebens – wie fühlt sich das an?
- Wie ist es danach, wie fühlt man sich dann? Merkt man, dass man tot ist?
- Fragen des Alters. Wer hilft einem, wenn man Hilfe braucht, weil man nicht mehr alles allein kann. Und wird das schlimmer? Und tut das weh?
- Kann man gegen das Altern des Körpers mehr tun, als sich die Haare zu färben?
- Wie ist das mit der Auferstehung? Wie lange ist man tot, bevor man aufersteht?
- Werden meine Wünsche zu meinem Sterben und Tod respektiert? Muss ich mir alles gefallen lassen, was andere für mich wollen?
- Was muss ich machen, damit ich bestimmen kann, was wann mit mir passiert?

> ❯ Die Themen, nach denen Menschen mit geistiger Behinderung fragen, unterscheiden sich nicht von den Fragen, die Menschen ohne geistige Behinderung an das Lebensende haben.

Nach dem hier vorgestellten Curriculum Palliative Care für Menschen mit geistiger Behinderung lassen sich

— einzelne Themen aus den Modulen als Einzelveranstaltung umsetzen,
— einzelne Module als aufeinanderfolgende Fortbildungen erarbeiten
— oder ein ganzer Kurs aus unterschiedlichen Themen und Modulen zusammenstellen.

Das Curriculum ist in folgende Module unterteilt:
1. Palliative Care
2. Lebensphasen
3. Alter
4. Spezielle Krankheiten
5. Schmerzen
6. Patientenverfügung
7. Ethik
8. Sterben und Tod
9. Rituale um Sterben – Tod – Trauer

Die Module bauen zum Teil aufeinander auf, daher macht es keinen Sinn, mit dem Modul Patientenverfügung zu beginnen und Menschen mit geistiger Behinderung sich Gedanken darüber machen zu lassen, was sie im Falle welcher Erkrankung zu welchem Zeitpunkt wollen, um erst danach über die Krankheiten zu sprechen.

Falls Sie „nur" eine Information bzw. Fortbildung zum Thema Patientenverfügung machen wollen, dann müssen Sie im Rahmen dieser Veranstaltung sicherstellen, dass die notwendigen Informationen über Erkrankungen und Schmerz als Wissen verfügbar sind.

Innerhalb eines Kurses, der über wenige Tage geht, wird man nicht alle Themen in ihrer Tiefe behandeln können, sodass es stets eine Auswahl geben muss. Es wird immer zu entscheiden sein, ob man sich während eines Kurses nur einem Thema widmet oder aus mehreren Themenbereichen eine Auswahl trifft. Das wird auch damit zusammenhängen, welche Berufsgruppen als Referenten zur Verfügung stehen. Ärzte, Pfarrer oder Bestatter sollen auf jeden Fall ihre Fachbereiche selber vertreten.

Das ist besonders vorteilhaft, wenn die Vertreter ihrer Berufsgruppen als Ansprechpartner bekannt sind, vor allem wenn sie in der Einrichtung arbeiten, in der die Menschen mit geistiger Behinderung leben. Falls es innerhalb des Kurses oder danach einen dringenden Gesprächsbedarf bei einem Teilnehmer geben sollte, sind die Gesprächspartner bereits bekannt und die Menschen mit geistiger Behinderung wissen, wen sie um Hilfe bitten können.

6.1 Kursvorbereitungen

Überlegen Sie, in welchem Umfang Sie Fortbildungen bzw. Informationen innerhalb Ihrer zeitlichen und personellen Möglichkeiten anbieten wollen und durchführen können. Erst danach bieten Sie diese Veranstaltungen an. Geben Sie neben dem Titel auch kurz den Inhalt Ihrer Veranstaltung an. Die Menschen mit geistiger Behinderung sollten sich auch darauf einstellen können, ob Sie ihnen etwas erzählen oder zeigen werden oder ob sie gemeinsam etwas erarbeiten sollen. Hier geht es in der Vorinformation vor allem um den Grad der Eigenaktivität, die von den Teilnehmerinnen erwartet wird.

Bei der Bearbeitung einzelner Aspekte zum Thema Palliative Care wird es immer auch um die eigene Befindlichkeit und Betroffenheit gehen: Geht es um Schmerzen und die Begleitung von Menschen, die Schmerzen haben, so beeinflussen mich in diesem Moment auch meine Erfahrungen mit meinen Schmerzen. Das muss mir bewusst sein. Von daher wird es keine „allgemeine" und „theoretische" Beschäftigung mit diesem Themenkreis geben können. Das trifft so auch für Menschen mit geistiger Behinderung zu. Sie sollten es ihnen in der Ankündigung der geplanten Veranstaltung mitteilen.

Bedenken Sie nach Möglichkeit auch, dass es eine Sache ist, eine Veranstaltung zum Themenkreis Palliative Care vorzubereiten und durchzuführen und eine andere und nicht minder wichtige Notwendigkeit, die Nachbetreuung für die teilnehmenden Menschen mit geistiger Behinderung zu sichern. Das meint:

- Information über die geplanten Inhalte der Fortbildung vor der Fortbildung an die Mitarbeiter/Assistenten auf den Wohngruppen, denn zu ihnen kommen Ihre Fortbildungsteilnehmerinnen abends nach Hause und erzählen ihnen oder auch den Mitbewohnerinnen, worum es in der Fortbildung thematisch ging.
- Leben Ihre Teilnehmerinnen noch im Elternhaus, müssen Sie die Eltern informieren!
- Leben Ihre Teilnehmerinnen allein oder als Paar zusammen, brauchen sie einen sicheren Ansprechpartner für weitere Fragen oder Unsicherheiten nach der Veranstaltung – das wird in der Regel ein Partner mit geistiger Behinderung nicht sein können.
- Auch wenn am folgenden Tag keine Veranstaltung mehr stattfindet, müssen Sie für weitere dringende Fragen oder Unsicherheiten ansprechbar sein – oder einen Ansprechpartner für Ihre Teilnehmerinnen organisieren. Das kann eine Vertrauensperson der Teilnehmerinnen sein, die nichts mit der Veranstaltung zu tun hat. Diese muss informiert sein. Ihren Teilnehmerinnen müssen Sie möglicherweise die Vertrauensperson in Erinnerung rufen und an die Erreichbarkeit erinnern.

Vielleicht finden Sie es „sicherer", die Veranstaltungen als Wochenendveranstaltungen gemeinsam in einem Schulungshaus durchzuführen. Das hat den Vorteil, dass Sie abends alle „im Blick" haben und sicher auf Fragen, Unsicherheiten oder Ängste reagieren können. Wenn Sie sich für diese Variante entscheiden, die von Ihren möglichen Teilnehmerinnen aller Wahrscheinlichkeit nach bevorzugt wird, dann denken Sie an Begleitpersonen/Assistenten für die Menschen mit geistiger Behinderung: Sie müssen und können nicht alles allein machen und abdecken.

Beginnen Sie keine Fortbildungsreihe zum Thema Sterben in der dunklen Jahreszeit. Bedenken Sie, dass alle Teilnehmerinnen und auch Sie aus diesen mitunter belastenden Themen wieder „zurück ins Leben" finden müssen – das ist schwerer, wenn es draußen dunkel und ungemütlich ist, und sehr viel leichter, wenn man abends im Sommer zusammen grillen und im Garten sitzen kann.

> Erfahrungsgemäß ist auch die Adventszeit ungeeignet für dieses Thema. Viele Menschen mit geistiger Behinderung sind durch die ganze Adventszeit hindurch aufgeregt, in der es den Einrichtungen hektisch zugeht und das ruhige und besinnliche Weihnachtsfest mit viel Stress vorbereitet wird.

Besprechen Sie mit den Menschen mit geistiger Behinderung, die prinzipiell Interesse an diesen Themen haben, welche Themen genau sie in welchem Umfang interessieren. Bieten Sie zum Beispiel das „Modul Krankheiten" an und innerhalb des Moduls mehrere Lernziele und Lerninhalte. Lassen Sie die Menschen mit geistiger Behinderung dann entscheiden, welche Themen sie gemeinsam bearbeiten wollen.

🛈 Achten Sie auf die Begründungen, warum sie sich für Themen interessieren! Sie werden so erfahren, wie dringend und bedrückend mitunter ein Thema ist, und werden dann in der Fördereinheit dazu nicht von emotionaler Betroffenheit, Ängsten und Nöten überrascht sein. Außerdem haben Sie so ausreichend Zeit, sich oder einen Referenten auf das vorzubereiten, was sie möglicherweise überraschen könnte. Sie können gezielt Material vorbereiten und mitbringen, das Sie dann für den „Notfall" dabei haben.

Geht es Ihnen um ein breit gefächertes Wissen (mehrere Module umfassend), so bieten Sie gleich die Querverbindungen mit an. Das hat den Vorteil, dass ein Thema erstens nicht überbewertet wird und zweitens immer deutlich werden kann, dass alle Themen demselben Ziel dienen: dem Wohlfühlen und der Begleitung von Menschen in ihrer letzten Lebensphase.

Überlegen Sie bezüglich der Gruppengröße, ob Sie die Menschen mit geistiger Behinderung gut kennen („lange" bedeutet nicht automatisch „gut"). Wenn Sie die möglichen Teilnehmerinnen gut kennen und bei der Auswahl der Themen keinen Hinweis auf eine besondere persönliche Betroffenheit gefunden haben, dann werden Sie als Gruppenleiterin auch zwei oder drei Teilnehmerinnen mehr verkraften.

Wichtig für die Gruppengröße ist es auch, ob die möglichen Teilnehmerinnen sich kennen. Es ist erfahrungsgemäß eine ungute Konstellation, wenn sich alle außer einer Teilnehmerin kennen, da diese eine möglicherweise keinen Zugang zur bestehenden Gruppe finden und allein bleiben würde. Günstiger ist es dann, es wären zwei „Fremde", die eine Allianz bilden könnten, sodass keine allein bliebe.

Planen Sie für die Veranstaltung mindestens einen halben Tag ein, auch wenn Sie meinen, thematisch nicht viel vorzuhaben. Es passiert erfahrungsgemäß immer etwas, so werden etwa Themen (Unterthemen, Querthemen) angesprochen, die Sie nicht geplant hatten und für die Sie dann ausreichend Zeit brauchen. Manchmal hilft es auch nicht, etwas anderes wegzulassen, denn Sie brauchen mitunter auch den nächsten Schritt, um das Ziel anzusteuern.

Für Menschen mit geistiger Behinderung ist es wichtig, dass man sich für ihre Fortbildungen genügend Zeit nimmt und sie damit in ihrem Bemühen zu lernen wertschätzt. Wertschätzung wird in unserer Gesellschaft und in der Sicht jedes Einzelnen oft über die Zeit, die man sich für etwas oder jemanden nimmt, ausgedrückt. In diesem Erleben sind Menschen mit geistiger Behinderung nicht anders als alle anderen Menschen auch.

🛈 Planen Sie immer genügend Zeit für den Abschluss einer Fördereinheit ein. Der Abschluss ist immer die Entlassung Ihrer Teilnehmerinnen zurück in ihren Alltag, zurück ins Leben. Planen Sie auch diesen Abschnitt der Fördereinheit mit Bedacht und ausreichend Zeit. Sie finden in jeder unten geplanten Fördereinheit aufgrund der Wichtigkeit den Schritt „Abschluss – Zurück ins Leben".

Sie finden in den einzelnen Modulen als Vorschlag für die Praxis vorbereitete Fördereinheiten zur Orientierung. Die Planungen sind nach folgendem Muster aufgebaut:

Muster für ein Modul

Thema

Innerhalb der Module gibt es verschiedene Themen. Diese Themen finden sich neben
der Modulangabe auch weiter unten in der Rubrik „Querverbindungen" und geben
einen Hinweis, welche Themen sich kombinieren oder aufeinander beziehen lassen.

- Lernziele
...

- Lerninhalte
...

- Material
Es finden sich Materialangaben für diese eine geplante Fördereinheit.

- Material aus anderen Fördereinheiten
Hinweis auf Material, das in anderen geplanten Fördereinheiten bereits mit den Kursteilnehmerinnen angefertigt wurde

- Methodik
Durchführung mit Hinweisen für die Gruppenleiterin/den Gruppenleiter. Es finden
sich keine Zeitangaben, da die benötigte Zeit immer von den Kursteilnehmerinnen
abhängt. Planen Sie jedoch immer mehr Zeit ein, als Sie zunächst wollten.

- Abschluss
Zurück ins Leben!
Planen Sie genügend Zeit für diesen wichtigen Punkt ein. Falls Sie weniger Zeit in der
Durchführung benötigten, als Sie eingeplant hatten, so können Sie diese Zeit hier
einsetzen.

- Querverbindungen
Hinweis auf Module und Themen, mit denen sich diese geplante Fördereinheit inhaltlich kombinieren lässt; damit wird die Auswahl für mehrere Veranstaltungen erleichtert.
    Wenn Sie mehrere Veranstaltungen zum Themenkreis Palliative Care – eventuell
mit den gleichen Teilnehmerinnen – durchführen, so beginnen Sie zur Einstimmung
immer mit demselben Lied oder Musikstück. Das hilft den Teilnehmerinnen und Ihnen,
im Raum und der Veranstaltung anzukommen und sich auf das Thema einzulassen.
    Erfahrungsgemäß eignet sich dafür besonders das Lied „Irgendwann" von Gerhard
Schöne:

» Irgendwann siehst du zum letzten Mal Schnee, irgendwann trinkst du den letzten
Kaffee, streichelst den Hund, tanzt durch den Saal. Alles, alles gibt's ein letztes Mal.

» Irgendwann schmeckst du zum letzten Mal Brot, schwimmst durch den See und betrachtest ein Boot, winkst einem Kind, gehst durch ein Tal. Alles, alles gibt's ein letztes Mal.

» Irgendwann hörst du die letzte Musik, wirst du umarmt und erhaschst einen Blick, liest einen Brief, schreibst eine Zahl. Alles, alles gibt's ein letztes Mal.

» Irgendwann heißt, es kann morgen gescheh'n und dass wir uns heute das letzte Mal seh'n, d'rum was du erlebst, erleb' es total, denn alles, alles gibt's ein letztes Mal. (Schöne 1997)

6.2 Module des Curriculums Palliative Care

6.2.1 Modul: Palliative Care

Menschen mit geistiger Behinderung sollen den Begriff Palliative Care kennenlernen und seine Grundsätze, da dieser Begriff im Bereich von Sterben und Tod immer häufiger genannt wird und die Begleitung in Einrichtungen für Menschen mit geistiger Behinderung diesem Handlungskonzept folgt. Sie sollen erkennen, dass die Begleitung ihrer schwerkranken und sterbenden Angehörigen oder Mitbewohner nicht nur die Sache von Krankenschwestern, Ärzten und ihren Mitarbeiterinnen ist. Oft sind sie unsicher, wenn jemand auf ihrer Wohngruppe sterbend ist, weil sie nicht wissen, was geschieht und wie sie sich nun – unter den anderen als normalen Verhältnissen auf der Gruppe – verhalten sollen. Einerseits wissen sie, dass sie Rücksicht nehmen sollten, weil „man" das in solchen Situation macht. Andererseits können sie diese Situation nur schwer wirklich einschätzen. Sie spüren die Andersartigkeit der Situation, ohne sie konkret und damit hilfreich benennen zu können. Das macht unsicher.

Da „darüber" meistens nicht offen gesprochen wird und es kein Gesprächsangebot gibt, haben sie nichts, worauf sie reagieren könnten. Vielen ist es nicht möglich, das Thema selbst offen anzusprechen und danach zu fragen, da sie ihr Erleben und ihr Empfinden oft nicht in Worte fassen können.

Aus dieser Zwickmühle, die in eine allgemeine Sprachlosigkeit und Verunsicherung führen kann, sollen Menschen mit geistiger Behinderung über Kenntnisse zum Handlungskonzept einen Ausweg sehen, indem sie lernen, dass das Sterben zum Leben gehört und das Leben erst mit dem Tod zu Ende ist.

Solange ihre Angehörigen und Freunde leben, sind es noch ihre Angehörigen und Freunde, zu denen sie ihren gewohnten Kontakt haben können. Vielleicht müssen sie sich in ihrem Kontakt einschränken oder ihn anders gestalten, weil ihr Gegenüber in der letzten Lebensphase nicht mehr über die gewohnten Möglichkeiten verfügt. Und doch sind Kontakt und Begleitung möglich. Sie selbst können Teil des Begleiterteams sein, wenn sie das möchten.

Sie sollen mit dem Handlungskonzept Palliative Care bekannt gemacht werden und auch erfahren, warum wir in diesem Konzept nicht von „Sterbehilfe" sprechen, obwohl in diesem Wort der Teil „Hilfe" steckt und Hilfe doch immer etwas Gutes ist. Menschen mit geistiger Behinderung sollen erkennen, dass Palliative Care kein beängstigendes Fremdwort ist und Palliative Care als Handlungsgrundsatz nichts ist, was sie nicht verstehen oder nicht „leisten" könnten. Es soll ihnen Mut gemacht werden, mit vielen anderen Menschen gemeinsam ihre Angehörigen und Freunde bis zu deren letzter Minute zu begleiten. Dabei sollen sie auch klar äußern lernen, wo sie ihre Grenzen sehen und was sie nicht erleben möchten. Das Wissen, dass es in dieser Situation kein „muss" gibt, sondern nur noch das „kann" gilt, soll diesen Mut und das nötige Selbstbewusstsein vermitteln.

■ **Lernziele**

Die teilnehmenden Menschen mit geistiger Behinderung
— kennen die Begriffe Palliative Care, Sterbehilfe, Sterbebegleitung,
— wissen, dass sowohl der Sterbende als auch seine Angehörigen betreut werden,
— kennen den multiprofessionellen Ansatz von Palliative Care,
— erfahren, dass man auch dann noch viel für ihn tun kann, wenn man den sterbenskranken Menschen nicht mehr gesund machen kann.

■ **Lerninhalte**
— Sterbehilfe und Sterbebegleitung bedeuten Unterschiedliches.
— Sterbende bleiben zu Hause, wenn sie es wünschen.
— Sterbende dürfen medizinische Behandlungen und Medikamente verweigern.
— Jeder Sterbende hat das Recht auf größtmögliche Schmerzfreiheit.
— Alle werden in dem Rahmen begleitet, wie sie es wünschen.
— Ärzte, Pfarrer, Therapeuten, Angehörige, Freunde und Mitarbeiter kümmern sich gemeinsam um den Sterbenden und sind für ihn da.
— Niemand muss allein und einsam sterben.
— Jeder Mensch hat das Recht auf das Leben, wie er es mag, bis zum Ende.
— Für Sterbende gelten keine Regeln und Abläufe der Einrichtung – sie können allein bestimmen, wann was mit ihnen geschieht.
— Sterbende können Besuch haben, wann immer sie es wollen.
— Sterbende können allein sein, wann immer sie es wollen.
— Wir alle können viel für Schwerkranke und Sterbende tun, auch wenn wir ihnen nicht mehr im Sinne einer Heilung helfen können.
— Die Betreuung und Begleitung von Schwerkranken und Sterbenden ist nicht allein Sache des Arztes. Prinzipiell kann jeder im Rahmen seiner Möglichkeiten und seines Wollens für Schwerkranke und Sterbende da sein.

In diesem Modul kann es fünf Themen/Fördereinheiten[2] geben:
1. Was ist Palliative Care?
2. Palliative Care – Was hat das mit mir zu tun?
3. Was ist ein Palliative-Care-Team?
4. Sterbebegleitung – Sterbehilfe
5. Die letzten Wünsche

---

2 Sie finden die Planungen der Fördereinheiten jeweils in den einzelnen Modulen. Die angegebene Zahl und die geplanten Inhalte der Fördereinheiten sind lediglich Vorschläge. Vielleicht wollen Sie mehr Inhalte in mehr Fördereinheiten bearbeiten? Vielleicht wollen Sie Inhalte aus zwei Fördereinheiten in einer Veranstaltung zusammenfassen? Bei Hinweisen auf Querverweise zwischen den Fördereinheiten unterschiedlicher Module schauen Sie bitte im ursprünglichen Modul nach.

Beim ersten Thema geht es um den Begriff Palliative Care. Dabei soll der Begriffsteil „palliative" erfahrbar gemacht werden. Wenn Ihnen beim Zerteilen einer Wolldecke und dem Wärmen durch die Wolldecke der Heilige Martin in die Erinnerung kommt, so wird es Menschen mit geistiger Behinderung ähnlich gehen, die in ihren Einrichtungen bzw. Elternhäusern christlich erzogen wurden und die als Kinder (eventuell auch in späteren Lebensaltern) bei den Umzügen am Martinstag mitgingen. Hier soll an Erfahrungen und Erinnerungen angeknüpft werden, um zu zeigen, dass es etwas schon Bekanntes ist, jemandem zu helfen und ihn zu begleiten.

Modul 1: Palliative Care

Thema 1: Was ist Palliative Care?

■ **Lernziele**

Die Teilnehmerinnen (TN) kennen den Begriff Palliative Care;
    TN wissen, dass sowohl der Sterbende als auch seine Angehörigen betreut werden;
    TN kennen den multiprofessionellen Ansatz von Palliative Care

■ **Lerninhalte**

Was bedeuten die beiden Worte „palliative" und „care"?
    Woher kommt der Begriff „Palliative Care"?
    Was versteht man unter „Palliative Care"?

■ **Material**

Große Wolldecke, große Schere, großes Blatt Papier, kleine Blätter, dicke Stifte
    Symbole oder Bilder für Zustände Schmerz, Angst, Alleinsein ... Gefühle und Situationen im Rahmen einer finalen Erkrankung
    Symbole oder Bilder für Hilfen wie Spritze, Tablette, Musik, Eis, Vorlesen ... aus der medizinischen und sozialen Betreuung
    Für den Abschluss: Kaffee, Kuchen, Getränke, Musik

■ **Methodik**

„Palliative": Pallium, lateinisch für „Mantel"
1. Rückgriff auf die **Geschichte vom Heiligen Martin:** geboren im heutigen Ungarn als Sohn eines röm. Soldaten; mit 15 Jahren wird er Soldat, bald Offizier; an einem kalten Wintertag reitet er an einem unbekleideten Bettler vorbei; da er nichts anderes hat, teilt er seinen Mantel und gibt dem Bettler die Hälfte; nachts erscheint ihm Christus, der seinen halben Mantel trägt. Martin verlässt die Armee und wird später Bischoff im heutigen Frankreich. Ein Mantel wärmt und schützt – nicht nur vor Kälte.
2. TN legen sich die **Decke** um – ist es mit der Decke wärmer?
3. Die Decke wird **in die Hälften geteilt/zerschnitten** – nun können sich gleich zwei TN gleichzeitig die Decke umhängen.
4. Der Begriffsteil „palliative" drückt aus, dass jemand geschützt, gewärmt wird und sich geborgen und sicher fühlen soll – so wie unter einem Mantel des Heiligen Martin. Beiden ist warm (durch das Teilen) und keiner von beiden friert.

Gruppenarbeit: Wogegen braucht man manchmal Wärme, Schutz und Hilfe (Alleinsein, Angst, Krankheit, Hunger, Durst, Langeweile, Frieren, Verlaufen, Trauer, Wut ...)

Wann habt Ihr schon einmal Hilfe und Schutz gebraucht? … Auf einem großen Blatt die Worte bzw. Symbole, Bilder, Zeichnungen, Piktogramme sammeln.

„**Care**": engl. Pflege, Betreuung, Sorge, Fürsorge, Vorsicht, Obhut, Zuwendung – erläutern (eventuell müssen Begriffsinhalte erklärt werden!)

Gruppenarbeit: (Blatt, wann man Wärme und Schutz braucht) was kann man im Sinne von Schutz, Fürsorge, Zuwendung für jemanden konkret tun, wer kann was machen? (Arzt: Tablette gegen Schmerzen; Pfarrer: Gebet; Freund: in den Arm nehmen; Polizist/alle: Weg zeigen, wenn sich jemand verlaufen hat; Freunde: ins Kino gehen, wenn jemand Langeweile hat; Kollegen: besuchen kommen, wenn jemand krank und einsam ist …)

Palliative Care will wie der wärmende und schützende Mantel sein, wenn jemand so schwer erkrankt ist, dass er nicht mehr gesund werden kann (Erläuterung).

Gruppenarbeit: Wie fühlt sich jemand, wenn er erfährt, dass er schwer krank ist und nicht mehr gesund werden kann? Stichworte sammeln, jeweils auf einem gesonderten Blatt notieren oder aus dem Fundus Symbole und Bilder suchen und jeweils auf einem gesonderten Blatt aufkleben und die Blätter auf dem Boden in der Mitte des Kreises auslegen.

Gruppenarbeit: Erinnerung – habt Ihr schon einmal einen Menschen erlebt, der so schwer erkrankt war, dass er nicht mehr gesund werden konnte? TN erzählen von ihren Erfahrungen und Erlebnissen. GL schaut, ob sich die Situation des (erzählten) Kranken auf einem Blatt findet (Angst, Schmerzen, Alleinsein …). GL nimmt das Blatt und fragt den TN und alle anderen TN: Was hätte **man** (Ärzte, Angehörige, Pfarrer, Therapeuten) und was hättest **Du** für ihn tun können? Stichwort auf der Rückseite notieren oder aus dem Fundus Bilder/Symbole finden und auf die Rückseite kleben und wieder so auf den Boden legen, dass das, was man tun könnte, lesbar/sichtbar ist. Alle TN erzählen lassen.

GL (Gruppenleiter/in) bzw. TN fasst zusammen: Palliative Care bedeutet … Man kann viel tun, wenn man jemanden auch nicht heilen kann: „Man kann Tabletten geben, wenn jemand Schmerzen hat" – Blatt wieder umdrehen, sodass die Schmerzen sichtbar/lesbar sind … mit allen Blättern machen – TN können bei der Zusammenfassung durch den GL helfen oder nach Stichworten oder ganzen Sprachmustern vom GL selbst zusammenfassen.

Gruppenarbeit: Der Kranke ist nicht allein. Wer gehört zu ihm (im Sinne von zugehörig sein)? Wie wird es denen gehen? TN suchen unter den Blättern auf dem Boden, ob sie für das Erleben von Zugehörigen Blätter haben. Ist das Blatt gefunden, wird überlegt, ob die „Hilfe" auf der Rückseite auch für Zugehörige geeignet wäre. Wenn die eigentlich „medizinischen" Blätter mit Schmerzen usw. liegen bleiben, kann überlegt werden, ob man aus Sorge krank werden kann oder weil man nachts nichts mehr durchschläft, wenn der Kranke einen oft braucht … Hilfen?

GL fasst zusammen: Palliative Care ist ein gemeinsames Handeln von vielen verschiedenen Menschen, damit es einem Schwerkranken, der an seiner Krankheit sterben wird, und seiner Familie/seinen Angehörigen besser geht. Auch wenn man einen Menschen nicht mehr heilen kann, kann man noch viel für ihn tun.

■ **Abschluss**

Zurück ins Leben!

Fröhliche Musik (z. B. Vivaldi „Die vier Jahreszeiten" Frühling, Händel „Feuerwerksmusik" oder bekannte Lieblingsmusik der Teilnehmer …) läuft im Hintergrund.

Getränke, Kaffee, Kuchen – eine **gemütliche Runde** führt ins Leben zurück
Gespräch initiieren: wenn wir Hilfe brauchen oder es geht uns nicht gut, können
wir uns Unterstützung holen. Wen könnten wir wann um Hilfe bitten? … unabhängig
von einer Krankheitssituation!!

- Querverbindungen
  - Modul 1/Was hat das mit mir zu tun?
  - Modul 1/Palliative Care Team
  - Modul 1/Sterbehilfe – Sterbebegleitung

Den Hinweis „Symbole/Bilder/Zeichnungen/Piktogramme" finden Sie in allen Fördereinheiten. Dieser Hinweis soll Sie darauf aufmerksam machen, dass Sie sich für
Menschen mit geistiger Behinderung, die nicht oder unsicher lesen und schreiben
können, eine Sammlung von Symbolen, Bildern, Zeichnungen, Fotos, Piktogrammen
zu den Themen von Palliative Care anlegen, sodass Sie durch Kopieren Ihres Materi-
als immer genügend für die Teilnehmerinnen in Ihren Veranstaltungen zur Verfügung haben. In Gruppen von Menschen mit geistiger Behinderung, in denen alle
sicher lesen und schreiben können, sammeln Sie Erarbeitungen und Stichworte als
Schriftbilder.

In der nächsten Fördereinheit geht es um die Frage, was Palliative Care mit einem
selbst zu tun hat. Die Veranstaltungen sollen Menschen mit geistiger Behinderung „theoretisch" mit dem Thema in Kontakt bringen und sie in ihrer Rolle als Begleiter von
Schwerkranken und Sterbenden unterstützen. Auf der anderen Seite werden das Wissen
und die Einstellungen sie auch in ihrer Rolle als Schwerkranke und Sterbende ansprechen und erreichen, wenn sie eines Tages in dieser Rolle sein werden. Sie sind zum
Zeitpunkt der Veranstaltung noch nicht in dieser Rolle, aber sie werden es eines Tages
sein. Vielleicht können ihnen dann die heutigen Veranstaltungen etwas von ihrer Angst
und Verunsicherung nehmen? Wenn man sich in einer Situation, in der man Handeln-
der neben anderen Handelnden ist, eines Standards sicher ist, wird sich diese Sicherheit
auch auf die Situation übertragen lassen, in der man sich dem gleichen Handeln anderer
anvertrauen muss.

Modul 1: Palliative Care

Thema 2: Palliative Care – Was hat das mit mir zu tun?

- Lernziele

Die Teilnehmerinnen (TN) kennen die Kennzeichen und Grundsätze von Palliative
Care.

TN verstehen, dass sie vielleicht eines Tages eine palliative Begleitung brauchen
könnten.

TN erkennen, dass auch sie Angehörige/Begleiter eines Schwerkranken oder Sterbenden sein können.

TN erkennen, dass ihre Möglichkeiten für das Gelingen einer guten Begleitung
wichtig sein können.

TN erfahren, dass man auch dann noch viel für den sterbenden Menschen tun kann,
wenn man ihn nicht mehr gesund machen kann.

■ **Lerninhalte**

TN lernen, dass palliative Begleitung nicht Sache nur einer Berufsgruppe, sondern eine mitmenschliche Aufgabe ist, zu der auch sie beitragen können.

TN erfahren etwas über ihre „Doppelrolle" als mögliche Betroffene und als mögliche Begleiter.

TN nehmen einen Perspektivenwechsel vor.

■ **Material**

Bett/Lagerungskeile, Kopfkissen, Deckbett
    Isomatten, Decken, kleine Kissen (bringen TN mit)
    Vorbereitete Tabelle, traurige/lächelnde Smileys
    Illustrierte, Scheren, Klebstoff, große Blätter
    Symbole, Fotos für/mit Gegenständen, die man an Krankenbetten mitnehmen kann (große Auswahl)
    Für den Abschluss: Kaffee, Kuchen, Getränke, Musik

■ **Material aus anderen Fördereinheiten**

Aus Modul 1/Thema 1 – zwei Teile einer Wolldecke

■ **Methodik**

Gruppenarbeit: Was bedeutet Palliative Care? (Erinnerung anhand der beiden Teile der Wolldecke)

„Ich bin sehr krank, mir geht es schlecht."

TN legen sich alle auf ihre Matten, decken sich zu, legen sich bequem hin – wie es jeder mag und einige Minuten aushalten kann, ohne sich zu bewegen. Es wird geschwiegen, keine Musik. Augen schließen …

GL führt in die Situation ein: Ich bin sehr krank, ich kann nicht mehr aufstehen, ich liege immer im Bett, jeden Tag kommt der Arzt zu mir, alle von meiner Gruppe sind den ganzen Tag in der Werkstatt, der Mitarbeiter hat zu tun, abends gehen die anderen zum Sport … (… Aufzählung tatsächlicher Freizeitmöglichkeiten der TN) – ich liege allein im Zimmer. 5 Minuten ist absolutes Schweigen, niemand geht durch den Raum, kein Geräusch – nur Stille (sollte es eine Weile dauern, bis alle zur Ruhe kommen, dann die Situation länger als 5 Minuten halten)

GL hebt Situation auf: Alle setzen sich auf, bleiben auf ihren Matten sitzen, niemand liegt mehr.

Gruppenarbeit: Wie ging es mir als Kranker? Was habe ich gefühlt? Welche Gedanken habe ich mir gemacht? Alle kommen zu Wort und haben Zeit für ihre Gedanken (auf einem großen Blatt ist eine zweispaltige **Tabelle** vorbereitet: Links ist ein Bett mit einem Kranken gemalt, rechts ist dasselbe Bett zu sehen, aber mit Menschen um das Bett herum. Für jede negative Äußerung (Wort/Symbol) gibt es in der linken Spalte einen traurigen Smiley, für jede positive Äußerung (Wort/Symbol) ein lächelnder Smiley. Nach der letzten Äußerung werden die Mengen der traurigen und lächelnden Smileys verglichen (entweder mit Zahl oder über „viel" – „wenig", „sehr viel" – „ganz wenig" entsprechend den sprachlichen Möglichkeiten der TN). Matten werden aufgeräumt, Stuhlkreis aufgebaut.

Gruppenarbeit: Habe ich solche Situationen schon einmal wirklich erlebt? Wie war das? Wie mag sich der Kranke gefühlt haben? Oder war es ganz anders? (Erfahrungsaustausch, keine Wertung des Erlebten)

Gruppenarbeit: „Ich bin sehr krank, mir geht es schlecht."

1. Ein TN legt sich ins Bett als Kranker. Das Bett steht im Stuhlkreis. Der Kranke bekommt Besuch: Stuhl wird für den Besuch ans Bett gestellt. GL spielt den Gruppenmitarbeiter und begrüßt an der Tür der Gruppe den Besuch und bringt ihn ans Krankenbett. An der Tür fragt der GL jeweils, wer der TN ist. **Mögliche Rollen:** Arzt, Krankenschwester, Pfarrer, Mitarbeiter der Werkstatt, Hausleiter. Nach vier Besuchen sagt der Kranke, wie sich das anfühlte. Äußerungen werden wieder mit Wort/Symbol und traurigen/lächelnden Smileys in der Tabelle festgehalten. Wiederholung der Übung mit anderen TN als Kranke, gleiche Auswertung.

2. Ein TN legt sich ins Bett als Kranker. Das Bett steht im Stuhlkreis. Der Kranke bekommt Besuch: Stuhl wird für den Besuch ans Bett gestellt. GL spielt den Gruppenmitarbeiter und begrüßt an der Tür der Gruppe den Besuch und bringt ihn ans Krankenbett. Jeder TN ist diesmal er selbst und wird mit seinem Namen angesprochen und geht als er selbst ans Krankenbett zum Besuch. Er kann dort etwas erzählen oder schweigen, wie er mag. Nach vier Besuchen sagt der Kranke, wie sich das anfühlte. Äußerungen werden wieder mit Wort/Symbol und mit traurigen/lächelnden Smileys in der Tabelle festgehalten. Wiederholung der Übung mit anderen TN als Kranke, gleiche Auswertung.

Gruppenarbeit: Wie ging es mir als Besuch am Krankenbett? Hätte ich dem Kranken gern etwas mitgebracht. Wenn ja, was? Wusste ich, was ich erzählen konnte? Hatte ich Angst? Wovor könnte ich Angst haben? Ich muss keinen Besuch machen, sondern mache den Besuch nur, wenn ich es auch möchte. Wem hilft der Besuch, für wen mache ich den Besuch, warum mache ich einen Besuch? Was mache ich, wenn ich doch Angst bekomme am Krankenbett?

Gruppenarbeit: Was kann ich noch am Krankenbett für den Kranken machen? Beispiele: Musik mitbringen, beten, singen, erzählen, vielleicht ein Eis mitbringen oder Obst. Fühle ich mich als Besuch besser, wenn ich „ohne alles" komme und „nur" erzähle oder hilft es mir, wenn ich etwas mitbringe (Musik, Eis, Obst, Bilder …) und dann ein Thema habe?

Kleingruppen: Liste erstellen, was ich ans Krankenbett mitnehmen kann – dafür können aus Illustrierten Fotos ausgeschnitten werden, Symbole verwendet oder Worte geschrieben werden (nach den Möglichkeiten der TN)

Gruppenarbeit: Listen werden besprochen – nicht bewertet – und es wird überlegt, was man mit diesen Gegenständen „machen" kann, welchem Thema sie dienen und was der Kranke damit „anfangen" kann bzw. was er davon hat. Vielleicht bringt man deshalb vielleicht bestimmte Gegenstände lieber nicht mit oder erkundigt sich vorher, ob der Kranke damit (noch) etwas machen kann (z. B. Obst, Eis, Schokolade – nur wenn der Kranke das noch essen kann).

■ **Abschluss**

Zurück ins Leben!

Fröhliche Musik (z. B. Vivaldi „Die vier Jahreszeiten" Frühling, Händel „Feuerwerksmusik" oder bekannte Lieblingsmusik der Teilnehmer) läuft im Hintergrund.

Getränke, Kaffee, Kuchen – eine **gemütliche Runde** führt ins Leben zurück
Gespräch initiieren: manchmal ist man unsicher, ob man einen Kranken besuchen soll oder nicht – wenn man ein „Thema" mitbringt, fällt es einem vielleicht leichter und der Kranke freut sich. Mit wem kann ich über so etwas reden?

■ Querverbindungen
— Modul 1/Was bedeuten die „letzten Wünsche"
— Modul 3/Alle Themen
— Modul 4/Indirekte und direkte Schmerzzeichen
— Modul 4/Wie kann ich jemandem helfen, der Schmerzen hat?
— Modul 5/Reden über meine Wünsche

Die nächste Fördereinheit soll Menschen mit geistiger Behinderung Mut machen, nach ihren Möglichkeiten Schwerkranke und Sterbende, die sie kennen und zu denen sie bislang Kontakt hatten, weiterhin zu besuchen und den Kontakt zu ihnen zu halten.

Stirbt jemand auf ihren Wohngruppen, in ihren Familien oder an ihren Arbeitsplätzen, dann werden sie oft unsicher. Diese Unsicherheit resultiert aus den bei ihren Assistenten und Betreuern gespürten Ängsten und deren geändertem Verhalten. Menschen mit geistiger Behinderung wissen meistens nur deshalb, dass etwas anders und nicht wie immer ist. Wird nicht offen mit ihnen gesprochen, beginnen sie, darüber Hypothesen zu bilden („… als ein Mitarbeiter schon einmal so wie jetzt war, da hatte er gekündigt und ging bald darauf und hatte es uns nicht sagen wollen" oder „… als die Mitarbeiterin schon einmal nie Zeit für mich hatte, da war sie sehr böse auf mich, weil ich …" usw.).

Menschen mit geistiger Behinderung sollen entsprechend ihres Wollens in die Begleitung von Schwerkranken und Sterbenden einbezogen werden. Damit sind sie Teil eines Palliative-Care-Teams.

Modul 1: Palliative Care

Thema 3: Was ist ein Palliative-Care-Team?

■ Lernziele
Teilnehmerinnen (TN) kennen den multiprofessionellen Ansatz von Palliative Care und erkennen damit, dass die Begleitung Schwerkranker und Sterbender nicht nur eine medizinische Aufgabe oder die alleinige Aufgabe der Gruppenmitarbeiterinnen/Assistenten ist.

Ärzte, Pfarrer, Therapeuten und Mitarbeiter kümmern sich gemeinsam um den Sterbenden und sind für ihn da.

Die Betreuung und Begleitung von Schwerkranken und Sterbenden ist nicht allein Sache des Arztes. Prinzipiell kann jeder im Rahmen seiner Möglichkeiten und seines Wollens für Schwerkranke und Sterbende da sein. Auch ich kann helfen!

TN verstehen, dass auch sie mit ihren individuellen Möglichkeiten Teil eines palliativen Begleiterteams sein können, wenn sie das wollen.

TN erkennen, dass ihre Möglichkeiten für das Gelingen einer guten Begleitung wichtig sein können.

■ **Lerninhalte**

Jeder Sterbende hat das Recht auf mögliche Schmerzlinderung.
Alle werden in dem Rahmen begleitet, wie sie es wünschen.
Ärzte, Pfarrer, Therapeuten, Mitarbeiter und Angehörige kümmern sich gemeinsam um den Sterbenden und sind so für ihn da, wie sie können.
Niemand kann diese Aufgabe allein erfüllen.
Manchmal ist man müde und traurig und muss sich zurückziehen, weil man es kaum noch aushalten kann.
Jeder muss seine Grenzen erkennen und achten.

■ **Material**

Blätter DIN A4 (für den Weg)
   Stifte
   Bildkartei „Verlust, Abschied, Neubeginn" (diese Bilder von Christine Welter eignen sich immer für eine Einstimmung auf das Thema; ▶ www.bildfolge.de)
   Musik (Klassik, z. B. Vivaldi „Die vier Jahreszeiten" – Herbst, Winter)
   Getränke, Kaffee, Kuchen

■ **Material aus anderen Fördereinheiten**

Aus Modul 1/Thema 1 – zwei Teile einer Wolldecke

■ **Methodik**

Weg: Es wird im Gruppengespräch überlegt, wie sich jemand fühlt, der erfährt, dass er schwer krank ist und an dieser Krankheit versterben wird. Vielleicht kannte jemand einen Menschen, der diesen Weg bereits gegangen ist und kann davon erzählen.
   Auswahl aus „Bildfolge": Jeder sucht ein Bild aus, dass sein Gefühl bezeichnet würde, wenn er erfahren würde, dass er schwer krank ist (Bilder liegen alle aus, dafür genügend Zeit lassen, Musik kann leise im Hintergrund laufen).
   Gruppenarbeit: Jeder zeigt sein Bild und sagt etwas dazu – das Gefühl wird auf einem Blatt notiert (z. B. Hoffnung, Angst, Weinen, Unglaube, Glaube, sich allein fühlen, sich verlassen fühlen von anderen, Langeweile, Freude über einen Besuch oder Schoko-lade …). Die Gruppenleiterin versucht, die Gefühlsäußerungen mit jeweils einem Wort zusammenzufassen und dabei so zu steuern, dass möglichst viele Gefühle als Gruppen-arbeit gefunden werden (es soll vermieden werden, dass bei jedem Kursteilnehmer das Wort „Angst" auf dem Zettel steht und nur negative Gefühle besprochen werden.)
   Gruppenarbeit: Stationen (nicht nur „medizinische") einer möglichen Erkran-kung – keine Personen (z. B.: Arztpraxis, Chemotherapie, Spritzen, Tabletten, Schmer-zen, Krankenhaus, Operation, Röntgen, Blut abnehmen, Bett, Spaziergang, Musik hören, Kirche, lange Nacht, …) werden benannt und jeweils groß auf ein Blatt (oder Blatt als Fußabdruck geschnitten) geschrieben.
   Gruppenarbeit: Welche Personen/Berufe/Funktionen trifft der kranke/sterbende Mensch auf seinem Weg (z. B. Arzt, Krankenschwester, Krankengymnastin, Logopädin, Laborassistentin, Pfarrer, Schwester, Gruppenmitarbeiter, Mitbewohner, Betreuer …) und was können sie für ihn tun?

Rollenspiel: Auf den Boden werden in einigem Abstand zueinander (wie Puzzleteile als „Weg") die beschriebenen Blätter mit den Gefühlen und Stationen gelegt – Ein Teilnehmer geht allein einen Weg von der „Diagnose" aus und alle anderen stehen in weitem Abstand und schauen zu. Dann geht dieser Teilnehmer noch einmal den Weg und lässt sich von den anderen helfen, indem sie ihm die Hand hinhalten und darauf achten, dass er nicht ängstlich/unsicher wird oder allein ist. Die unterstützenden Teilnehmer können jeweils sagen, in welcher Rolle sie sind (Sprachmuster geben, z. B. „ich bin der Pfarrer", „ich bin eine Freundin") und wie sie dem Kranken helfen („ich komme jeden Tag und wir beten gemeinsam", „wir hören zusammen Musik", „ich bringe Dir ein Bier mit"). Sie können auch sie selbst sein – „ich bin Claudia und ich bringe beim Besuch dein Lieblingseis mit". Nach jedem helfenden Handreichen können sie sich einen anderen Standort suchen und die Rolle wechseln (entsprechend der Raumgröße und der Teilnehmerzahl).

Mehrere Durchgänge, damit mehrere Teilnehmer die Rolle des Kranken eingenommen haben.

Gruppenarbeit: Hilft es, wenn man als Kranke nicht allein ist und viele Menschen da sind, die ihre Hilfe anbieten? Achtung: Die Hilfe soll als Angebot gesehen werden – der Kranke muss keine Hilfe annehmen, die er nicht will!

Gruppenarbeit: Sind alle Hilfsangebote/alle Menschen zu allen Zeiten gleich wichtig gewesen? Wünscht sich der Kranke vielleicht zu unterschiedlichen Zeiten besondere Hilfen oder Menschen - z. B. gleich nach der ersten Diagnose eine Untersuchung durch einen anderen Arzt, um sicher zu sein oder um andere Therapien vorgeschlagen zu bekommen? Und wenn die Ärzte ihm nicht mehr helfen können? Sind dann Freunde, die Familie oder der Pfarrer wichtiger? – Hinweis auf individuelle Wertungen und Vorlieben!

▪ **Abschluss**

Zurück ins Leben!

Fröhliche Musik (z. B. Vivaldi „Die vier Jahreszeiten" Frühling, Händel „Feuerwerksmusik" oder bekannte Lieblingsmusik der Teilnehmer …) läuft im Hintergrund.

Getränke, Kaffee, Kuchen – Eine **gemütliche Runde** führt ins Leben zurück.

Gespräch initiieren: Niemand ist jetzt im Leben allein; man hat Freunde und Bekannte; man wird gemocht; das ändert sich auch nicht, wenn man krank wird. Mit wem sind wir befreundet und warum? Was machen wir gemeinsam, was bedeuten wir uns?

▪ **Querverbindungen**

– Modul 4/Wie kann ich jemandem helfen, der Schmerzen hat?
– Modul 5/Die Basis meiner Wünsche
– Modul 5/Meine Patientenverfügung
– Modul 5/Meine Vorausverfügung
– Modul 5/Reden über meine Wünsche
– Modul 6/Meine Lebenseinstellung

Vielleicht gibt es Zweifel daran, ob Menschen mit geistiger Behinderung in die Begleitung von Schwerkranken und Sterbenden einbezogen werden können?

Ihre Begleitung ist sicher nicht so zu sehen, dass sie zu Fremden in so einer Situation geholt werden sollen. Aber aus der Begleitung ihrer Angehörigen und Zugehörigen sollen sie nicht ausgeschlossen werden. In diesem Umfang ist ihr möglicher „Beitrag" zu sehen, den sie wie jeder andere auch übernehmen und ablehnen können.

Die nächste Fördereinheit geht auf ein Gespräch zwischen mir und einer Frau mit geistiger Behinderung in einem überfüllten Bus zurück. Es war nach unserem Feierabend. Wir kennen uns gut und fuhren zusammen zwei Haltestellen. Am nächsten Tag hatte ich eine Veranstaltung zu Palliative Care, was diese Frau wusste. Sie sagte, ich käme ja morgen nicht, weil ich zur Sterbehilfe ginge. Als ich einwendete, dass ich nicht zur Sterbehilfe ginge, sondern …, setzte sie sofort erklärend hinzu: „Ich weiß doch, ihr macht da, dass die Menschen schneller … besser sterben." Die Frau hat eine sehr laute und deutliche Stimme. Mir wurde klar, dass es einen dringenden Gesprächsbedarf zu Begriffen wie Sterbehilfe und Sterbenlassen gab.

Modul 1: Palliative Care

Thema 4: Sterbebegleitung – Sterbehilfe

■ **Lernziele**
Sterbehilfe und Sterbebegleitung sind zwei verschiedene Dinge.
　　Differenzierung und Abgrenzung der Begriffe

■ **Lerninhalte**
Teilnehmerinnen (TN) erkennen, dass Sterbehilfe trotz des „guten" Wortes „Hilfe" ein unerwünschtes und strafbares Handeln ist.
　　TN lernen korrekte Begriffe für Verhaltensmöglichkeiten in der letzten Lebensphase kennen.
　　TN können ihr Handeln als Begleiter und das, was sie sich als Patienten am Lebensende wünschen, in Einzelheiten beschreiben und werten.
　　TN können ihr Handeln mit dem korrekten Begriff bezeichnen.

■ **Material**
Großes Blatt Papier
　　Lächelnde und traurige Smileys

■ **Material aus anderen Fördereinheiten**
Aus Modul 1/Thema 2: Listen, die TN an Krankenbetten mitnehmen könnten und Auswertungen/Tabellen nach den Besuchen am Krankenbett.

■ **Methodik**
Gruppenarbeit: Welche Worte/Begriffe kennen die TN im Zusammenhang mit der Betreuung/Begleitung Sterbender? – Begriffe werden auf einem Blatt notiert (das wird wohl nur schriftlich gehen)

Gruppenarbeit: Wie „klingen" diese Worte – woran denkt man?

Beispiel: Das Wort „Sterbehilfe" hat den Anteil „Hilfe". Jemandem zu helfen ist gut und wird erwartet. Sterbehilfe bedeutet aber auch, den Tod eines anderen absichtlich herbeizuführen. Dagegen wenden wir uns. Deshalb benutzen wir dieses Wort nicht, obwohl es den Teil „Hilfe" enthält. Manchmal sind Worte in einer Zusammensetzung nicht mehr gut, obwohl sie als Einzelwort etwas sehr Gutes meinen.

GL-Vortrag: Erläuterung des Begriffes „Euthanasie" abgeleitet vom griechischen „euthanasia" ein leichter und/oder schöner Tod als Zusammensetzung des griechischen „gut" und „thanatos" „Tod" – kurzer Abriss über die Entwicklung der Todesvorstellungen, der Begrifflichkeit im Laufe der Geschichte, Einflüsse des Christentums – bis hin zum systematischen Massenmord der Nationalsozialisten, den sie als Euthanasie bezeichneten. (Hier kann auf die mögliche Geschichte der Einrichtung der TN zurückgegriffen werden, von der die TN sicher auch dann wissen, wenn sie selbst einer späteren Generation angehören. Viele Einrichtungen haben ihre Geschichte aufgearbeitet und es gibt entsprechende Informationen bzw. Material dazu.)

Mögliche Gruppenarbeit: Was wissen die TN über die Geschichte ihrer Einrichtung zur Zeit des Faschismus? Die TN sollen hier erzählen, auch werten und mögliche Betroffenheit und Ängste äußern können.

GL: Begriffe „Sterbebegleitung", „Therapie am Lebensende", „Sterbenlassen", auf jeweils ein großes Blatt schreiben.

Gruppenarbeit: „Sterbebegleitung" – „Sterbende in ihrem Alltag begleiten, ihnen Schmerzen nehmen, Erleichterung verschaffen, menschliche Zuwendung" … Was könnte dazugehören? Medizinische Maßnahmen (Medikamente), pflegerische Versorgung (kein Durst, Lagerung usw.), seelsorgerischer Beistand (Besuch vom Pfarrer, unser Beten mit dem Kranken), soziale Betreuung – Begriffsinhalte/Handlungen der psychischen und menschlichen Begleitung eines Sterbenden werden besprochen. Was könnten die TN machen und was würden sie sich in dieser Situation des Kranken wünschen? (Denkbar ist auch der Rückgriff auf die Situation „Besuch am Krankenbett" aus Modul 1/Thema 2 – aus dieser Fördereinheit gibt es eine Aufstellung).

„Therapien am Lebensende" – alle medizinischen Maßnahmen, die in der letzten Lebensphase/oft Krankheitsphase das Leben verlängern und Leiden, Schmerzen lindern sollen. Welche Möglichkeiten könnten sich TN vorstellen und welche Möglichkeiten gäbe es außerdem?

„Sterbenlassen": Eine lebensverlängernde medizinische Maßnahme wird nicht gemacht oder abgebrochen. Damit tritt der durch die Krankheit bedingte Tod früher ein. Vorstellungen der TN dazu werden besprochen und eventuell korrigiert.

Gruppenarbeit: Ein TN geht vor die Tür, die anderen TN verabreden, welche Handlung sie beschreiben (Sterbebegleitung, Therapie am Lebensende, Sterbenlassen). Der eine TN kommt wieder in die Gruppe, hört die Beschreibungen und soll den richtigen Begriff für dieses Handeln nennen.

Zusammenfassung durch GL: Verhaltensweisen werden noch einmal kurz beschrieben. Es wird noch einmal kurz wiederholt, warum das Wort „Sterbehilfe" trotz des guten Teils „Hilfe" kein gutes Wort und kein gutes Handeln ist.

Mögliche Gruppenarbeit (wenn abzuschätzen ist, dass es für die TN ein Thema ist): Wie stelle ich mir meine letzte Lebensphase vor? Welche Ängste und Hoffnungen habe ich? Woher kommen meine Ängste? Woher schöpfe ich Hoffnungen? Mit wem kann ich über meine Ängste und Hoffnungen sprechen?

Mögliche Gruppenarbeit (wenn abzuschätzen ist, dass es für die TN ein Thema ist): Habe ich schon ein Sterben erlebt, bei dem ich dachte: Es wäre gut, wenn XY jetzt sterben könnte? Wie war das? Wie ging es XY? Woher weiß ich, dass es XY so ging? Vielleicht fühlte sich XY ganz anders, als ich das gedacht habe?

(Die Gedanken/Gefühle der TN sollen nicht im Nachgang gewertet werden, die TN sollen sie aussprechen und erkennen, dass sie ein „Recht" auf ihre Gedanken und Gefühle haben, die ja der Ausgangspunkt von Ängsten bezogen auf das eigene Lebensende sein können.)

■ **Abschluss**
Zurück ins Leben!
Fröhliche Musik (z. B. Vivaldi „Die vier Jahreszeiten" Frühling, Händel „Feuerwerksmusik" oder bekannte Lieblingsmusik der Teilnehmer …) läuft im Hintergrund.

Getränke, Kaffee, Kuchen, Cola, Brezeln – eine **gemütliche Runde** führt ins Leben zurück

Gespräch initiieren: Redet man über diese Themen? Worüber redet man so im Alltag, an der Bushaltestelle? Reden wir doch über das, was wir heute alle noch so vorhaben.

■ **Querverbindungen**
— Modul 1/Was ist Palliative Care?
— Modul 1/Palliative Care Team
— Modul 4/Individualität von Schmerzen
— Modul 5/Die Basis meiner Wünsche
— Modul 5/Reden über meine Wünsche
— Modul 6/Alle Themen
— Modul 7/Das Leben hört auf

Da die Wünsche zur letzten Lebensphase mit in dieses Thema gehören, wird dieses Thema hier schon einmal bearbeitet. Dabei geht es hier vor allem um den Aspekt des Redens darüber. Damit sollen Menschen mit geistiger Behinderung lernen, dass es normal ist, auch über solche Wünsche zu sprechen.

Befragt man Menschen mit geistiger Behinderung zu ihren Wünschen am Lebensende und zu ihren Behandlungswünschen, so können sie dazu durchaus etwas sagen. Es ist nicht so, dass sie sich dazu keine Gedanken machen würden; es ist wohl eher so, dass sie dazu nicht gefragt werden. Und Wünsche am Lebensende sind nun einmal kein Thema, mit dem man ohne Anlass beim Kaffeetrinken beginnt.

Nur wenn meine Wünsche anderen bekannt sind, kann ich darauf hoffen, dass sie beachtet werden. Bei Palliative Care geht es um die Wünsche von Schwerkranken und Sterbenden. Damit wird es eines Tages auch um meine Wünsche gehen.

Nur wenn ich weiß, dass ich Wünsche für die letzte Lebensphase habe, weiß ich auch, dass andere Menschen Wünsche für ihre letzte Lebensphase haben. Werden meine Wünsche von anderen als wichtig wertgeschätzt und ich weiß das, dann werde ich auch nach den Wünschen anderer fragen und sie wertschätzen und beachten können.

Modul 1: Palliative Care

Thema 5: Die letzten Wünsche

■ **Lernziele**

Teilnehmerinnen (TN) erkennen, dass **nur** der Schwerstkranke/Sterbende und seine Wünsche im Mittelpunkt aller palliativen Bemühungen stehen.

TN verstehen, dass es unterschiedliche Vorstellungen von der letzten Lebensphase gibt und dass jeder Mensch ein Recht auf **sein** Sterben hat.

TN können akzeptieren, dass unsere (Begleiter-) Wünsche und (Wert-) Vorstellungen hinter denen des Sterbenden nachrangig sind.

■ **Lerninhalte**

Sterbende bleiben zu Hause, wenn sie es wünschen.

Sterbende dürfen medizinische Behandlungen und Medikamente verweigern.

Jeder Sterbende hat das Recht auf mögliche Schmerzlinderung.

Was mir gut tut (z. B. essen, waschen), kann Sterbenden mitunter nicht guttun und für sie nicht mehr wichtig sein.

Alle werden in dem Rahmen begleitet, wie sie es wünschen.

Niemand muss allein und einsam sterben.

Jeder Mensch hat das Recht auf Leben wie er es mag, bis zum Ende seines Lebens.

Für Sterbende gelten keine Regeln und Abläufe (der Einrichtung). Sie können allein bestimmen, was wann mit ihnen geschieht.

Sterbende können Besuch haben, wann immer sie es wollen.

Sterbende können allein sein, wann immer sie es wollen.

■ **Material**

Bildkartei „Verlust, Abschied, Neubeginn" (▶ www.bildfolge.de)

Hüte, Mützen (für jeden TN eine)

Illustrierte, Scheren, Klebstoff, Papierbögen oder anstatt der Illustrierten ausgeschnittene Bilder, Symbole, Wortkarten

Kleine Papierstücke (einfarbig)

Für jeden TN einen Ordner DIN A4, leere farbige Blätter DIN A4

Locher

Jeder TN bringt von sich ein Bild oder mehrere Bilder zum Einkleben mit

Bilderbuch *Die große Frage* (Erlbruch 2006)

■ **Material aus anderen Fördereinheiten**

Modul 1 – alle Materialien aus den ersten Themen

■ **Methodik**

Gruppenarbeit: Bilder der Bildkartei liegen aus. Zweiergruppen werden gebildet. Ein TN sucht das Bild aus, das dem anderen gefällt. Nach ca. 10 Minuten sitzen alle im Kreis und die Auswahl für den jeweils anderen wird in der Gruppe „ausgewertet", wobei nur die Frage „War die Auswahl richtig?" gestellt wird – ja oder nein. Bei „nein" wird das Bild verkehrt herum in den Kreis gelegt, bei „ja" mit der Bildseite sichtbar. Feststellung: Es ist nicht leicht, für jemanden eine Entscheidung zu treffen und zu wissen, was der andere möchte.

Gruppenarbeit: Im Kreis rät jeder TN, was sein Nachbar am liebsten trinkt und/ oder isst (in Abhängigkeit von der Gruppengröße[3]). Es ist auch möglich, mit Bildern von Getränken, Lebensmitteln, Gerichten zu arbeiten und so die Auswahl vorzugeben. Das würde verhindern, dass der Nachbar immer nach Cola und Pommes gefragt wird. Frage: „War das richtig?" – ja oder nein. Wer sich irrt, setzt sich einen Hut/eine Mütze auf. Am Ende sehen alle, wie viele sich irrten.

Einzelarbeit: Jeder TN macht eine Collage, was er sich für sein weiteres Leben wünscht.

Gruppenarbeit: Die Collagen werden vorgestellt. Es wird nicht gewertet, was sich die einzelnen TN wünschen, ob das in Ordnung ist oder nicht, ob das realistisch ist oder nicht. Anschließend legt jeder das vorgestellte Blatt vor sich hin.

Gruppenarbeit: Das Buch *Die große Frage* (Erlbruch 2006) wird besprochen. Das Buch gibt mögliche Antworten auf die Frage, warum ich auf der Welt bin.

Einzelarbeit: Wenn ich schwer krank bin und nur noch wenig Zeit zum Leben habe, muss ich mir überlegen, welchen Wunsch ich mir unbedingt erfüllen will und welche Wünsche doch nicht so wichtig sind, sodass ich sie aufgeben kann. Die verzichtbaren Wünsche werden abgeklebt, sodass nur noch die wichtigsten Wünsche zu sehen sind.

Gruppenarbeit: Welche Wünsche sind die wichtigsten? Jeder stellt seine wichtigsten Wünsche vor. Vielleicht kann man eine gewisse „Gleichheit" feststellen? Vielleicht sind vor allem soziale Kontakte in dieser Phase wichtig?

Gruppengespräch: Wie können sich diese Wünsche erfüllen? Vielleicht kann ich dann nicht mehr sprechen und muss vorher sicherstellen, dass andere von meinen Wünschen wissen? Wie kann ich das machen? Etwa mit einem Ordner „Das bin ich!" GL stellt (sein) ein Exemplar vor. Die Bedeutung des Ordners wird erläutert: Er enthält wichtige Informationen über einen Menschen, die anderen helfen, ihn auch dann kennenzulernen, wenn der Mensch nicht mehr sprechen kann. Und die Informationen geben Auskunft über die Wünsche eines Menschen. Wenn man Informationen und Wünsche an andere weitergibt, dann kann man sicher sein, dass die anderen die eigenen Wünsche kennen und respektieren. Woher sollen sie es denn sonst wissen?

Gruppenarbeit: Alle gestalten ein Deckblatt für den Das-bin-ich-Ordner wird (Foto einkleben, mit Name, Geburtsdatum versehen ...).

Einzelarbeit: Jeder TN macht aus seiner Wunschcollage ein Art Wunschzettel für die anderen zur Information. Jedes Wunschbild wird ausgeschnitten, alle Bilder werden

---

3   Es ist auch möglich, Bilder von Getränken, Lebensmitteln, Gerichten zu haben und so die Auswahl vorzugeben – das würde verhindern, dass der Nachbar immer nach Cola und Pommes gefragt wird.

untereinander auf Blatt geklebt. Daneben wird notiert (eventuell durch Helfer), was mit diesem Bild gemeint ist. Dieses Blatt kommt in den Das-bin-ich-Ordner.

GL: Hinweis, dass dieser Ordner im Laufe der Zeit mit anderen Themen gefüllt wird.

- **Abschluss**

Zurück ins Leben!

Fröhliche Musik (z. B. Vivaldi „Die vier Jahreszeiten" Frühling, Händel „Feuerwerksmusik", Mozart oder Lieblingsmusik der Teilnehmer …) läuft im Hintergrund.

Getränke, Kaffee, Kuchen, Cola, Brezeln … – eine **gemütliche Runde** führt ins Leben zurück.

Gespräch initiieren: Wir haben über die Wünsche gesprochen, die wir heute haben. Welche Wünsche hatten wir als Kinder? Ändern sich Wünsche im Laufe des Lebens?

- **Querverbindungen**
  - Modul 3/Alle Themen
  - Modul 4/Individualität von Schmerzen
  - Modul 4/Vier Dimensionen des Schmerzes
  - Modul 6/Alle Themen

Bei der Collage brauchen sicher viele Teilnehmer Hilfe. Es geht schneller, wenn schon Bilder ausgeschnitten angeboten werden, dann muss nur noch eine Auswahl getroffen werden. Werden Illustrierte als Bildquelle angeboten, muss beachtet werden, dass mehr Zeit eingeplant wird und dass einige Teilnehmer eventuell Hilfe beim Schneiden brauchen. Es sollten dann ausreichend Helfende da sein. Sollen sich die Teilnehmer untereinander helfen, muss klar sein, dass diese Hilfe sich nur auf das Ausschneiden und Kleben bezieht und jeder seine Auswahl selbst trifft.

6.2.2 Modul: Lebensphasen

Die Menschen mit geistiger Behinderung sollen sich über Lebensphasen informieren und gleichzeitig ihre gelebten Lebensphasen benennen und für sich werten können. Dabei ist von ihren tatsächlichen Lebensmöglichkeiten auszugehen. Menschen mit geistiger Behinderung haben im Rückblick sicher nicht immer das erreicht, was sie sich früher gewünscht haben oder aus heutiger Sicht gut gefunden hätten. Dabei muss für sie entlastend zum Ausdruck kommen, dass sie ihre Lebensumstände und -möglichkeiten oft nicht selber bestimmen konnten. Vor allem bei der Unterbringung in Einrichtungen setzen die Strukturen der Einrichtungen ihnen Grenzen. Dieser Hinweis ist nicht als Kritik an Einrichtungen gemeint, sondern soll als Hintergrundinformation dienen, wenn es um die Erarbeitung von Werten und Zielen für das eigene Leben von Menschen geht, die oft seit vielen Jahren in Einrichtungen leben.

Ein weiteres Thema ist das Alter. Menschen mit geistiger Behinderung sollen über diese ihnen evtl. noch fremde Lebensphase informiert werden. Es stehen Veränderungen und Erkrankungen des Körpers im Mittelpunkt, die altersbedingt sind, und daraus mögliche resultierende Einschränkungen. Dabei soll die Möglichkeit, auf Hilfe anderer im eigenen Leben angewiesen zu sein, aufgezeigt und möglichst wert- und angstfrei besprochen werden.

■ **Lernziele**

Die teilnehmenden Menschen mit geistiger Behinderung
— erkennen die Einmaligkeit ihres individuellen Lebenslaufes,
— sehen ihren Lebenslauf in seinen Phasen und als Entwicklung, die weitergeht,
— können Stationen ihres Lebens und Ereignisse in ihrem Leben beurteilen und von daher eigene Werte ableiten,
— wissen, dass das Alter unausweichlich ist und zu jedem Leben gehört,
— unterscheiden die Lebensabschnitte,
— kennen die körperlichen Veränderungen mit dem Altern,
— können Veränderungen an sich im Zusammenhang mit dem Alter benennen und auch dann annehmen, wenn die Veränderungen Einschränkungen mit sich brachten/bringen werden – dabei soll auch besprochen werden, ob Veränderungen „kaschiert" werden können (z. B. Haare färben, Kosmetik, Make-up, Brille, Hörgeräte, Zahnprothesen).

■ **Lerninhalte**
— Jeder Lebenslauf ist einzigartig und kann nur auf die Zukunft hin geändert werden.
— Erinnerungen an die eigene Kindheit, an schöne und schlimme Ereignisse
— Erinnerungen an die Schulzeit, Schulkameraden, Schulfreizeiten
— Trennung von zu Hause und Heimaufnahme, Wechsel innerhalb des Heimes oder in andere Heime, Außenwohngruppen
— Arbeitsleben – Auswahl der Tätigkeit und des Arbeitsplatzes
— Erste Liebe und Partnerschaftsbeziehungen
— Trennungen und Verluste (Trennungen und Todesfälle in der Familie, auf Wohn gruppen und Trennung aufgrund von Arbeitsplatzwechseln, Umzügen)
— Hobbys, Engagement in Heim- und Werkstattbeiräten
— Die aktuelle Wohn- und Arbeitssituation als Ergebnis vorheriger Entwicklungen und Wünsche
— Eigener Einfluss auf die bisherigen Entwicklungen und Einflussmöglichkeiten im Rahmen welcher Grenzen
— Lebensabschnitte von der Geburt bis zum Tod
— Das Alter ist unvermeidlich und gehört zu jedem Leben. Habe ich Angst vor dem Alter?
— Hauptinhalte der Lebensabschnitte – sowohl nach Themen wie Schule, als auch nach Aktivitätsintensität
— Veränderungen des Körpers während des Alterns von der Geburt bis zum Tod
— Alter und Krankheiten bzw. Veränderungen, die man „behandeln" kann und sollte
— Veränderungen des eigenen Körpers im Laufe des bisherigen Lebens beschreiben und akzeptieren
— Veränderungen im Altern können dazu führen, auf die Hilfe anderer angewiesen zu sein. Dabei kann die Hilfe anderer lediglich darin bestehen, dass einem jemand die

Schuhe zubindet, sie kann aber auch so aussehen, dass man sich nicht mehr allein waschen bzw. nicht mehr allein auf die Toilette gehen kann.

— Auf Hilfe anderer angewiesen zu sein bedeutet nicht, dass man weniger „wert" ist bzw. weniger Recht auf Selbstbestimmung hat, und bedeutet auch nicht, dass man nun mehr Rechte als andere hat und sich alle anderen nur noch um einen kümmern müssen.

In diesem Modul kann es drei Fördereinheiten geben:
1. Wie war mein Leben bisher?
2. Wie wünsche ich mir mein weiteres Leben?
3. Das Alter

Modul 2: Lebensphasen

Thema 1: Wie war mein Leben bisher?

■ **Lernziele**

Teilnehmerinnen (TN) wissen um die Lebensphasen Kindheit, Jugend, Erwachsenenalter, Alter und die Besonderheiten dieser Phasen.

TN erkennen die Einmaligkeit ihres individuellen Lebenslaufes.

TN sehen ihren Lebenslauf in seinen Phasen, die sie benennen und mit ihren Vorzügen und Nachteilen beschreiben können.

TN können Stationen ihres Lebens und Ereignisse in ihrem Leben beurteilen und von daher eigene Werte ableiten.

TN verstehen ihren Lebenslauf als Ergebnis einer individuellen Entwicklung, die noch nicht abgeschlossen ist.

TN erkennen, dass ihr Lebenslauf auch von äußeren Ereignissen beeinflusst wurde, die sie nicht beeinflussen konnten.

■ **Lerninhalte**

Jeder Lebenslauf ist einzigartig und kann nur auf die Zukunft hin geändert werden.

Erinnerungen an die eigene Kindheit, an schöne und schlimme Ereignisse

Erinnerungen an die Schulzeit, Schulkameraden, Schulfreizeiten

Trennung von zu Hause und Heimaufnahme, Wechsel innerhalb des Heimes oder in andere Heime, Außenwohngruppen, Einzelwohnen, Paarwohnen gehören in einen Lebenslauf.

Arbeitsleben (Auswahl der Tätigkeit und des Arbeitsplatzes) sind wichtige Bereiche im Leben.

Trennungen und Verluste (Trennungen und Todesfälle in der Familie, auf Wohngruppen und Trennung aufgrund von Arbeitsplatzwechseln, Umzügen) gehören ins Lebens.

Hobbys, Engagement in Heim- und Werkstattbeiräten machen einen individuellen Lebenslauf aus.

■ **Material**

Viele Fotos/Bilder von Kindern – Jugendlichen – jüngeren Erwachsenen – älteren Erwachsenen – alten Menschen

TN bringen von sich Fotos aus unterschiedlichen Lebensphasen mit (auch als Kopien möglich)

Tapetenrolle bzw. Papierrolle

Klebstoff

Bilder/Symbole zu einem Lebenslauf (Schule, Kindergarten, Kur, Krankenhaus, Ausbildung, Berufsbilder der TN, Konfirmation, Kommunion, Heirat, Grab für den Tod der Eltern oder Freunde ...)

Bilderbuch *Die große Frage* (Erlbruch 2006)

■ **Material aus anderen Fördereinheiten**

Aus Modul 1/Thema 5 Das-bin-ich-Ordner

■ **Methodik**

Gruppenarbeit: Buchbesprechung von *Die große Frage*. Das Buch gibt viele mögliche Antworten auf die große Frage, warum **ich** auf der Welt bin.

Gruppenarbeit: Bilder/Fotos von Menschen werden entsprechend ihres Lebensalters sortiert. Mit den Bildern von Babys wird begonnen. Die Bilder werden (nicht zu eng) als Zeitstrahl nebeneinander auf die Tapetenrolle geklebt.

Gruppenarbeit: Die Lebensalter werden zusammengefasst und benannt. Die Kinderzeit wird als eine Einheit kenntlich gemacht, dann die Jugend, das Erwachsenenalter, das Alter.

Einzelarbeit: Die TN machen aus ihren Fotos einen eigenen Zeitstrahl über ihr bisheriges Leben, der dann in den Das-bin-ich-Ordner eingeheftet wird. Der eigene Zeitstrahl kann ergänzt werden durch Worte/Symbole/Bilder wie Schule, Arbeitsplatz, Freunde, Urlaube, Krankenhaus, Kur ...

Gruppenaufstellung: alle TN stellen sich ihrem Alter entsprechend auf, links die jüngste, rechts die älteste. Dann stellen sich alle TN am Zeitstrahl in das Lebensalter, in dem sie derzeit sind. Feststellung: Die Lebensalter umfassen jeweils viele Jahre.

Gruppenarbeit: Zu jedem Lebensalter werden gesucht und jeweils in den Zeitstrahl geklebt, geschrieben:

Haupttätigkeit (z. B. Kindheit – spielen, Schule; Erwachsenenalter – Arbeit, WfbM

Musik (z. B. Kinderlied „Hänschen klein") Lieder können auch gesungen werden.

Lebensumstände: Wo habe ich gewohnt? (In der Kindheit bei den Eltern; im Erwachsenenalter in der eigenen Wohnung, in der Außenwohngruppe, ...) Wer versorgt(e) mich? (In der Kindheit die Eltern, Oma, Mitarbeiter der Kindergruppe). Welche Aufgaben hatte ich im Erwachsenenalter in der Außenwohngruppe (Ämterplan)? Was darf man? Was darf man nicht? (Als Jugendliche in die Disco?)

Die TN sollen von ihrem Leben sprechen, ihre Erfahrungen sollen in den Zeitstrahl eingehen.

Fazit: Jedes Alter hat seine Themen, manches darf und kann man erst in einem bestimmten Alter, manches kann man nicht mehr in einem bestimmten Alter.

Gruppenarbeit: Habe ich alles erreicht, was ich wollte und mir früher immer gewünscht habe? (Beispiel: Ich habe mir gewünscht, mal in einer eigenen Wohnung zu leben, heute wohne ich in einer Wohnung oder immer noch in einer Heimwohngruppe).

Hat es nur an mir gelegen, dass sich manche Wünsche erfüllt haben und manche Wünsche nicht? – Hier soll festgestellt werden, dass das Leben von Umständen und „Zufällen" beeinflusst wird, die man nicht immer selbst beeinflussen oder ändern kann. Wie war mein Leben bisher? War es gut so? Was es nicht gut?

■ **Abschluss**
Zurück ins Leben!
Fröhliche Musik (z. B. bekannte Kinderlieder) läuft im Hintergrund.
Getränke, Kaffee, Kuchen, Cola, belegte Brötchen – eine **gemütliche Runde** führt ins Leben zurück
Gespräch initiieren über Kindheitserinnerungen, Streiche in der Kindheit, schöne Erlebnisse, traurige Erlebnisse, frühere Bezugspersonen und ihre Bedeutung für die TN

■ **Querverbindungen**
— Modul 2/Wie wünsche ich mir mein weiteres Leben?
— Modul 2/Alter
— Modul 5/Die Basis meiner Wünsche
— Modul 6/Meine Lebenseinstellung

Diese Fördereinheit lebt von dem, was die Teilnehmerinnen über sich erzählen. Mit der Einladung zu diesem Treff sollten die Teilnehmerinnen deshalb gebeten werden, sich ihre alten Fotoalben anzusehen und Kopien von Bildern mitzubringen, die sie dann für ihren individuellen Zeitstrahl brauchen. Die Betreuer bzw. Assistenten der Menschen mit geistiger Behinderung sollten um Mithilfe bei dieser persönlichen Vorbereitung gebeten werden.
Es soll nicht um eine „Abrechnung" mit dem gehen, was im bisherigen Leben erreicht wurde. Im Idealfall können die Menschen mit geistiger Behinderung das, was sie bisher aus ihrem Leben gemacht haben, als positiv wertschätzen und als Grundlage für die Wünsche und Ziele für die nächsten Lebensabschnitte sehen.

Modul 2: Lebensphasen

Thema 2: Wie wünsche ich mir mein weiteres Leben?
■ **Lernziele**
Teilnehmerinnen (TN) erkennen, dass jeder Lebenslauf einzigartig ist und nur auf die Zukunft hin geändert werden kann.

■ **Lerninhalte**
Die aktuelle Wohn- und Arbeitssituation als Ergebnis vorheriger Entwicklungen und Wünsche und als Ergebnis von Gegebenheiten, die ich nicht beeinflussen konnte/kann
Eigener Einfluss auf die bisherigen Entwicklungen und Einflussmöglichkeiten im Rahmen von Grenzen und auf die Zukunft
Meine Zukunftschancen als Summe aus gesellschaftlichen und persönlichen Möglichkeiten und auch Grenzen

■ **Material**

Zeitstrahl aus Modul 2/Thema: Wie war mein Leben bisher?
Illustrierte
Schere
Klebstoff
Blätter DIN A4
Oder anstatt der Illustrierten ausgeschnittene Bilder, Fotos, Symbole, Wortkarten

■ **Material aus anderen Fördereinheiten**

Das-bin-ich-Ordner

■ **Methodik**

Gruppenarbeit: Zeitstrahl wird noch einmal angeschaut, TN positionieren sich selbst in diesem Zeitstrahl.

Gruppengespräch: Wie war mein Leben bis heute? Was hat mein Leben ausgemacht? Wo habe ich gelebt? Mit wem habe ich gelebt? War es gut? Die TN sollen über sich erzählen. Bei der Frage, ob sie ihr Leben als gut und schön bezeichnen würden, sollen sie diese Einschätzung begründen. Jeder TN kann dazu seinen Das-bin-ich-Ordner aufschlagen.

Gruppengespräch: Gibt es etwas, was nicht so gut war oder was mir nicht gefallen hat?

Die **GL** fragt nach: Woran hat es gelegen, dass es so kam, wie es kam? Lag es im TN begründet oder waren es Umstände, die er nicht beeinflussen konnte? (In der Regel konnten die TN die Trennung von den Eltern und die Heimaufnahme nicht beeinflussen. Manche konnten vielleicht auch ihren Beruf oder ihren Arbeitsplatz nicht wählen.)

Gruppenarbeit: Vorbereitete Tabelle. Die Tabelle hat drei Spalten, die gefüllt werden: 1. **Was?** (Heimaufnahme; Arbeitsplatz gefällt nicht mehr etc.) – 2. **Gemacht von wem?** (Eltern, ich selbst etc.) – 3. **Was soll sich ändern?** (eigene Wohnung, anderer Arbeitsplatz, etc.).

Es wird besprochen, wer das ändern kann bzw. welche Hilfe die TN dazu brauchen und was die ersten Schritte bei dieser Veränderung sein könnten.

Wichtig: Es soll nicht verschwiegen werden, dass man nicht alles so ändern kann, wie man es gerne hätte. Es gibt manchmal Gegebenheiten und Bedingungen, die sich unserem Einfluss entziehen. Diese Erkenntnis gehört in jedes menschliche Leben und hat nicht primär etwas mit einer Behinderung zu tun.

Einzelarbeit: Welche Wünsche habe ich noch für mein weiteres Leben? TN fertigen eine Collage auf einem Blatt an, das dann in den Das-bin-ich-Ordner geheftet wird.

Gruppenarbeit: Alle TN stellen ihre Wünsche vor.

GL: Hinweis auf den Das-bin-ich-Ordner als Möglichkeit, anderen meine Wünsche mitzuteilen und hin und wieder zu sehen, ob ich schon etwas von meinen Wünschen umsetzen konnte oder ob sich meine Wünsche geändert haben.

■ **Abschluss**

Zurück ins Leben!

Hier ist die letzte Gruppenarbeit bereits der Abschluss und die Orientierung zurück ins heutige Leben, sodass mittendrin einfach Musik eingelegt werden kann und ein Getränk angeboten werden kann. Eine stärkere Orientierung zurück ins eigene Leben als die Überlegung, was man wie im Leben anders machen könnte, kann es nicht geben.

■ **Querverbindungen**
= Modul 2/Wie war mein Leben bisher?
= Modul 5/Die Basis meiner Wünsche
= Modul 5/Das bin ich!
= Modul 5/Reden über meine Wünsche
= Modul 6/Meine Lebenseinstellung

Die Wünsche für die nächsten Lebensphasen sollen realistisch sein. Von daher sind sie (mit Hilfe) auf ihre Erfüllbarkeit hin anzusehen. Es wird besser sein, kleine Wünsche zu formulieren. Das verhindert bei einer nächsten Zwischenbilanz eventuell herbe Enttäuschungen.

Das Alter ist für Menschen mit geistiger Behinderung ein ähnlich schwieriges Thema wie für Menschen ohne geistige Behinderung. Es ist anzunehmen, dass die Themen und Fragen, die sich um die Veränderung des Aussehens ranken, ähnlich sind. Weiterhin kann davon ausgegangen werden, dass Ängste um die finanzielle Sicherung des Alters (Genügt die Rente? Genügen meine Ersparnisse, wenn ich Hilfe und Pflege benötige?) und die soziale Vereinsamung (Kinder leben weit entfernt, aufgrund von Mobilitätseinschränkungen und abnehmenden finanziellen Möglichkeiten ist die Teilnahme am gesellschaftlichen Leben eventuell eingeschränkt) bei Menschen mit geistiger Behinderung nicht so stark ausgeprägt sein werden. Die Menschen mit geistiger Behinderung sollen dann darauf auch nicht hingewiesen werden.

Es ist vorstellbar, dass Teilnehmerinnen bereits Veränderungen des Alterns an sich festgestellt haben und das hier thematisieren. Dafür soll Raum und Zeit sein. Es werden wohl hauptsächlich Veränderungen sein, die sich auf das Äußere beziehen und bislang keine wirklichen Einschränkungen in der Lebensführung brachten. So sollen sie auch gewertet werden: ernstnehmend, aber nicht überbewertend.

Modul 2: Lebensphasen

Thema 3: Das Alter

■ **Lernziele**
Teilnehmerinnen (TN) wissen, dass das Alter unausweichlich ist und zu jedem Leben gehört.

TN unterscheiden die Lebensabschnitte.

TN kennen die körperlichen Veränderungen mit dem Altern.

TN können Veränderungen an sich im Zusammenhang mit dem Alter benennen und annehmen.

■ **Lerninhalte**
Das Alter ist unvermeidlich und gehört zu jedem Leben. Habe ich Angst vor dem Alter?

Hauptinhalte der Lebensabschnitte – sowohl nach Themen wie Schule, als auch nach Aktivitätsintensität

Veränderungen des Körpers während des Alterns von der Geburt bis zum Tod
Einschränkungen im Alter und Möglichkeiten des persönlichen Umgangs mit diesen Einschränkungen

■ **Material**

Fotos von alten Menschen
  Eine Porträtaufnahme jedes TN etwa Format DIN A4
  Ein großer Bogen Papier (soll die Umrisse eines TN fassen)
  Fotos/Bilder von Hilfsmitteln wie Brille, Hörgerät, Zahnprothese, Gehhilfen, Rollator, Haarfarbe, Perücke. Sie sollen von der Größe her zur Körperkontur eines TN passen – siehe Methodik.
  Tischtuch, Blumenschmuck, Kaffeegeschirr, Kaffee, „weicher" Kuchen
  Bilder von Freizeitaktivitäten (Kino, Musik hören, Theater, Reisen, Reiseziele …)

■ **Material aus anderen Fördereinheiten**

Zeitstrahl aus Modul 2/Thema: Wie war mein Leben bisher?
  Das-bin-ich-Ordner
  Lied „Die Alte auf der Schaukel" von Gerhard Schöne:

» Ein Mädchen auf dem Spielplatz, 'ne alte Frau am Rand. Die Alte schluckt Tabletten und die Kleine spielt im Sand. Dann geht das Mädchen schaukeln, es sieht die Frau und ruft: „Das musst Du auch mal ausprobiern, wir fliegen durch die Luft. Oma, willst Du schaukeln, dann gebe ich dir Schwung. Ja, komm und gib mir Schwung, mein Herz, dann werd ich wieder jung. Die Alte schaukelt zaghaft, die Kleine schiebt sie an. Wenn jetzt nur nicht die Kette reißt, was da passieren kann. Wenn jetzt nur niemand zusieht, mir ist nicht wohl dabei. Die denken doch, ich bin verrückt, und hol'n die Polizei." Refrain. Sie denkt an ihren Kreislauf, dann kommt ihr in den Sinn: „Mein Gott, wie lange ist das her, dass ich geschaukelt bin! Das war doch auf dem Rummel, in einem weißen Schwan, mit diesem tätowierten Herrn, der himmelte mich an." Refrain. Sie sieht die Wolken schwanken, das Alter fliegt dahin. Dahin der Arzneigeruch, das Ziehen in den Knien. Sie lacht aus voller Kehle, sie singt und schämt sich nicht. Sie ist ein kleines Mädchen jetzt mit Falten im Gesicht. (Schöne 1997)

■ **Methodik**

Gruppenarbeit: Alle TN ordnen sich in ihr Lebensalter auf dem Zeitstrahl ein.
  Wiederholung: Welche Lebensphasen liegen hinter uns, wenn wir hier stehen, wo wir gerade stehen? Welche Inhalte hatten diese Lebensphasen? Welche Lebensphasen liegen vor uns?
  Gruppenarbeit: Das Lied „Die Alte auf der Schaukel" wird angehört und besprochen.
  Gruppenarbeit: Ein TN legt sich auf einen Bogen Papier, Konturen nachmalen. Diese gemalte Figur bekommt einen Namen. Wichtig: Nicht den Namen eines TN verwenden! **Vor uns liegt das Alter.** Wie verändert sich ein Mensch mit dem Alter? Haben wir schon Veränderungen im Vergleich zu unserer Kindheit und Jugend gespürt? Veränderungen werden besprochen und in die Kontur gemalt (Körperstellen z. B. schattieren):

graue/wenig/keine Haare, schlechteres Sehen, schlechtes Hören, Einschränkungen der Mobilität, krummer Rücken, Schmerzen in den Händen …

Gruppenarbeit: Welche Möglichkeiten des Ausgleichs, der Kompensation und von Hilfen gibt es bei diesen Alterserscheinungen? Hilfsmittel werden von den TN in die Körperkontur eingeklebt.

GL weist bei allen Hilfsmitteln auf die Vorzüge/den persönlichen Nutzen hin

Einzelarbeit: Aufgabe: Wie werde ich aussehen, wenn ich 70 Jahre alt bin? Die GL kann ihr (vorbereitetes) Zukunftsporträt beispielhaft zeigen. Jeder TN nimmt sein Porträtfoto und überlegt, wie sich sein Gesicht im Laufe des Alterns ändern wird. Dann malt er die fantasierten Veränderungen in das Bild.

Gruppenarbeit: „Wir im Rentnerklub!" Die TN sollen sich vorstellen, dass sie alle einen Rentnerklub besuchen und gemeinsam Kaffee trinken wollen. Alle Rentner decken gemeinsam eine Kaffeetafel. Vielleicht hat jemand aus dem Rentnerklub Geburtstag? Musik läuft, Kerzen brennen. Alle TN setzen sich und stellen sich während des Kaffeetrinkens als alte Menschen vor. Sie zeigen ihr Zukunftsporträt und beschreiben sich nach dem Muster: „Ich habe graue Haare. Das stört mich. Deshalb färbe ich mir die Haare."

In der gleichen Situation **Gruppengespräch:** Wie wird mein Leben als Rentner sein? Was wird sich verändern? Wie soll mein Leben als Rentner sein? Was wünsche ich mir? Ich muss dann nicht mehr arbeiten gehen und habe den ganzen Tag Zeit. Manches wird länger dauern als heute, vielleicht das Duschen, Abtrocknen und Anziehen. Was mache ich dann den ganzen Tag lang? Habe ich heute ein Hobby, dem ich im Alter noch nachgehen kann?

Einzelarbeit: Jeder TN gestaltet eine Collage mit den vorgestellten Aktivitäten und Wünschen für sein Alter, die danach in den Das-bin-ich-Ordner geheftet wird.

Gruppenarbeit: Alle TN stellen ihre Zukunftsplanung für die Rentnerzeit vor.

■ **Abschluss**

Zurück ins Leben!

Entfällt hier, da der ganze letzte Teil bereits eine Vorstellung in das eigene zukünftige Leben ist.

■ **Querverbindungen**

━ Modul 2/Wie wünsche ich mir mein weiteres Leben?
━ Modul 5/Die Basis meiner Wünsche
━ Modul 6/Meine Lebenseinstellung

Bei der Fantasie, wie die Teilnehmer in einigen Jahren aussehen werden, brauchen einige sicher in der Überlegung und der Umsetzung Hilfe. Sollte ein Mensch mit geistiger Behinderung meinen, er würde sich nicht verändern, so wird er in dieser Annahme im Rahmen dieser Veranstaltung nicht korrigiert.

Während der Kaffeetafel sollen sich die Teilnehmerinnen als zukünftige alte Menschen vorstellen. Das Sprachmuster sollten sie von der Gruppenleitung bekommen, die sich ebenfalls als alten Menschen vorstellt. Ziel ist auch, dass die Menschen mit geistiger Behinderung erkennen, dass das Alter in jedes Leben gehört. Das schließt die Gruppenleitung ein.

6.2.3 Modul: Spezielle Krankheiten

Die Menschen mit geistiger Behinderung sollen erkennen, dass Krankheiten zum Leben gehören, ein Ungleichgewicht in der Lebensführung bringen können, manchmal überwunden werden oder auch etwas sein können, mit dessen Folgen man weiterleben muss. Zu überlegen ist, ob sich durch Krankheiten Werte und Ziel im eigenen Leben ändern. Sie erfahren, dass es Hilfen bei Krankheit gibt und diese Hilfen auch ihre Grenzen haben. Es soll auch um eigene Erkrankungen und deren Überwindung oder Bewältigung gehen. Nicht vergessen werden sollen Fragen zur Selbstbestimmung über die Behandlung im Krankheitsfall und am Lebensende.

- **Lernziele**
Die teilnehmenden Menschen mit geistiger Behinderung
  - wissen, dass Krankheiten in beinahe jedes menschliche Leben gehören.
  - erfassen, dass es unterschiedliche Krankheiten gibt (hier sollen bekannte Krankheitsbilder wie Krebs, Alzheimer-Demenz, Herz-Kreislauf-Erkrankung, Lungenentzündung näher besprochen werden).
  - wissen, dass es bei Krankheiten nicht um „Schuld" geht und Krankheiten nicht „Strafe" für ein falsches Verhalten sind.
  - erkennen, dass die gleiche Krankheit bei verschiedenen Menschen einen unterschiedlichen Verlauf nehmen kann.
  - erfahren, dass Krankheiten nicht immer zu heilen sind, dass Menschen mitunter ihr ganzes Leben mit einer Krankheit leben müssen (Diabetes) und an ihren Krankheiten sterben können.
  - lernen, dass Ärzte und die Medizin ihre Grenzen im Kampf gegen Krankheiten haben und nicht jedem Menschen helfen können.
  - wissen, dass sie etwas für ihre Gesundheit tun können und dass das nicht automatisch bedeutet, dass sie nie an einer schweren Krankheit erkranken werden.
  - erkennen eigene Ängste, an schweren Krankheiten zu erkranken, und können diese Ängste benennen.
  - wissen, wie sie sich bei Schmerzen und Unwohlsein verhalten sollen und wen sie um Hilfe bitten können.

- **Lerninhalte**
  - Viele Menschen werden im Laufe ihres Lebens krank, die meisten Krankheiten können Ärzte heute gut mit Medikamenten behandeln. Ärzte können noch nicht alle Krankheiten heilen, dann muss der Mensch mit seiner Krankheit so gut leben, wie es geht – manchmal muss der Mensch dann seinen Alltag ändern (z. B. wie bei Diabetes eine Diät halten).
  - Bei manchen Krankheiten muss man ins Krankenhaus, weil man eine Behandlung braucht (z. B. eine Operation), die man zu Hause/auf der Wohngruppe nicht machen kann.
  - Es gibt Krankheiten, die so sehr den Körper angreifen, dass sich der Körper nicht lange wehren kann und der Mensch stirbt.
  - Man soll kranken Menschen bei Dingen helfen, die sie nicht allein können; aber die Kranken sollen so viel, wie sie können, allein machen. Man hilft Kranken nicht, wenn man ihnen alles abnimmt.

- Krebs ist im allgemeinen Sprachgebrauch ein Sammelbegriff für eine Vielzahl verwandter Krankheiten, bei denen Körperzellen unkontrolliert wachsen, sich teilen und gesundes Gewebe verdrängen und zerstören können. Es gibt Behandlungsmöglichkeiten für Krebs, die von der Art und Schwere der Erkrankung abhängen und die nicht immer erfolgreich sind, sodass Menschen an dieser Krankheit versterben.
- Alzheimer-Demenz ist eine Erkrankung des Gehirns, es kommt zu Beeinträchtigungen im Denken und in allen Bereichen des Alltags; Pflegebedürftigkeit ist zu erwarten. Die Alzheimer-Demenz kann nicht geheilt werden.
- Lungenentzündungen sind Entzündungen des Lungengewebes. Die Lunge braucht man zur Atmung, damit Sauerstoff in den Körper gelangt, ohne den man nicht leben kann. Die Lungenentzündung kann man durch Krankheitserreger bekommen oder nach dem Einatmen von Fremdkörpern (z. B. beim Essen und Trinken).
- Herz-Kreislauf-Erkrankungen umfassen alle Krankheiten des Herzens und Blutkreislaufes. Das Herz pumpt das Blut durch den Körper; das Blut transportiert auch Sauerstoff durch den Körper. Herz-Kreislauf-Erkrankungen kann man behandeln, mit dieser Krankheit können viele Menschen viele Jahre leben. Es gibt auch plötzlich auftretende Erkrankungen wie zum Beispiel einen Herzinfarkt. Herz-Kreislauf-Erkrankungen können auch Todesursache sein.
- Wenn man schwer krank ist, dann sieht man manche Sachen ganz anders und die Dinge bekommen einen anderen Wert. Wenn man nie spazieren gehen möchte und dann durch eine Krankheit oder einen Unfall nie mehr laufen kann, beneidet man vielleicht alle anderen Menschen, die spazieren gehen können und keinen Rollstuhl brauchen.
- Man kann „gesund" leben: nicht rauchen, wenig Alkohol trinken, sich regelmäßig bewegen, viel Obst und Gemüse essen, Süßigkeiten und Chips meiden. Damit kann man seinem Körper helfen. Und trotzdem kann man krank werden, denn „gesund leben" ist keine Garantie für ewige Gesundheit.

In diesem Modul kann es fünf Fördereinheiten geben
1. Demenz
2. Nierenerkrankungen
3. Erkrankungen des Herz-Kreislauf-Systems
4. Krebserkrankungen
5. Gesundheit – Krankheit

Menschen mit Trisomie 21 sind überdurchschnittlich häufig von einer zusätzlichen Alzheimer-Demenz betroffen, sodass die meisten Kursteilnehmer (wenn sie in Einrichtungen der Behindertenhilfe leben oder arbeiten) schon einen Demenzerkrankten erlebt haben werden. Von daher wird ihnen dieses Thema vertraut sein. Sie kennen dann auch den Verlauf der Erkrankung, wobei die ersten Stadien im Alltag von Wohngruppen und im Alltag der nicht an Demenz erkrankten Menschen mit geistiger Behinderung kaum auffallen.

Modul 3: Spezielle Krankheiten

Thema 1: Demenz
- Lernziele
Teilnehmerinnen (TN) wissen, dass Krankheiten in beinahe jedes menschliche Leben gehören.

TN erfassen, dass es unterschiedliche Krankheiten gibt.

TN wissen, dass es bei Krankheiten nicht um „Schuld" geht und Krankheiten keine „Strafe" für ein falsches Verhalten sind.

TN erfahren, dass eine Demenz nicht zu heilen ist.

TN erkennen ihre eigenen Ängste, an schweren Krankheiten wie einer Demenz zu erkranken, und können diese Ängste benennen.

■ **Lerninhalte**

Viele Menschen werden im Laufe ihres Lebens krank; es gibt Krankheiten wie eine Demenz, die heute noch nicht geheilt werden können.

Alzheimer-Demenz ist eine Erkrankung des Gehirns, es kommt zu Beeinträchtigungen im Denken, in der Sprache, im Bereich der Emotionen und im sozialen Bereich.

Bei einer Demenz sind die Beeinträchtigungen so schwer, dass Pflegebedürftigkeit zu erwarten ist.

Man kann „gesund" leben: nicht rauchen, wenig Alkohol trinken, sich regelmäßig bewegen, viel Obst und Gemüse essen, Süßigkeiten und Chips meiden. Damit kann man seinem Körper helfen. Und trotzdem kann man krank werden, denn „gesund leben" ist keine Garantie für ewige Gesundheit.

■ **Material**

Modell des Gehirns

Ein großer Bogen Papier, dicker Stift, farbige Stifte

Bilder, Fotos von menschlichen Organen

Bilder für eingeschränkte Bereiche (siehe Methodik)

Das Kinderbuch *Die Geschichte vom Fuchs, der den Verstand verlor* (Baltscheit 2011)

Lied „Manchmal sagt der Opa Sachen", unter anderem auf der CD von Gerhard Schöne: *Schöne Lieder*, Auswahl 1997

■ **Material aus anderen Fördereinheiten**

Zeitstrahl aus dem Modul 2/Lebensphasen

■ **Methodik**

Gruppenarbeit: Bucharbeit/Buchbesprechung von *Die Geschichte vom Fuchs, der den Verstand verlor*. Erzählt wird von einem alten, erfahrenen Fuchs, der dement wird und der am Ende des Bilderbuches von jungen Füchsen versorgt wird. Alternative: Das Buch wird zum Abschluss besprochen.

Gruppenarbeit: Ein TN legt sich auf einen großen Bogen Papier, die Konturen werden nachgezeichnet. Die Figur bekommt einen Namen. **Achtung:** nicht den Namen eines TN nehmen!

Gruppenarbeit: Der menschliche Körper ist sehr kompliziert aufgebaut. Alles im Körper hat eine bestimmte Funktion. Welche Organe und Funktionen kennen die TN? Die genannten Organe werden in den Körper eingezeichnet (bzw. Fotos, Zeichnungen werden eingeklebt).

Modell eines menschlichen Gehirns.

Das Modell wird angeschaut, vielleicht kann man es auseinandernehmen und die einzelnen Teile ansehen. Wie groß ist das Gehirn? Wie schwer ist das Gehirn? Wächst das Gehirn? In welchem Lebensalter?

Gruppenarbeit: Wozu brauchen wir unser Gehirn? Die wichtigsten Funktionen, die den TN bekannt sind, werden gesammelt und als Worte, Symbole, Zeichen in der Höhe des Gehirns neben die Kontur auf den großen Papierbogen geschrieben/geklebt.

GL: Mit dem Gehirn überlegt man, was man möchte und was sein Ziel ist. Dann kann man sehen, wo man jetzt ist/wie es jetzt ist. Aus dem Vergleich erkennt man, was man tun muss, um sein Ziel zu erreichen. Es ist wie beim Backen und Kochen. Aus vielen Zutaten wird mit viel Arbeit etwas ganz Neues.

Das Gehirn kann neue Sachen lernen, sich an alte Sachen erinnern, etwas vergleichen, etwas gut oder schlecht finden. Mithilfe des Gehirns behalten wir den Überblick über unsere Umwelt.

Wenn das Gehirn nicht mehr arbeitet, dann ist immer alles neu und wir sind schnell überfordert und finden uns nicht mehr zurecht. Das macht Angst und kann auch wütend machen.

Gruppenarbeit: Wiederholung (Zeitstrahl aus dem Modul 2/Lebensphasen). Der Mensch ändert im Laufe seines Lebens sein Äußeres und es gibt körperliche Veränderungen.

Auch das Gehirn altert. Wenn das Gehirn altert, kann es zu Veränderungen kommen. Eine mögliche Veränderung ist die Demenz. Der Mensch wird dann vergesslich. Aber es ist nicht nur, dass der Mensch vergisst, seine Schuhe zu schließen, sondern er vergisst beinahe alles, was er gerade gemacht hat oder was man ihm erzählt. Nicht nur das Gedächtnis ist betroffen. Der ganze Mensch verändert sich.

Gruppenarbeit:
Haben die TN bei einem Menschen eine Demenz erlebt und können beschreiben, was sie beobachtet haben? Wie waren diese Menschen?

GL: Auf einem großen Bogen Papier wird als Überschrift „Demenz" geschrieben. Als Bild dient eine kleine Figur, über deren gesamte Größe ein rotes Fragezeichen geht. GL erklärt das Fragezeichen.

GL fasst zusammen, die einzelnen Bereiche werden mit einem Bild dargestellt und unter die Überschrift geklebt:

- Die räumliche Orientierung fällt ihm schwer, er weiß nicht mehr, wo er ist, und findet Wege nicht mehr, die er jahrelang gegangen ist. (Mögliches Bild: ein Mensch geht auf einem Weg, und vor und hinter ihm sind rote Fragezeichen.)
- Die zeitliche Orientierung ist erschwert, der Rhythmus von Tag und Nacht verschwimmt. (Mögliches Bild: eine Uhr, über der ein rotes Fragezeichen liegt.)
- Der Mensch scheint nicht mehr sprechen zu können und auch andere nicht mehr zu verstehen. Man kann sich nicht mehr mit ihm unterhalten. Er selbst merkt das und ist am Anfang noch sehr traurig und fühlt sich einsam oder wird wütend. Doch auch das vergisst er eines Tages. (Mögliches Bild: ein weit geöffneter Mund, über den ein rotes Fragezeichen läuft.)
- Manche Kranke wirken so, als ob ihnen alles ganz egal wäre. Manche regen sich schnell auf und sind dann wütend auf alle. Andere weinen oft und wir wissen den Grund nicht. Und manchmal wechseln sich Wut und Freude und Traurigkeit ganz schnell ab. (Mögliches Bild: ein lächelnder Smiley, ein trauriger Smiley mit Tränen mit vielen Pfeilen hin und her.)
- Viele Menschen verlieren ihre motorischen Fähigkeiten, können nur noch schlecht oder gar nicht mehr laufen. (Mögliches Bild: Rollstuhl.)

— Viele Kranke können nicht mehr allein essen und trinken; manche brauchen eine Magensonde, weil sie nicht mehr sicher schlucken können. (Mögliches Bild: Löffel und Tasse sind durchgestrichen.)

— Sehr viele Demenzerkrankte merken nicht mehr, dass sie auf die Toilette müssen und machen in die Hose. (Mögliches Bild: Toilette ist durchgestrichen.)

Gruppenarbeit: Das Lied „Manchmal sagt der Opa Sachen" von Gerhard Schöne hören und besprechen, ob die TN etwas so oder ähnlich schon erlebt haben. Liedtext:

» Manchmal sagt der Opa Sachen, über die wir heimlich lachen. Er verwechselt, wie wir heißen, möchte mit der Droschke reisen und ruft „Oma, komm mal her!", dabei lebt sie doch nicht mehr. Abends zählt der dann alleine seine schwer ersparten Scheine, und versteckt sie unterm Kissen, weiß nicht, dass es alle wissen, plötzlich ruft er ganz erregt: „Wo hab ich mein Geld verlegt?" Keinen Faden lässt er liegen, krumme Nägel will er biegen, dass man sie noch mal verwendet. Nicht ein Krümchen wird verschwendet, weil er weiß, was Hunger ist und die Not nie mehr vergisst. Manchmal sagt der Opa Sachen, die uns still und traurig machen; sagt: „Bald muss ich von euch gehen, hab' genug mich umgesehen." Und in solchen Augenblicken möchten wir ihn an uns drücken. (Schöne 1997)

Gruppenarbeit: Wie kann man den Demenzerkrankten helfen? Jeder Bereich wird durchgegangen und Hilfsmaßnahmen besprochen.

Gruppenarbeit: Die TN sollen versuchen sich vorzustellen, sie seien an einer Demenz erkrankt. Wie würden sie sich fühlen, wenn sie das, was sie heute sicher können, dann nicht mehr können, z. B. einsam, isoliert, wütend, traurig, hilflos, unverstanden, andere lachen.

Gruppenarbeit: Die TN sollen versuchen sich vorzustellen, was ihnen dann helfen würde. Und wie sie Demenzerkrankten helfen könnten oder eine Freude machen könnten. (Hier geht es vor allem um den sozialen Bereich und nicht um pflegerische Maßnahmen: da sein, alte Lieder singen, Fotos anschauen, bekannte Gebete sprechen, von „früher" erzählen, spazieren gehen, jemanden im Rollstuhl zum Spaziergang mitnehmen etc.)

■ **Abschluss**

Zurück ins Leben!

Gemeinsam eine gemeinsame heutige Unternehmung planen: Kino, Disco, Spaziergang, Essen gehen – das Leben und die eigenen Möglichkeiten sollen „gefeiert" werden.

Alternativ **Gruppenarbeit:** Bucharbeit/Buchbesprechung –*Die Geschichte vom Fuchs, der den Verstand verlor* (Baltscheit 2011) Erzählt wird von einem alten, erfahrenen Fuchs, der dement wird und der am Ende des Bilderbuches von jungen Füchsen versorgt wird.

■ **Querverbindungen**

— Modul 2/Alle Themen

— Modul 4/Wie kann ich jemandem helfen, der Schmerzen hat?

— Modul 5/Die Basis meiner Wünsche

— Modul 6/Meine Lebenseinstellung

— Modul 6/Entscheidungen am Lebensende

Es gibt Modelle von menschlichen Organen bzw. eines menschlichen Torsos zum Teil schon sehr preiswert. Diese Modelle haben den Vorteil, dass sie dreidimensional und damit sehr viel anschaulicher sind als ein Foto oder eine Lehrtafel. Vielleicht kann man sich so ein Modell auch von einer Schule, Krankenpflegeschule ausleihen?

In der Auflistung der betroffenen Bereiche sind deshalb das Essen, Trinken und Schlucken genannt, weil der Abbau der Mundmotorik mit dem Auftreten von Aspirationen (zunächst immer beim Trinken) bei Menschen mit Down-Syndrom eine Art Leitsymptom für die zusätzliche Alzheimer-Demenz zu sein scheint – im Gegensatz zu Menschen ohne Down-Syndrom, bei denen es zu mundmotorischen Auffälligkeiten im Bereich der Nahrungsaufnahme erst in viel späterem Stadium der Erkrankung kommt. Von daher sind Menschen mit geistiger Behinderung die Schluckprobleme und die Versorgung mit einer PEG der Betroffenen mit Down-Syndrom durchaus vertraut.

Als Abschluss kann eine gemeinsame Unternehmung für den heutigen Nachmittag oder Abend geplant werden, wobei die Planung bei einer Tasse Kaffee oder einer Cola erfolgen kann. Die Teilnehmer sollen spüren, dass sie selbstständig sind, dass sie viele Kompetenzen haben, die sie heute nutzen können und sollen.

Menschen mit geistiger Behinderung, vor allem wenn sie in großen Einrichtungen leben/lebten, kennen sicher einen Mitbewohner, der regelmäßig ins Krankenhaus zur Dialyse fährt. Sichtbar für alle anderen ist immer nur, dass der Kranke mit einem Taxi abgeholt und nach einigen Stunden mit einem Taxi wieder nach Hause gebracht wird. Für viele Menschen mit geistiger Behinderung ist Autofahren bzw. Taxifahren etwas Besonderes. Die Zeit zwischen beiden Fahrten ist ihnen nicht vorstellbar. Aber so schlimm kann es um den Kranken ja nicht stehen, wenn er immer am gleichen Tag wieder nach Hause kommt. Wenn man richtig krank ist, muss man mehrere Tage im Krankenhaus bleiben.

Modul 3: Spezielle Krankheiten

Thema 2: Nierenerkrankungen

■ **Lernziele**

Teilnehmerinnen (TN) wissen, dass Krankheiten in beinahe jedes menschliche Leben gehören.

TN wissen, dass es bei Krankheiten nicht um die „Schuld" geht und Krankheiten nicht die „Strafe" für ein falsches Verhalten sind.

TN erkennen, dass die gleiche Krankheit bei verschiedenen Menschen einen unterschiedlichen Verlauf nehmen kann.

TN kennen die Funktion der Nieren für ihr Leben und ihre Gesundheit.

TN wissen, dass nicht alle Nierenerkrankungen geheilt werden können.

TN erkennen, dass die moderne Medizin eine gestörte Nierenfunktion zum Teil kompensieren kann, sodass die Patienten weiterleben können – es ist dann ein Leben mit Einschränkungen

TN erfahren, dass Krankheiten nicht immer zu heilen sind, dass Menschen mitunter ihr ganzes Leben mit einer Krankheit leben müssen und an ihren Krankheiten sterben können.

■ **Lerninhalte**

Viele Menschen werden im Laufe ihres Lebens krank, die meisten Krankheiten können Ärzte heute gut mit Medikamenten behandeln. Die Ärzte können noch nicht alle

Krankheiten heilen, dann muss der Mensch mit seiner Krankheit so gut leben, wie es geht – manchmal muss der Mensch dann seinen Alltag ändern.

Bei manchen Krankheiten wie einer Nierenerkrankung muss man ins Krankenhaus, weil man eine Blutwäsche braucht, die man zu Hause/auf der Wohngruppe nicht machen kann.

Man soll kranken Menschen bei Dingen helfen, die sie nicht allein können, aber die Kranken sollen so viel, wie sie können, allein machen. Man hilft Kranken nicht, wenn man ihnen alles abnimmt.

Wenn man schwer krank ist, dann sieht man manche Sachen ganz anders und die Dinge bekommen einen anderen Wert.

Man kann „gesund" leben: nicht rauchen, wenig Alkohol trinken, sich regelmäßig bewegen, viel Obst und Gemüse essen, Süßigkeiten und Chips meiden. Damit kann man seinem Körper helfen. Und trotzdem kann man krank werden, denn „gesund leben" ist keine Garantie für ewige Gesundheit.

- **Material**

Kaffeefilter (am besten einen großen Handfilter, die Löcher unten vergrößern), Filtertüte
    In einer Flasche/einem Krug (aus Glas, durchsichtig) eine Flüssigkeit
    Sehr kleine Steinchen, Linsen, Reis … (als „auszufilternde" Teile)
    Ein großer Bogen Papier, dicker Stift, farbige Stifte
    Bilder, Fotos von menschlichen Organen
    Papierbögen, Scheren, Klebstoff, Illustrierte, Farbstifte, Fotos/Symbole von Tätigkeiten/Gegenständen (Beschäftigung während der Dialyse)
    Spiele

- **Material aus anderen Fördereinheiten**

Körperkontur mit eingeklebten Organen aus Modul 3/Demenz (dann anstatt der ersten beiden Schritte eine Wiederholung mit dieser Kontur)

- **Methodik**

Gruppenarbeit: Ein TN legt sich auf einen großen Bogen Papier, die Konturen werden nachgezeichnet. Die Figur bekommt einen Namen. **Achtung:** nicht den Namen eines TN nehmen!

Gruppenarbeit: Der menschliche Körper ist sehr kompliziert aufgebaut. Alles im Körper hat eine bestimmte Funktion. Welche Organe und Funktionen kennen die TN? Die genannten Organe werden in den Körper eingezeichnet bzw. Fotos; Zeichnungen werden eingeklebt.

GL: Hinweis auf Blutgefäße – Blutgefäße (dicke rote Wollfäden) werden in die Kontur geklebt. Dabei folgen die Wollfäden ungefähr dem Kreislaufsystem (gehen in die Extremitäten, den Kopf, treffen sich im Rumpfbereich, gehen ins Herz und die Lunge, zweigen auch in die beiden Nieren). Das Blut transportiert Nährstoffe und Sauerstoff durch den ganzen Körper. Und das Blut nimmt den Abfall aus den Zellen wieder mit. Wenn das Blut den Abfall aufnimmt, muss es den Abfall wieder loswerden, sonst vergiftet das Blut den Menschen.

Die Nieren sind dabei wie ein Filter. Die Nieren filtern das Blut und halten den Abfall zurück. Das Blut ist wieder sauber und kann wieder gute Nährstoffe und Sauerstoff festhalten und durch den Körper transportieren.

Gruppenarbeit: Die Nierenfunktion wird als Filtertätigkeit erklärt (ein großer Handkaffeefilter wird mit einer Tüte ausgekleidet. Der Filter mit der Tüte ist eine gesunde Niere. In einem Glaskrug ist evtl. leicht eingefärbtes Wasser. Das soll Blut sein). Wenn das Blut durch den Körper geht, nimmt es Abfall auf. Das Blut wird schmutzig (in den Glaskrug kommen als Symbol für den Abfall Reis, Linsen o. ä.). Das Blut fließt in die Nieren und wird dort gefiltert (das Wasser wird mit den Teilchen durch den Filter gegossen). Wenn das Blut gefiltert wird, ist es wieder sauber (in der Filtertüte bleiben die Teilchen zurück).

Vergleich zwischen gefiltertem und ungefiltertem „Blut".

Gruppenarbeit: Wenn die Nieren krank sind und nicht mehr arbeiten, ist es so, als wären sie ein Filter ohne Filtertüte (Filter ohne Filtertüte zeigen) Wenn jetzt das Blut durch die Nieren fließt, wird es nicht sauber (Wasser mit Teilchen durch den Filter gießen. Die Teilchen gehen durch die Filterlöcher mit in den Auffangbehälter.)

Vergleich zwischen ungefiltertem Blut und dem, das durch die kranke Niere ging. Es gibt keinen Unterschied.

GL: Was können Ärzte für einen Menschen tun, wenn die Nieren nicht mehr arbeiten können?

Viele TN werden von Dialysen/Blutwäschen gehört haben, manche kennen vielleicht auch jemanden, der mehrmals in der Woche zur Dialyse gehen muss. TN sollen davon erzählen.

GL erklärt „Blutwäsche". Weil die Nieren als Filter im Körper nicht mehr arbeiten, muss man das Blut anders reinigen und allen Abfall herausfiltern. Das geht mit einer künstlichen Niere. Man sagt auch Dialyse oder Blutwäsche. Das Blut wird außerhalb des Körpers gereinigt. Über einen kleinen Schlauch wird das Blut aus dem Unterarm in einen Filter gepumpt. Dort wird das Blut sauber. Das saubere Blut fließt über einen anderen Schlauch wieder in den Arm zurück. Alle schädlichen Stoffe sind jetzt weg.

(Es sollten Bilder von Dialysegeräten gezeigt werden. Vielleicht ist es auch möglich, ein richtiges Gerät anzuschauen bzw. ein Dialysezentrum zu besuchen.)

Kleingruppen: Es dauert vier bis fünf Stunden, bis das Blut künstlich gefiltert wird und sauber ist. Der Kranke muss dreimal in der Woche ins Krankenhaus. Vier Stunden sind eine lange Zeit. Was kann der Patient in dieser Zeit machen?

Die TN teilen sich in zwei Gruppen auf und machen eine Collage mit Tätigkeiten – Bilder, Fotos, Wortkarten. Oder die TN malen diese Tätigkeiten. (Viel Zeit für Gespräche dabei lassen.)

Gruppenarbeit: Collagen vorstellen und besprechen.

Gruppenarbeit: Man kann einen Patienten zur Dialyse begleiten, damit er nicht allein ist. Was könnten wir als Begleiter dort tun, um den Patienten abzulenken? Gibt es auf den Collagen Tätigkeiten, die man zu zweit machen könnte? Falls nicht werden die Collagen darum ergänzt.

GL weist darauf hin, dass die Blutwäsche dem Patienten ein Weiterleben ermöglicht und der Patient mit diesen Einschränkungen seines Lebens fertig werden muss. Der Gewinn dieser Behandlung und dieser Einschränkungen ist das Leben. Ohne die Blutwäsche wäre das Leben nicht möglich.

- **Abschluss**

Zurück ins Leben!

Auf unseren Collagen wird auch auf Spiele hingewiesen. Spielen lenkt von Schmerzen und Langeweile ab und macht Spaß. Auch wir wollen jetzt miteinander spielen. TN teilen sich an Spieltische (Memory, Mensch ärgere Dich nicht, Malefiz …). Zu den Spielen gibt es Kaltgetränke, Chips und dergleichen.

- **Querverbindungen**
  - Modul 1/Palliative Care – Was hat das mit mir zu tun?
  - Modul 3/Gesundheit – Krankheit
  - Modul 4/Wie kann ich jemandem helfen, der Schmerzen hat?
  - Modul 5/Reden über meine Wünsche
  - Modul 6/Meine Lebenseinstellung

Menschen mit geistiger Behinderung sind von Herz-Kreislauf-Erkrankungen betroffen bzw. kennen sicher Menschen, die an dieser Erkrankung leiden. Sie wissen deshalb auch, dass ein Kranker bei dieser Erkrankung Tabletten nehmen muss. Tabletten gehören auch davon unabhängig in den Alltag von Menschen mit geistiger Behinderung, vor allem wenn sie in Einrichtungen lebten oder noch leben.

Modul 3: Spezielle Krankheiten

Thema 3: Erkrankungen des Herz-Kreislaufsystems

- **Lernziele**

Teilnehmerinnen (TN) wissen, dass Krankheiten in beinahe jedes menschliche Leben gehören.

TN wissen, dass es bei Krankheiten nicht um die „Schuld" geht und Krankheiten nicht die „Strafe" für ein falsches Verhalten sind, und
- erkennen, dass die gleiche Krankheit bei verschiedenen Menschen einen unterschiedlichen Verlauf nehmen kann.

TN kennen die Funktion des Herz-Kreislaufsystems für ihr Leben,
- -erfahren, dass Krankheiten nicht immer zu heilen sind, dass Menschen mitunter ihr ganzes Leben mit einer Krankheit leben müssen und an ihren Krankheiten sterben können,
- lernen, dass Ärzte und die Medizin ihre Grenzen im Kampf gegen Krankheiten haben und nicht jedem Menschen helfen können,
- wissen, dass sie etwas für ihre Gesundheit tun können und dass das nicht automatisch bedeutet, dass sie nie an einer schweren Krankheit erkranken werden,
- erkennen eigener Ängste, an schweren Krankheiten zu erkranken, und können diese Ängste benennen,
- wissen, wie sie sich bei Schmerzen und Unwohlsein verhalten sollen und wen sie um Hilfe bitten können.

- **Lerninhalte**

Viele Menschen werden im Laufe ihres Lebens krank, die meisten Krankheiten können Ärzte heute gut mit Medikamenten behandeln. Ärzte können noch nicht alle Krankheiten heilen, dann muss der Mensch mit seiner Krankheit so gut leben, wie es geht – manchmal muss der Mensch dann seinen Alltag ändern.

Bei manchen Krankheiten muss man ins Krankenhaus, weil man eine Behandlung braucht (z. B. eine Operation), die man zu Hause/auf der Wohngruppe nicht machen kann.

Es gibt Krankheiten, die so sehr den Körper angreifen, dass sich der Körper nicht lange wehren kann und der Mensch stirbt.

Man soll kranken Menschen bei Dingen helfen, die sie nicht allein können; aber Kranke sollen so viel wie sie können allein machen. Man hilft Kranken nicht, wenn man ihnen alles abnimmt.

Herz-Kreislauf-Erkrankungen umfassen alle Krankheiten des Herzens und Blutkreislaufes. Das Herz pumpt das Blut durch den Körper; das Blut transportiert auch Sauerstoff durch den Körper. Herz-Kreislauf-Erkrankungen kann man behandeln, mit dieser Krankheit können viele Menschen viele Jahre leben. Es gibt auch plötzlich auftretende Erkrankungen wie z. B. einen Herzinfarkt. Herz-Kreislauf-Erkrankungen können auch Todesursache sein.

Wenn man schwer krank ist, dann sieht man manche Sachen ganz anders und die Dinge bekommen einen anderen Wert.

Man kann „gesund" leben: nicht rauchen, wenig Alkohol trinken, sich regelmäßig bewegen, viel Obst und Gemüse essen, Süßigkeiten und Chips meiden. Damit kann man seinem Körper helfen. Und trotzdem kann man krank werden, denn „gesund leben" ist keine Garantie für ewige Gesundheit.

▪ **Material**

Anatomisches Modell des Herzens (alternativ: Karte, Bild des menschlichen Herzens)
    Bild/Zeichnung eines Herzens in Originalgröße
    Bild/Zeichnung einer Lunge in Originalgröße
    Großes Blatt Papier, dicke Stifte, Klebstoff
    Stethoskop (im Idealfall mehrere, damit mehrere Teilnehmer gleichzeitig arbeiten können)
    Blutdruckmessgerät
    Symbole/Bilder für Symptome einer Herzerkrankung (Müdigkeit, geringe Belastbarkeit, mehr Pausen nötig, Kurzatmigkeit …)
    Dicke und dünne rote Wollfäden (als Blutadern)

▪ **Material aus anderen Fördereinheiten**

Körperkontur mit eingeklebten Organen aus Modul 3/Demenz (dann anstatt der ersten beiden Schritte eine Wiederholung mit dieser Kontur)

▪ **Methodik**

Gruppenarbeit: Körperkontur eines TN wird auf ein Blatt gemalt

Gruppenleitung (GL): Zeigt das Modell des Herzens und erklärt die Funktion. Das Bild eines Herzens wird in die Körperkontur geklebt.

GL: Herz pumpt Blut durch den Körper – auch durch die Lunge – Sauerstoffaufnahme – Bild/Zeichnung einer Lunge wird in die Körperkontur geklebt.

GL: Blut läuft durch Bahnen/Röhren durch den gesamten Körper. Wollfäden (rot) können als Blutbahnen auf die Körperkontur geklebt werden (aus Gründen der Zeit und Übersichtlichkeit nur große Blutbahnen – in einer Hand, einem Finger dann auch kleine Verästelungen als Beispiel, dann dünnere Fäden).

Gruppenarbeit: Das Herz kann man nicht sehen, aber man kann seine Arbeit spüren. Der Arzt benutzt Hilfsmittel, um die Funktion des Herzens zu untersuchen.

- Stethoskop – GL erklärt, was der Arzt hört und die TN probieren dieses Gerät an sich aus
- Pulsmessung – GL erklärt, an welchen Körperstellen der Puls gefühlt werden kann – TN versuchen gegenseitig, ihren Puls zu fühlen
- Blutdruckmessgerät (ist sicher einigen TN bekannt) – GL erläutert den Blutdruck und die TN messen sich gegenseitig ihren Blutdruck

GL erklärt kurz die Bedeutung von bei den ärztlichen Untersuchungen ermittelten Werten.

Gruppenarbeit: Kennt jemand jemanden, der herzkrank ist? Wie wirkt sich diese Erkrankung aus? (Man ist schnell müde, die Luft wird knapp, die Belastbarkeit ist geringer, mehr Pausen sind nötig …). Die Symptome werden untereinander auf ein großes Blatt geschrieben (in Worten oder über Symbole, Bilder)

GL: Erklärt die Bedeutung von Symptomen als Hilfen/Hinweisen für den Arzt zur Einschätzung der Befindlichkeit des Patienten

GL: Erläutert die medizinischen Behandlungsmöglichkeiten entsprechend der Schwere der Erkrankung (Tabletten, Operationen, Transplantationen, Versorgung durch medizinische Geräte)

Gruppenarbeit: Was kann der Patient tun, damit es ihm besser geht? – mehr Bewegung, Reduzierung des Körpergewichts, nicht mehr rauchen, Sportgruppe für Herzkranke, mehr Pausen, längere und häufigere Erholungsphasen – alles in Abhängigkeit von der Schwere der Erkrankung

GL: Hinweis auf Einschränkungen in der gewohnten Lebensführung – vielleicht muss der Patient auf manche Dinge verzichten

Gruppenarbeit: Was könnten das für Dinge sein, in denen ein herzkranker Patient eingeschränkt ist? Woraus könnte sich das ergeben?

Rückgriff auf die Auflistung der Symptome (weiter vorn) – neben die Symptome werden die Bereiche/Dinge notiert, in denen es zu einer Einschränkung kommen könnte

Gruppenarbeit: Wie mag sich der Patient aufgrund der Erkrankung, Symptome und Einschränkungen fühlen? – hier geht es um einen Perspektivenwechsel als Voraussetzung für den nächsten Schritt:

Gruppenarbeit: Wie können wir einen herzkranken Mitbewohner unterstützen, wenn er mit Einschränkungen leben muss?

- man kann ihm beim Tragen schwerer Dinge helfen,
- man kann ihm sein Amt/Arbeit in der Wohngruppe/Wohngemeinschaft abnehmen (ihm dabei helfen),
- man kann ihn besuchen, wenn er im Krankenhaus liegt oder in seinem Bett zu Hause liegen muss (vorlesen, etwas erzählen, ihm etwas mitbringen)
- wenn er Ruhe braucht, sollte man rücksichtsvoll sein
- muss er viel spazieren gehen und hat allein dazu keine Lust, kann man ihn begleiten

GL: Herzerkrankungen merkt man nicht immer, manchmal gibt es akute und lebensbedrohliche Zustände – Herzinfarkt.

GL erklärt, was ein Herzinfarkt ist und wie er sich äußert: lebensbedrohlich, Notarzt muss sofort verständigt werden. Rückgriff auf das Modell des Herzens (vorn).

Gruppenarbeit: Woran kann man einen Herzinfarkt erkennen und was mache ich, wenn ich das bei mir spüre oder es bei jemandem beobachte? Hier wird auch besprochen, wie konkret schnelle Hilfe geholt werden kann – Notfalltelefonnummern werden besprochen.

■ **Abschluss**

Zurück ins Leben!

Moderne bzw. Tanzmusik. Da Bewegung gut für das Herz ist, können wir tanzen. Tanzen ist eine gesunde Bewegung, die viel Spaß macht, wenn man sie zusammen macht. Es gibt unterschiedliche Tänze. Falls GL Walzer tanzen kann, könnte sich eine kurze Übung dazu anschließen, oder es wird sich einfach discomäßig nach moderner Musik bewegt.

Denkbar wäre auch (vor allem bei einem mehrere Tage umfassenden Kurs an einem anderen Ort mit gemeinsamer Übernachtung), dass im Anschluss eine Disco vorbereitet wird (Raum gestalten, Getränke und Essen besorgen) und abends die Disco veranstaltet wird.

■ **Querverbindungen**

= Modul 1/Palliative Care Team
= Modul 2/Alter
= Modul 4/Gesundheit – Krankheit
= Modul 4/Wie kann ich jemandem helfen, der Schmerzen hat?
= Modul 5/Die Basis meiner Wünsche
= Modul 5/Meine Patientenverfügung
= Modul 5/Reden über meine Wünsche
= Modul 6/Meine Lebenseinstellung
= Modul 6/Entscheidungen am Lebensende
= Modul 7/Das Leben hört auf

Krebs – dieses Wort als Bezeichnung einer Erkrankung wird den meisten Menschen mit geistiger Behinderung bekannt sein. In der geplanten Fördereinheit ist das Sterben an dieser Erkrankung kein Thema. Das wird mit Sicherheit von den TN erwähnt, denn viele Menschen mit geistiger Behinderung kennen jemanden, der an Krebs verstorben ist. Das Sterben soll dann auch nicht verschwiegen oder geleugnet werden, sondern muss ehrlich besprochen werden.

Weniger bis gar nicht bekannt ist bei Menschen mit geistiger Behinderung, dass es Behandlungsmethoden gegen den Krebs gibt und dass Menschen diese Krankheit überwinden bzw. viele Jahre mit ihr leben können. Wenn Menschen mit geistiger Behinderung von Krebs in ihrer Familie und in ihrem Umfeld hören, dann meistens im Zusammenhang mit Todesfällen.

Selten bis gar nicht hören sie, dass Menschen den Krebs überleben, deshalb soll in der Fördereinheit vor allem das betont werden. Der Automatismus „Krebs = Tod" soll für die Teilnehmerinnen unterbrochen werden. Es soll außerdem Mut gemacht werden, zu den angebotenen und empfohlenen Vorsorgeuntersuchungen zu gehen. Dieser Mut wird sich umso deutlicher aufbauen, je offener Behandlungsmöglichkeiten besprochen werden.

Innerhalb der folgenden Fördereinheit zum Thema Krebserkrankungen könnten folgende Broschüren der Deutschen Kinderkrebsstiftung zusätzlich Verwendung finden:

- Der Chemo-Kasper und seine Jagd auf die bösen Krebszellen (Motzfeldt 2010),
- Radio-Robby und sein Kampf gegen die bösen Krebszellen (von den Heuvel et al. 2011)
- Ich gehe zur Bestrahlung. Strahlentherapie-Broschüre für Kinder. (Greil et al. 2007)

Es sind Broschüren für Kinder, die in einfacher Sprache geschrieben sind. Der „Chemo-Kasper" und der „Radio-Robby" enthalten Zeichnungen; die Chemo- und Strahlentherapie sind personifiziert. Werden beide Broschüren Menschen mit geistiger Behinderung als Broschüren für Kinder vorgestellt, so werden diese Personifizierungen kein Problem sein. Beide Broschüren erklären einfach und verständlich, wie diese Therapien helfen sollen, wobei auch die Nebenwirkungen nicht verschwiegen werden. In der dritten Broschüre wird ein Kind während der Strahlentherapie begleitet; zu sehen sind die Vorbereitungen und auch die Medizintechnik. In jedem Fall ist der Einsatz dieser Broschüren zu prüfen.

> Keine der Broschüren ist dafür geeignet, sie einem Menschen mit geistiger Behinderung, der an Krebs erkrankt ist und dem eine dieser Therapien empfohlen wurde oder dessen Angehörige/Zugehörige an Krebs erkrankt sind, unbegleitet/allein zu geben!

Im vierten Thema des Moduls/Spezielle Krankheiten geht es daher um Krebserkrankungen.

Modul 3: Spezielle Krankheiten

Thema 4: Krebserkrankungen

- Lernziele

Teilnehmerinnen (TN) wissen, dass Krankheiten in beinahe jedes menschliche Leben gehören.

TN erfassen, dass es unterschiedliche Krankheiten gibt.

TN wissen, dass es bei Krankheiten nicht um „Schuld" geht und Krankheiten nicht „Strafe" für ein falsches Verhalten sind.

TN erkennen, dass die gleiche Krankheit bei verschiedenen Menschen einen unterschiedlichen Verlauf nehmen kann.

TN erfahren, dass Krankheiten nicht immer zu heilen sind, dass Menschen mitunter ihr ganzes Leben mit einer Krankheit leben müssen und an ihren Krankheiten sterben können.

TN lernen, dass Ärzte und die Medizin ihre Grenzen im Kampf gegen Krankheiten haben und nicht jedem Menschen helfen können.

TN wissen, dass es sich im Bereich von Krankheit/Gesundheit bei „Krebs" nicht um ein Tier oder Sternzeichen handelt, sondern um eine ernste Erkrankung und kennen mögliche Behandlungen.

TN wissen, dass sie etwas für ihre Gesundheit tun können und dass das nicht automatisch bedeutet, dass sie nie an einer schweren Krankheit erkranken werden.

TN wissen, wie sie sich bei Schmerzen und Unwohlsein verhalten sollen und wen sie um Hilfe bitten können.

■ **Lerninhalte**

Viele Menschen werden im Laufe ihres Lebens krank, die meisten Krankheiten können Ärzte heute gut mit Medikamenten behandeln. Die Ärzte können noch nicht alle Krankheiten heilen, dann muss der Mensch mit seiner Krankheit so gut leben, wie es geht – manchmal muss der Mensch dann seinen Alltag ändern.

Bei manchen Krankheiten muss man ins Krankenhaus, weil man eine Behandlung braucht (z. B. eine Operation), die man zu Hause/auf der Wohngruppe nicht machen kann.

Es gibt Krankheiten, die so sehr den Körper angreifen, dass sich der Körper nicht lange wehren kann und der Mensch stirbt.

Man soll kranken Menschen bei Dingen helfen, die sie nicht allein können, aber die Kranken sollen so viel, wie sie können, allein machen. Man hilft Kranken nicht, wenn man ihnen alles abnimmt.

Krebs ist im allgemeinen Sprachgebrauch ein Sammelbegriff für eine Vielzahl verwandter Krankheiten, bei denen Körperzellen unkontrolliert wachsen, sich teilen und gesundes Gewebe verdrängen und zerstören können. Es gibt Behandlungsmöglichkeiten gegen Krebs, die von der Art und Schwere der Erkrankung abhängen und die nicht immer erfolgreich sind, sodass Menschen an dieser Krankheit versterben.

Wenn man gesund ist, kann man sich nicht vorstellen, wie es ist, schwer krank zu sein und mit Einschränkungen leben zu müssen. Wenn man dann schwer krank ist, dann sieht man manche Sachen ganz anders und die Dinge bekommen einen anderen Wert. Dann sind die Einschränkungen, die einem früher schrecklich erschienen, vielleicht ganz unwichtig.

Man kann „gesund" leben: nicht rauchen, wenig Alkohol trinken, sich regelmäßig bewegen, viel Obst und Gemüse essen, Süßigkeiten und Chips meiden. Damit kann man seinem Körper helfen. Eine Garantie auf ewige Gesundheit ist es nicht.

Es gibt Vorsorgeuntersuchungen, die früh eine Krebserkrankung erkennen sollen. Je früher man eine Krebserkrankung bemerkt, desto besser ist es für die Heilung.

Wenn man eine Erkältung bekommt, hat man Hals- oder Kopfschmerzen. Wenn man sich ein Bein bricht, tut das weh. Wenn man Krebs bekommt, tut das am Anfang nicht weh. Deshalb merkt man es lange nicht. Darum ist die Vorsorgeuntersuchung so wichtig.

■ **Material**

Hefe, Zucker, Mehl, warme Milch – für einen Hefe-Vorteig
    Eventuell: Aquariumsschlauch (großer Querschnitt)

■ **Material aus anderen Fördereinheiten**

aus Modul 2/Thema 2: Kaffeefilter, Filtertüte
    aus Modul 2/Thema 1: Modell vom Gehirn
    aus Modul 2/Thema 3: Körperkontur eines TN

■ **Methodik**

Gruppenarbeit: Welche Krankheiten kennen die TN? … Antworten werden zusammengetragen (erfahrungsgemäß wird schnell „Krebs" genannt – trotzdem weiter sammeln. Krankheiten sollen nicht auf „Krebs" reduziert werden.)

GL: Krebs ist im allgemeinen Sprachgebrauch ein Sammelbegriff für eine Vielzahl verwandter Krankheiten, bei denen Körperzellen unkontrolliert wachsen, sich teilen und gesundes Gewebe verdrängen und zerstören können. Ständig gibt es im Körper einen Wechsel: Alte Zellen sterben ab und neue Zellen werden gebildet. Weil das ständig und an vielen Stellen im Körper geschieht, passiert es auch, dass manchmal Zellen gebildet werden und wachsen, die nicht gesund sind. Der Körper erkennt meistens diese kranken Zellen und isoliert sie, d. h. sie werden von der Versorgung mit Nährstoffen abgetrennt. Dann werden die Zellen abgetötet und können dem Körper nicht mehr schaden. Aber manchmal passiert es, dass der Körper die kranken Zellen nicht erkennt oder sie nicht bekämpfen kann. Dann wachsen diese Zellen zu Haufen und Geschwüren an, die man Krebs nennt. Diese neuen und kranken Zellen wachsen immer weiter und verdrängen gesundes Gewebe in Organen. Das Organ kann nicht mehr seine Arbeit machen und der Patient leidet unter den Folgen.

Variante 1: Erinnerung an die Einheit zu Nierenerkrankungen: Filter, Filtertüte, schmutziges Wasser wird gefiltert – wenn die Nieren krank werden, können sie das Blut nicht mehr reinigen. Aber es kann auch ein Krebs in gesunden Nieren entstehen und immer größer werden. Wir wollen uns das anschauen: In den Filter kommt eine saubere Filtertüte (= gesunde Niere). Es wird ein Hefe-Vorteig angerührt und in die Filtertüte gegeben; darauf achten, dass der Teig auf den Löchern des Filters liegt und nicht „nur" in der Mitte, d. h. gut auf dem Filterboden verteilen. Der Teig geht und wird den Filter füllen. In der Zwischenzeit (während der Teig geht) kann darüber gesprochen werden, dass es einen Krebs auch in anderen Organen, in Knochen, Weichteilen, im Blut geben kann.

Gruppenarbeit: Wie lebt der Mensch? Wo arbeitet er? Wo lebt er? Welche Hobbys hat er? War er im Urlaub? Hat er Familie? (Die Zeit, die der Teig braucht, um im Filter als Krebs zu wachsen, wird 1. überbrückt und 2. wird ein normales Leben konstruiert, das in der Folge durch die Erkrankung eingeschränkt sein wird.)

Ist der Teig genug gegangen und hat sich im Filter ausgebreitet (evtl. nach einer Pause), wird (Modul 2/Thema 2) schmutziges Wasser in den Filter gegeben. Das Wasser bleibt auf dem Filter stehen.

Variante 2: Alternativ (oder wenn nicht über die Nierenerkrankungen gesprochen wurde): In einen dicken (und transparenten) Aquariumsschlauch wird etwas von dem Hefe-Vorteig geschoben. Der Schlauch kann dann in die Körperkontur gelegt werden und soll dort in einem Organ (das eingezeichnet wird oder dessen Bild/Zeichnung an die entsprechende Stelle geklebt wird) „wachsen". Nun kann die Körperkontur mit Kleidung „abgedeckt" werden. Der Mensch merkt nicht, dass er eine Krankheit in sich hat und der Krebs wächst. Er geht seinem Alltag nach.

Gruppenarbeit: Wie lebt der Mensch? Wo arbeitet er? Wo lebt er? Welche Hobbys hat er? War er im Urlaub? Hat er Familie? (Die Zeit, die der Teig braucht, um im Schlauch als Krebs zu wachsen, wird 1. überbrückt und 2. wird ein normales Leben konstruiert, das in der Folge durch die Erkrankung eingeschränkt sein wird.)

Nun wird nachgesehen, ob der Krebs/Teig im Schlauch schon gewachsen ist.

Variante 1 und Variante 2:

GL: Der Mensch hat noch nicht gemerkt, dass er krank ist. Er ist in seiner Lebensführung noch nicht eingeschränkt: Er hat keine Schmerzen und merkt auch sonst nichts. Es gibt Vorsorgeuntersuchungen.

Gruppenarbeit: Welche Vorsorgeuntersuchungen gibt es? Was wird dabei gemacht? Warum sind die Vorsorgeuntersuchungen wichtig?

Dabei wird in die Körperkontur jeweils ein Bild/eine Zeichnung des Organs geklebt, für das und dessen Funktion es Vorsorgeuntersuchungen gibt. Die GL erläutert kurz, wie diese Vorsorgeuntersuchungen gemacht werden.

GL: Manche Krankheiten und auch manche Krebsarten werden erkannt, wenn der Mensch routinemäßig eine Blutuntersuchung bekommt oder wenn es dem Menschen schlecht geht und er zum Arzt geht, weil er merkt, dass etwas nicht in Ordnung ist.

Gruppenarbeit:
1. Woran kann ich merken, dass ich vielleicht krank bin? (ständige/häufige Schmerzen, Magenschmerzen, Unwohlsein, Übelkeit, Durchfälle, Schwindel, Müdigkeit, …)
2. Was kann und sollte ich dann tun? (Meine Bezugspersonen informieren, zum Arzt gehen)

GL: Es gibt Behandlungsmöglichkeiten gegen den Krebs (Bücher der Deutschen Kinderkrebsstiftung „Chemokasper", „Radio Robby"). Chemotherapie und Bestrahlungen werden vorgestellt. Jeder TN sollte dazu jeweils ein Buch haben. Inhalte werden besprochen. Auf die Nebenwirkungen wird eingegangen.

Gruppenarbeit: Wie fühlt sich ein Patient bei einer Chemotherapie und deren Nebenwirkungen (müde, Erbrechen, Unwohlsein, Haare verlieren, Angst/Todesangst, Einsamkeit, Unsicherheit). Der Patient ist während der Therapie abends zu Hause. Wir sind keine Ärzte und können ihm doch helfen – was können wir für ihn tun, um ihm die Situation vielleicht zu erleichtern?

- **Abschluss**

Zurück ins Leben!

„Krebs" als ein Sternzeichen. Wer hat wann Geburtstag und ist demzufolge was für ein Sternzeichen? Welches Sternzeichen ist im Moment? Ist das von einem TN das Sternzeichen? Falls ja, wird dieses Sternzeichen gefeiert – mit Kaffee, Kuchen, Geburtstagskerze und Geburtstagsliedern (evtl. mit einem kleinen Geschenk). Ansonsten wird der letzte Geburtstag/das letzte Sternzeichen gefeiert. (GL informiert sich vorher über die Geburtstage, evtl. Teil der Anmeldung?)

- **Querverbindungen**
  - Modul 1/Was hat Palliative Care mit mir zu tun?
  - Modul 1/Was ist ein Palliative-Care-Team?
  - Modul 4/Alle Themen
  - Modul 5/Die Basis meiner Wünsche
  - Modul 5/Meine Patientenverfügung
  - Modul 5/Meine Vorausverfügung
  - Modul 5/Reden über meine Wünsche

— Modul 6/Meine Lebenseinstellung
— Modul 6/Entscheidungen am Lebensende
— Modul 7/Das Leben hört auf

Bei diesem Thema entscheiden Sie, ob Sie an die Einheit zu den Nierenerkrankungen erinnern, die Sie gemacht haben, oder ob Sie die alternative Variante wählen wollen. In beiden Fällen brauchen Sie Zeit, damit der Krebs/Teig wachsen kann. Die Teilnehmer sollen anhand des Teigs erkennen, dass der Krebs langsam wächst und man selbst das gar nicht merkt. Es soll vor allem deutlich werden, dass ein Krebs im Anfangsstadium keine Schmerzen bereitet. Hier schließt sich dann wie von selbst das Thema Vorsorgeuntersuchung an. Vorsorgeuntersuchungen können besprochen werden, wenn sich die TN dafür interessieren. Das bedeutet, dass die Gruppenleitung mit Material darauf vorbereitet ist.

Modul 3: Spezielle Krankheiten

Thema 5: Gesundheit – Krankheit

■ **Lernziele**

Die Teilnehmerinnen (TN) wissen, dass jeder Mensch zwischen den „Polen" Gesundheit und Krankheit lebt – in unterschiedlicher Distanz/Nähe zu diesen „Polen".

TN erfahren, dass Gesundheit und Krankheit in jedes menschliche Leben gehören.

TN erfassen, dass es für das persönliche Wohlbefinden wichtig ist, wie ein Mensch mit Krankheiten als Herausforderung umgehen kann.

TN wissen, dass es bei Krankheiten nicht um die „Schuld" geht und Krankheiten nicht die „Strafe" für ein falsches Verhalten sind.

TN erkennen ihre Ressourcen, auf eigene Erkrankungen und die anderer Menschen zu reagieren.

TN wissen, dass sie sich zur Verarbeitung eigener Erkrankungen und der anderer Menschen Hilfe erbitten können.

■ **Lerninhalte**

Viele Menschen werden im Laufe ihres Lebens krank, damit verschiebt sich der „Regler" zwischen den Polen Gesundheit und Krankheit zeitweise oder dauerhaft auf den Pol Krankheit zu.

Man kann „gesund" leben: Nicht rauchen, wenig Alkohol trinken, sich regelmäßig bewegen, viel Obst und Gemüse essen, Süßigkeiten und Chips meiden. Damit kann man seinem Körper helfen. Und trotzdem kann man krank werden, denn „gesund leben" ist keine Garantie für ewige Gesundheit.

Es ist wichtig, Krankheiten zu verstehen und zu wissen, was im Körper passiert. Diese Informationen und das Wissen helfen gegen die große Unsicherheit und Angst. Wer weiß, was ihn bedroht oder was auf ihn zukommt, kann sich dem besser stellen.

Genauso wichtig ist es, möglichst ruhig zu sehen, wie man mit der Erkrankung umgehen kann. Ziel ist es, mit der Erkrankung nach Möglichkeit sein eigenes, selbstbestimmtes Leben weiterzuführen.

Eine Krankheit ist eine Herausforderung, der man sich stellen kann. Es lohnt die Mühe und Anstrengungen, sich dieser Herausforderung zu stellen. Man kann dafür viele Möglichkeiten nutzen.

Wenn man schwer krank ist, dann sieht man manche Sachen ganz anders und die Dinge bekommen einen anderen Wert.

■ **Material**

Starkes Seil, Band oder Farbe/Kreide

Symbole/Bilder/Zeichnungen/Piktogramme zu „Gesundheit", „Krankheit", „Wohlfühlen", „Unwohlsein"

Von jedem TN bringt zwei Fotos (Kopien von Fotos) in Größe etwa DIN A4

Pro TN zwei Holzstäbe mit Fuß (mit Sand/Erde gefüllter Blumentopf oder ausreichend Knetmasse)

Klebstoff, Scheren, Bilder, Zeichnungen

Fotos von Freunden, Angehörigen, Ärzten, Pfarrern. Sind die TN aus einer Einrichtung, kann der GL das vorbereiten – ansonsten sind „anonymisierte" Bilder bzw. Symbole für einzelne Berufsgruppen hilfreich.

■ **Material aus anderen Fördereinheiten**

Modul Palliative Care: Das-bin-ich-Ordner

■ **Methodik**

Gruppenarbeit: Die NT gestalten von sich jeweils zwei Schilder (Fotos an den Stangen befestigen, Fuß befestigen).

Gruppenarbeit: TN gestalten auf dem Boden (oder an einer freien Wand) einen langen (möglichst über einige Meter) Strahl. Dieser Strahl könnte ein langes, dickeres Seil sein. Auf der einen Seite wird das Wort/Bild/Symbol „Gesundheit" und auf der anderen Seite das für „Krankheit" angebracht.

GL erläutert das Ziel und die Überlegung, auf die heute mögliche Antworten gefunden werden können: warum genesen Menschen von Krankheiten wieder? Was hilft diesen Menschen, wieder gesund zu werden? Warum sind manche Menschen schwer krank und warum werden manche Menschen scheinbar nie krank? Wie ist das mit der Gesundheit und der Krankheit in unserem Leben?

Arbeitsgruppen: Zwei Arbeitsgruppen – eine bespricht, was „Gesundheit" ist; die andere, was „Krankheit" ist: Dabei geht es neben dem „neutralen"/distanzierten Nennen/Beschreiben von Krankheit und Gesundheit vor allem um das jeweilige persönliche Befinden, wenn jemand (Erfahrung der TN) krank/gesund ist. Die Gruppen sammeln und dokumentieren (als Worte/Bilder/Symbole).

(Alternativ: Wenn Sie viel Zeit haben, dann besprechen Sie Gesundheit und Krankheit mit der ganzen Gruppe.)

Gruppenarbeit: Die beiden Gruppen stellen ihre Ergebnisse vor – auf die Elemente des Wohlbefindens achten!

GL: Fordert die TN auf, sich an ihren aktuellen Gesundheits-/Krankheitszustand zu erinnern. – Es wird davon ausgegangen, dass einige TN Krankheiten/chronische und behandlungsbedürftige Krankheiten haben. Es kann auch daran erinnert werden, dass manche Menschen jeden Tag Medikamente brauchen. Wollen die TN darüber kurz berichten, sollte Zeit dafür sein.

Gruppenarbeit: Die TN stellen sich so auf/vor den Strahl zwischen die Pole Gesundheit – Krankheit, wie sie sich jetzt aktuell erleben. Es wird angenommen, dass niemand direkt bei „Krankheit" steht, einige bei „Gesundheit" und die meisten zwischen den Polen mit starker Tendenz zu „Gesundheit" stehen.

GL: Macht bewusst, wo jede TN steht – zwischen den Polen wohl die meisten.

Gruppenarbeit: Die TN sollen begründen, warum sie sich auf den Platz zwischen die Pole stellten, auf dem sie stehen.

GL sammelt alle gegebenen Hinweise nach dem Muster „ich bin zwar etwas krank, aber …" (Möglichkeiten)". TN stellen ihr Bild auf die Stelle, auf der sie standen.

Gruppenarbeit: Alle treten vom Strahl ein Stück weg – es fällt auf, dass einige/die meisten zwischen den Polen ihren Platz fanden. Warum ist das so? Heißt das vielleicht, dass wir Menschen meistens (kann sich ändern) nie ganz krank und nie ganz gesund sind?

Gruppenarbeit: TN denken an eine eigene Erkrankung zurück, während der sie sich weiter in Richtung „Krankheit" auf dem Strahl wiedergefunden hätten – Jeder TN stellt einzeln und nacheinander sein zweites Bild (**Achtung:** nicht sich selbst) an die damalige Stelle während der Krankheit und erzählt, was damals war, wie es ihm ging und wie er sich fühlte.

G macht bewusst, dass alle TN ihr erstes Bild weiter auf den Pol Gesundheit zu stellten.

Gruppenarbeit: Was ist passiert, dass der Punkt sich von der Krankheitsseite wieder wegbewegte? Wie wurde wieder mehr Gesundheit geschafft?

Es wird vermutet, dass hier vor allem medizinische Behandlungen, Medikamente, Ärzte als Ursache genannt werden. Der GL achtet darauf, dass jeweils der Anteil des TN nicht vergessen wird: Der TN hielt sich an die Behandlungsvorschläge und machte außerdem …

Gruppenarbeit: Gibt es außer dem Medizinischen noch etwas, was geholfen hat? Haben TN schon einmal erlebt, dass ein großes Ziel hilft, etwas aktuell Unangenehmes/Schmerzhaftes auszuhalten? Gab es Ziele (Urlaub, Feste, neue oder wiedererrungene Möglichkeiten wie Hobbys, Kinobesuche) und soziale Beziehungen, die halfen, die Krankheitssituation gut zu überstehen?

Gruppenarbeit: Die Zeit der Krankheit war nicht schön. Die Zeit der Krankheit wurde überstanden, was vielleicht nicht einfach war. Hat es sich gelohnt, diese Anstrengungen für mehr Gesundheit auf sich zu nehmen? Und was könnte man wieder so machen oder was wünschen sich die TN, wenn sie sich noch einmal mehr auf den Pol „Krankheit" bewegen? Was brauchen sie dann, um den Regler wieder mehr auf die Gesundheitsseite zu schieben? Die Erfahrungen und Wünsche werden gesammelt und sind die Ressourcen der TN, die der GL ihnen bewusst macht.

Gruppenarbeit: Jeder TN gestaltet für seinen Ich-Ordner ein Blatt mit seinen Ressourcen, die er hat und die er sich wünscht. Bei denen, die er sich wünscht, sollte in der anschließenden Besprechung überlegt werden, ob und welche Hilfen er braucht. Die möglichen Hilfebedarfe werden ebenfalls notiert.

■ **Abschluss**

Zurück ins Leben!

In der Abschlussrunde sollen die TN in entspannter Atmosphäre erzählen, wie es war, als sie nach der Krankheit wieder gesund waren. Wie fühlte es sich an, wieder Dinge machen zu können oder bestimmte Sachen essen zu dürfen, die man nicht mehr machen/essen konnte oder durfte? Hier soll es um den Gewinn von (vielleicht „nur" etwas mehr) Gesundheit für das Wohlfühlen gehen.

■   **Querverbindungen**
═ Modul 1/Was ist ein Palliative-Care-Team?
═ Modul 2/Wie war mein Leben bisher?
═ Modul 2/Wie wünsche ich mir mein weiteres Leben?
═ Modul 3/Alle Themen
═ Modul 4/Alle Themen
═ Modul 5/Reden über meine Wünsche
═ Modul 6/Meine Lebenseinstellung

Diese Fördereinheit hat den salutogenetischen Ansatz im Blick, auch wenn dieses Wort ebenso wenig fällt wie der Hinweis auf das Kohärenzgefühl. Es geht nicht um die Information über dieses Konzept, sondern um die Sichtweise auf die eigene Gesundheit und die mögliche eigene „Ent-Gesundung" (Antonovsky 1997), die die Teilnehmerinnen vielleicht für eine gewisse Zeit erlebten oder die sie als Begleiterscheinung des eigenen Alters wahrnehmen.

Die Teilnehmerinnen sollen hier vor allem an ihre Ressourcen geführt werden, die es im Idealfall ermöglichen, die Handhabbarkeit einer Erkrankung so zu sichern, dass ein weitestgehend selbstbestimmtes Leben gesichert ist.

Es wird nicht auf Stressoren allgemein und andere Ereignisse wie Verluste, Trauer, Abschiede oder Enttäuschungen eingegangen. In diesem Modul geht es um Erkrankungen und den Umgang mit Erkrankungen.

Selbstverständlich könnten im Modul „Trauer" auch salutogenetische Sichtweisen eingefügt werden.

6.2.4 Modul: Schmerzen

Die Teilnehmerinnen sollen etwas über die vier Dimensionen des Schmerzes erfahren und darüber, ob und was man gegen Schmerzen tun kann.

Sie sollen erkennen, dass es zum Beispiel Schmerzen aus Verletzungen und Schuld geben kann, die lange unbeobachtet sind und sich am Ende des Lebens Bahn brechen könnten. Hier soll es auch um Fragen von Schuld und Vergebung gehen, um zu einer möglichst ausgewogenen und abschließenden Lebensbilanz zu kommen, die nicht dem Lebensende vorbehalten sein muss.

Vor allem für Menschen mit geistiger Behinderung, die in Einrichtungen lebten oder leben, soll erkennbar werden, dass ihren Vorstellungen und Wünschen durch die Strukturen der Einrichtungen Grenzen gegeben waren. Dabei kann es nicht um ein spätes Auflehnen gegen frühere Strukturen gehen, sondern um das Erkennen und Anerkennen eigener (begrenzter) Anteile an Entwicklungen und die (einzige) Möglichkeit, auf die Zukunft hin etwas zu ändern. Hier wird die Querverbindung zum Modul 2/ Lebensalter deutlich.

■   **Lernziele**
Die teilnehmenden Menschen mit geistiger Behinderung ...
═ erkennen, dass Schmerzen immer subjektiv sind: was einem sehr weh tut, spürt ein anderer vielleicht nur als Unannehmlichkeit.

- wissen, dass man einem Menschen sein Schmerzen nicht ausreden kann und dass jede Äußerung über Schmerzen, die jemand macht, als Wahrheit zu sehen ist.
- wissen, dass Schmerzen die Folge von Krankheiten und Verletzungen des Körpers und der Seele sein können.
- erfassen, dass Schmerzen keine Strafe (von Gott oder wem auch immer) und kein Schicksal sind.
- wissen, dass und wie sie ihre Schmerzen anderen mitteilen können.
- erfahren, dass es Mittel (Medikamente, Lagerung …) gegen Schmerzen gibt, dass man den Schmerz jedoch nicht immer völlig ausschalten kann.
- lernen, wie sie sich verhalten sollten, wenn jemand ihnen von seinen Schmerzen erzählt.
- erfahren, dass es neben körperlichen Schmerzen auch soziale, psychische und spirituelle Schmerzen gibt, die für den Kranken die gleiche Bedeutung wie der körperliche Schmerz haben und mitunter sogar stärker als dieser sind.

■ Lerninhalte
- Viele Krankheiten sind mit Schmerzen verbunden. Manche Krankheiten spürt man erst, weil man Schmerzen hat.
- Es gibt heute viele Medikamente gegen Schmerzen, sodass jemand, der sehr krank ist oder stirbt, gut behandelt werden kann. Es gibt auch Schmerzen, die so stark sind, dass keine Tabletten oder Spritzen helfen können. Aber das bedeutet nicht, dass man für diese Menschen nichts mehr tun kann.
- Wenn man schwer krank ist, dann kann man vieles nicht mehr tun: Man kann nicht mehr arbeiten gehen, bekommt kein Gehalt mehr, man verliert den Kontakt zu den Arbeitskollegen und ist bald isoliert. Vielleicht kann man auch nicht mehr allein oder in der Außenwohngruppe leben, weil man mehr Hilfe und Pflege braucht. Alles, was einem wichtig ist, verliert man. Das tut sehr weh! Das macht Angst (**soziale Dimension des Schmerzes**).
- Wenn man so schwer krank ist, dass man sterben muss, verliert man alles. Man weiß nicht, ob und was nach dem Tod kommt. Man muss alles loslassen und sich von allem trennen. Man kann nun nichts mehr ändern, nichts mehr anders machen, nichts mehr nachholen, auch wenn man gern noch so manches erleben würde. Das macht Angst, das tut sehr weh (**psychische Dimension des Schmerzes**).
- Wenn man weiß, dass man schwer krank ist und ahnt, dass man sterben wird, ist man sehr traurig, weil man sich von allen Menschen, die man liebt und gern hat, verabschieden muss. Diese Menschen leben weiter, während man selbst nicht mehr da ist. Das ist ungerecht, das kann wütend machen und das tut weh (**psychische Dimension des Schmerzes**).
- Wenn man schwer krank ist und sterben muss, dann überlegt man vielleicht, warum es einen trifft und nicht die anderen alle. Was hat man denn Schlimmes gemacht, dass es einem jetzt so schlecht geht? Hat der liebe Gott einen verlassen? Hatte das Leben einen Sinn? Und hat der Tod, der vor einem steht, einen Sinn? Was bleibt von mir hier auf der Welt bei den anderen, wenn ich nicht mehr bin? War mein Leben für andere wichtig? Hinterlasse ich eine Spur? (**spirituelle Dimension des Schmerzes**)

— Alle vier Dimensionen des Schmerzes sind ganz normal, alle haben ihre Bedeutung.
— Alle vier Dimensionen des Schmerzes sollen „behandelt" werden. Und nicht für alle diese vier Schmerzarten ist der Arzt zuständig. Wir alle können versuchen, einem Kranken und Sterbenden zu helfen.

In diesem Modul kann es fünf Fördereinheiten geben:
1. Individualität von Schmerzen
2. Vier Dimensionen des Schmerzes
3. Schmerzzeichen
4. Medikamente und ergänzende Therapien
5. Wie kann ich jemandem helfen, der Schmerzen hat?

Menschen mit geistiger Behinderung haben eigene Erfahrungen mit Schmerzen und Erfahrungen mit anderen Menschen, die Schmerzen hatten, gesammelt. Und sie hörten sicher als Kinder und Jugendlichen bei Stürzen und anderen Verletzungen auch die Hinweise von ihren Eltern, Erziehern und Lehrern: „Das ist nicht schlimm!", „Das tut doch gar nicht so weh!", „Das wird schon wieder!", „Das ist bald wieder gut!" …

Vielleicht können sie sich noch daran erinnern, dass es entgegen dieser Hinweise doch weh tat, und an das Gefühl, in diesem Moment nicht ernst genommen worden zu sein?

Was wirklich weh tut, weiß nur derjenige, der den Schmerz hat! Und derjenige hat mit seinem Schmerzerleben recht! Ob die anderen meinen, er sei „zimperlich" oder „tapfer", ist für die Schmerzempfindung unerheblich.

Modul 4: Schmerzen

Thema 1: Individualität von Schmerzen

■ Lernziele

Teilnehmerinnen (TN) erkennen, dass Schmerzen immer subjektiv sind: Was Einem sehr weh tut, spürt ein Anderer vielleicht nur als Unannehmlichkeit.

TN wissen, dass man einem Menschen seinen Schmerzen nicht ausreden kann und dass jede Äußerung über Schmerzen, die jemand macht, als Wahrheit zu sehen ist.

TN wissen, dass Schmerzen die Folge von Krankheiten und Verletzungen des Körpers und der Seele sein können.

TN erfassen, dass Schmerzen keine Strafe (z. B. von Gott) und kein Schicksal sind.

TN wissen, dass und wie sie ihre Schmerzen anderen mitteilen können.

TN lernen, wie sie sich verhalten sollten, wenn jemand ihnen von seinen Schmerzen erzählt.

■ Lerninhalte

Schmerzen sind ein körperliches Warnsignal und haben als Signale für Krankheiten einen Sinn und Wert.

Schmerzen sind keine Strafe (z. B. von Gott oder dem Schicksal).

Viele Krankheiten sind mit Schmerzen verbunden. Manche Krankheiten spürt man erst, weil man Schmerzen hat.

Das Erleben von Schmerzen und der Ausdruck von Schmerzen sind von Mensch zu Mensch ganz unterschiedlich. Jeder hat in seiner eigenen Wahrnehmung seiner Schmerzen recht.

■ **Material**

Ein großes Blatt Papier für die Körperkontur eines TN
   Dicke Faserstifte
   Stoffreste, Wollreste (in Haarfarben)
   Scheren
   Klebstoff
   Klettbänder (selbstklebend)
   Bilder/Zeichnungen/Piktogramme für Körpergefühle, die Schmerzen ausdrücken können (Angst, Isolation, Tränen, Schreie …)
   Wand zum Aufhängen der Bilder oder – bei Lesefähigkeit aller TN: Schreibtafel und Stifte
   Für jeden TN fünf Smileys mit fünf deutlich unterschiedlichen Gesichtsausdrücken (z. B. kein Schmerz: lachendes Gesicht; ab und zu Schmerzen: das Lachen ist nicht so ausgeprägt, sondern eher ein schwaches und gequältes Lächeln; schwache/seltene Schmerzen: neutrales Gesicht, leicht angespannt, Augen etwas mehr geweitet; häufige/ stärkere Schmerzen: ängstliches und angespanntes Gesicht, geweitete Augen, leicht gerötetes Gesicht, zwei Tränen; sehr starke/ständige Schmerzen: schreiendes Gesicht, Augen geschlossen, viele Tränen, vielleicht auch rotes Gesicht)
   Für jeden TN einen Schieber (wie bei „normalen" Schmerzskalen)

■ **Methodik**
Gruppenarbeit:
1. Die Körperkontur eines Menschen wird angefertigt – dafür wird der Körper eines TN nachgezeichnet. Dieser „Mensch" bekommt einen Namen (**Achtung:** Nicht den Namen eines TN nehmen) und ein Gesicht.
2. Aus Stoffresten werden dem gezeichneten Menschen Kleider ausgeschnitten und befestigt (Klettband an einige Stellen der Kontur und die „Kleidung", damit diese wieder zu entfernen ist). Aus Wollfäden bekommt die Figur Haare.

Wenn die TN beginnen, für diese Figur ein „Leben" zu entwerfen (Alter, Arbeitsstelle …), dann soll das aufgenommen werden: Es ist jedoch nicht nötig für den weiteren Fortgang.
   Gruppenarbeit: Was sind Schmerzen? Wie fühlen sich Schmerzen an? Mit den TN sollen „Schmerzen" definiert werden, dabei geht es nicht um die Körperstellen, die schmerzen können, sondern um eine allgemeine Beschreibung des Gefühls von Schmerzen. Beschreibungen notieren oder die entsprechenden Bilder/Fotos/Piktogramme aussuchen und an einer Tafel anbringen.
   GL: Schmerzen sind ein Warnsignal des Körpers und wichtig. Manche Krankheiten merkt man nur, weil man Schmerzen hat. Manche Krankheiten äußern sich nicht über Schmerzen; man kann also auch krank sein und hat keine Schmerzen.
   Gruppenarbeit: Wo kann man Schmerzen haben? Von TN bezeichnete Körperstellen werden auf der Kleidung der Figur markiert (z. B. mit einem traurigen – selbstklebenden – Smiley).
   Gruppenarbeit: Hatten die TN schon einmal starke Schmerzen? Können sie von den Schmerzen erzählen? Wie fühlte sich das an? Wie schränkten diese Schmerzen ein (z. B. keine Lust zum Spazierengehen; keine Lust zum Spielen oder Fernsehen; mussten im Bett bleiben …)?

GL führt eine Schmerzskala ein und erklärt deren Verwendung und die Ablesbarkeit der Schmerzstärke durch den Arzt (zur Feststellung der nötigen Schmerzmedikamente und Dosierung).

Variante 1: Alle TN beherrschen die Zahlen: es wird eine Schmerzskala mit Zahlen eingeführt.

Gruppenarbeit: Wenn alle TN die Zahlen und Mengen kennen, kann eine Schmerzskala verwendet werden, auf der über die Ziffern der Schmerz einzuschätzen ist. Es genügt an dieser Stelle nicht, dass die Zahlen als Bild erkannt und benannt werden! Die TN müssen eine **Mengenvorstellung** haben: 5 Äpfel sind mehr als 3 und weniger als 6. Nur wenn die Verbindung „Menge – Zahl" sicher gelingt, kann eine Schmerzskala mit Zahlen verwendet werden!

Zur Erarbeitung der Bedeutung der Zahlen empfiehlt es sich, dass die TN Mengen aus Gegenständen bilden entsprechend der Stärke des erinnerten Schmerzes: zwei Bausteine für einen kleinen Schmerz und ein Turm/Haufen aus 10 Bausteinen für den größten Schmerz. Die Menge für den größten Schmerz sollte durch die Menge der zur Verfügung stehenden Bausteine symbolisiert (und so erklärt) werden. Anstatt der Bausteine können alle anderen Gegenstände genutzt werden, wobei auf die Verwendung von Lebensmitteln verzichtet werden sollte. Die Gegenstände sollen alle gleich sein, also keine großen und kleinen Steine benutzen. Der „Unterschied" in der Einschätzung der erlebten/erinnerten Schmerzen soll nur über die Menge/Anzahl gebildet werden.

Jeder TN erinnert sich an einen Schmerz, bildet zunächst eine Menge aus dem Material, zählt dann die Bausteine (oder anderen Elemente) und stellt die Schmerzskala danach ein. Jeder TN beschreibt dann, ob und wie ihn die Schmerzen beeinträchtigt haben und wie lange sie anhielten. Vielleicht können sich die TN auch noch erinnern, was ihnen gegen die Schmerzen half, wobei das nicht weiter besprochen wird.

Variante 2: Nicht alle TN beherrschen die Zahlen sicher oder es besteht Unsicherheit darüber: Eine Schmerzskala mit Symbolen/Smileys wird eingeführt

Gruppenarbeit: Alle bekommen jeweils fünf unterschiedliche Smileys und es wird besprochen, wie sich ein Mensch fühlt, wenn er so aussieht. Es wird sortiert von „kein Schmerz" bis „stärkster Schmerz". Alle kleben ihre Smileys auf ihre Schieber. Jeder erinnert einen Schmerz und schätzt seine Stärke mithilfe der angefertigten Schmerzskala ein.

Für beide Varianten:

Gruppenarbeit: Waren Schmerzen immer gleich stark?

GL: Haben die anderen Menschen gesehen, dass die TN Schmerzen hatten und wie stark die Schmerzen waren? Sehen wir … (Name der Figur) an, dass er/sie Schmerzen hat?

GL: Schmerzen sind individuell. Jeder hat mit seiner Äußerung von Schmerzen recht. Niemand weiß, wie stark die Schmerzen für den anderen sind.

Gruppenarbeit: Schmerzen sind „versteckt" – man sieht es „von außen" nicht, weil eben kein weinendes Gesicht auf dem Pullover klebt, wenn man Bauchschmerzen hat! … Traurige Smileys werden unter die Kleidung der Figur geklebt.

Gruppenarbeit: Woher weiß ein anderer, dass wir Schmerzen haben und wie stark die Schmerzen sind? Was können wir tun, wenn wir Schmerzen haben? Wer kann uns helfen? Was muss der Arzt oder unser Betreuer über unsere Schmerzen wissen? Was ein

Arzt oder Betreuer wissen muss, wird auf einer Tafel vermerkt (mit Worten oder über Bilder/Symbole/Piktogramme):

— Was tut uns weh?
— Ist etwas passiert (Bin ich gefallen? Habe ich mich gestoßen? ...)
— Wie lange tut es uns schon weh? Wann tut es weh (immer, bei bestimmten Bewegungen ...)?
— Ist der Schmerz größer oder kleiner geworden oder so geblieben?

GL: Es gibt viele Medikamente gegen verschiedene Krankheiten und es gibt Medikamente gegen Schmerzen. Kennen die TN Medikamente gegen Schmerzen? (Nur nennen lassen, nicht korrigieren oder ergänzen.)

Gruppenarbeit: Wir können unserem ... (Name der gestalteten Figur) keine Medikamente gegen seine/ihre Schmerzen geben. Wie könnten wir ihm/ihr helfen, wenn er/sie Schmerzen hätte? Was würde uns in dieser Situation helfen, guttun?

Mögliche Hilfen (ablenken, gemeinsam etwas tun ...) werden gesammelt und dokumentiert.

GL fasst zusammen: Schmerzen sind immer individuell, Schmerzen können andere nicht sehen, Schmerzen kann man äußern, gegen Schmerzen helfen nicht nur Schmerzmedikamente.

■ **Abschluss**

Zurück ins Leben!
(wenn z. B. gemeinsames Spielen genannt wurde)
Das kann man auch machen, wenn man keine Schmerzen hat.
Es wird gemeinsam gespielt.

■ **Querverbindungen**
— Modul 1/Palliative-Care-Team
— Modul 3/Alle Themen
— Modul 4/Alle Themen
— Modul 6/Meine Lebenseinstellung

Vielleicht gelingt den Teilnehmerinnen der Veranstaltung der Transfer von Erfahrungen körperlicher Schmerzen und ihrer Auswirkungen auf den Bereich von Enttäuschungen, des Abschieds von Hoffnungen und Träumen?

Für diese Fördereinheit (Thema 2) empfiehlt es sich, zunächst die Fördereinheit „Individualität von Schmerzen" aus diesem Modul durchzuführen oder aus dieser Fördereinheit die Frage des körperlichen Schmerzes zu besprechen; fertigen Sie dann selbst die Figur an und lassen Sie die Einschätzung von Schmerzen über die Schmerzskala weg.

Modul 4: Schmerzen

Thema 2: Vier Dimensionen des Schmerzes

■ **Lernziele**

Teilnehmerinnen (TN) erkennen, dass Schmerzen immer subjektiv sind: Was einem sehr weh tut, spürt ein anderer vielleicht nur als Unannehmlichkeit.

TN wissen, dass man einem Menschen sein Schmerzen nicht ausreden kann und dass jede Äußerung über Schmerzen, die jemand macht, als Wahrheit zu sehen ist.

TN wissen, dass Schmerzen die Folge von Krankheiten und Verletzungen des Körpers und der Seele sein können.

TN erfassen, dass Schmerzen keine Strafe (von Gott oder wem auch immer) und kein Schicksal sind.

TN erfahren, dass es neben körperlichen Schmerzen auch soziale, psychische und spirituelle Schmerzen gibt, die für den Kranken die gleiche Bedeutung wie der körperliche Schmerz haben und mitunter sogar stärker als dieser sind.

■ **Lerninhalte**

Körperliche Dimension des Schmerzes

    Soziale Dimension des Schmerzes

    Psychische Dimension des Schmerzes

    Spirituelle Dimension des Schmerzes

    Alle vier Dimensionen des Schmerzes gehören in eine schwere Erkrankung und in ein normales Schmerzerleben, alle haben ihre Bedeutung.

    Alle vier Dimensionen des Schmerzes sollen „behandelt" werden. Nicht für alle dieser vier Schmerzdimensionen ist der Arzt zuständig. Wir alle können versuchen, einem Kranken und Sterbenden zu helfen.

■ **Material**

Bilder/Fotos/Piktogramme, wie man jemandem helfen kann

    Bildkartei „Verlust/Abschied/Neubeginn" (Welter o.J.; ▶ www.bildfolge.de)

■ **Material aus anderen Fördereinheiten**

Modul 4/Thema „Individualität von Schmerzen": Körperkontur mit den körperlichen Schmerzen und Sammlung, wie man jemandem mit körperlichen Schmerzen helfen kann

■ **Methodik**

Gruppenarbeit: Bildkartei „Verlust/Abschied/Neubeginn": Welches Bild erinnert uns an die Situation eines Menschen, der Schmerzen hat? Jeder TN sucht sich ein Bild aus und stellt es mit seinen Gedanken in der Runde vor.

    GL erinnert an die Einheit zu körperlichen Schmerzen: körperliche Schmerzen als Warnsignal des Körpers bei Erkrankungen, Individualität der Wahrnehmung von Schmerzen und Schmerzstärken, Einschätzung von Schmerzstärken über eine Schmerzskala. Die TN schätzen noch einmal einen körperlichen Schmerz über die Schmerzskala ein.

    Gruppenarbeit: Auch andere Dinge können weh tun und Schmerzen bereiten. Wenn man schwer krank ist, dann kann man vieles nicht mehr tun. Was kann … (Name der gestalteten Figur) nicht mehr, wenn er schwer krank ist? Wie ändert sich dann sein Leben?

    Sammeln (als Wort/Bild/Piktogramm/Foto) auf einem großen Blatt: Nicht mehr arbeiten; allein zu Hause sein; oft im Bett liegen; kein Gehalt mehr bekommen; Kontakt zu Arbeitskollegen wird weniger oder hört auf; man braucht mehr Pflege; Selbstständigkeit geht verloren; man kann nicht mehr allein/in der Außenwohngruppe leben; Hobbys kann man nicht mehr nachgehen … Das macht Angst! Das tut sehr weh!

GL fasst soziale Dimension des Schmerzes zusammen.

Gruppenarbeit: Haben TN solche Situationen schon einmal während einer Erkrankung erlebt? TN sollen erzählen.

Gruppenarbeit: Welche Gedanken wird … (Name der gestalteten Figur) sich machen, wenn er so schwer krank ist, dass er sterben muss? Antworten auf einem großen Blatt sammeln (als Wort/Bild/Piktogramm/Foto): Man verliert alles; man weiß nicht, ob und was nach dem Tod kommt; man muss alles loslassen und sich von allem trennen; man kann nun nichts mehr ändern; man kann nichts mehr anders machen; man kann sich seine Wünsche nicht mehr erfüllen; man ahnt, dass man sterben muss … Das macht Angst! Das tut sehr weh!

GL fasst psychische Dimension des Schmerzes zusammen.

Gruppenarbeit: Haben TN solche Situationen schon einmal während einer Erkrankung erlebt? TN sollen erzählen.

Gruppenarbeit: Wenn … (Name der gestalteten Figur) schwer krank ist und sterben muss, dann überlegt er/sie vielleicht, warum es einen trifft und nicht die anderen alle.

Was hat man denn Schlimmes gemacht, dass es einem jetzt so schlecht geht? Hat der Liebe Gott einen verlassen? – Es soll hier vor allem deutlich werden, dass die Zweifel, die man hat, „normal" sind. Es soll nicht dazu kommen, dass ein TN ein schlechtes Gewissen hat oder meint, die gestaltete Figur sollte es haben, wenn er/sie sich solche Gedanken macht. Fragen, warum es mich trifft und ob Gott mich verlassen hat, bedeuten nicht, dass ich nun – an meinem Lebensende – den Glauben verliere oder ein schlechter/ungläubiger Christ bin. Vor allem bei TN, die religiös gebunden sind bzw. sich so erleben, muss darauf hingewiesen werden.

Hatte das Leben einen Sinn? Und hat der Tod, der vor einem steht, einen Sinn? – Wenn die TN den Sinn des Todes darin sehen, im Jenseits aufzuerstehen, das Diesseits als „Durchgang" zum wahren Leben sehen, dann wird das wertfrei und kommentarlos so hingenommen. Es erfolgt keine Korrektur einer helfenden, guten Erklärung, die die TN eventuell anbieten. Andererseits wird ihnen keine solche Erklärung angeboten.

Was bleibt von mir hier auf der Welt bei den anderen, wenn ich nicht mehr bin? War mein Leben für andere wichtig? Hinterlasse ich eine Spur? … Antworten auf einem großen Blatt sammeln (als Wort/Bild/Piktogramm/Foto).

GL fasst spirituelle Dimension des Schmerzes zusammen.

Gruppenarbeit: Haben TN solche Situationen schon einmal während einer Erkrankung erlebt? TN sollen erzählen.

GL wiederholt alle vier Dimensionen des Schmerzes und weist darauf hin, dass alle Dimensionen ihre Berechtigung haben und zu unterschiedlichen Zeiten und Krankheitsstadien die Dimensionen in unterschiedlicher Wichtung im Vordergrund stehen können.

Gruppenarbeit: Wir können unserem … (Name der gestalteten Figur) keine Medikamente gegen seine/ihre Schmerzen geben. Wie könnten wir ihm/ihr helfen, wenn er/sie Schmerzen hätte? Was würde uns in dieser Situation guttun? Erinnerung durch GL an Sammlung bei körperlichen Schmerzen. Kann diese Sammlung ergänzt werden? Ergänzungen kommen auch als Wort/Bild/Foto/Piktogramm auf das Blatt.

- **Abschluss**

Zurück ins Leben!

Wenn z. B. gemeinsames Spielen genannt wurde: „Das kann man auch machen, wenn man keine Schmerzen hat." Es wird gemeinsam gespielt.

- **Querverbindungen**
- Modul 1/Palliative-Care-Team
- Modul 3/Alle Themen
- Modul 4/Alle Themen
- Modul 6/Meine Lebenseinstellung

Die Fördereinheit zu den vier Dimensionen des Schmerzes wird umso besser gelingen, je mehr es die Teilnehmerinnen gewohnt sind, über ihre Befindlichkeiten und Gefühle zu sprechen. Erfahrungsgemäß fällt das – wie auch in der „Normalbevölkerung" – älteren Menschen mit geistiger Behinderung schwerer als jüngeren. Zu ihrer Jugendzeit gab es andere Probleme als die eigene oder eine fremde Befindlichkeit. Von daher darf es nicht wundern, wenn die eine Veranstaltung nicht genügen wird, hier eine Änderung einzuleiten.

Wenn Ihnen über einen Teilnehmer im Vorfeld berichtet wird, er sei „völlig unkompliziert", könne sich problemlos an alles anpassen und füge sich schnell in veränderte Verhältnisse ein bzw. wenn Sie selbst jemanden so einschätzen würden, dann handelt es sich wahrscheinlich um einen Menschen, der es nicht lernen konnte, nach sich zu sehen und eigene Befindlichkeiten als wichtig anzuerkennen. Das sind Menschen, die nicht auffallen wollen und die in der Regel auch wirklich nicht auffallen. Sie scheinen der ruhige Pol einer Gruppe zu sein, jemand, bei dem man sich auch in hektischen Zeiten sicher sein kann, dass er keine „zusätzlichen Probleme" bereiten wird. Diesen Menschen scheint alles recht zu sein, sie scheinen dem Mitarbeiter abzuspüren, was er gerade braucht oder will und wollen dann genau das.

Wenn andere Mitarbeiter über die aufgeregte oder unruhige Gruppe berichten, dann werden diese ruhigen Bewohner nicht erwähnt. Sie fielen nicht auf. Dabei sollte genau das auffallen. Wenn diese Bewohner dann aber doch „aus dem Rahmen fallen", ist kaum zu ermitteln, was die Ursache ist. Sie können es nicht benennen. Es wird sehr schwer und manchmal bleibt es unmöglich, ihnen dann wirklich zu helfen.

In den Interviews von Menschen mit geistiger Behinderung über ihre Todesvorstellungen ging es in einem Punkt um Schmerzen. Unsicherheit wurde geäußert, ob man einem Menschen, der nicht oder nicht mehr sprechen kann, Schmerzen ansehen könne. Eine Frau mit geistiger Behinderung ging davon aus, dass jemand, der am Lebensende nicht mehr sprechen kann, immer Schmerzen hat. Sie quälte die Frage, warum man diesen Menschen nicht mit Schmerzmitteln hilft (Modul zum Thema Schmerzzeichen).

Modul 4: Schmerzen

Thema 3: Schmerzzeichen

- **Lernziele**

Teilnehmerinnen (TN) erkennen, dass Schmerzen immer subjektiv sind.

TN wissen, dass man einem Menschen sein Schmerzen nicht ausreden kann und dass jede Äußerung über Schmerzen, die jemand macht, als Wahrheit zu sehen ist.

TN wissen, dass Schmerzen die Folge von Krankheiten und Verletzungen des Körpers und der Seele sein können.

TN erfassen, dass Schmerzen keine Strafe (von Gott oder wem auch immer) und kein Schicksal sind.

TN wissen, dass man einem Menschen, der nicht oder nicht mehr sprechen kann, Schmerzen ansehen kann (indirekte Schmerzzeichen).

TN lernen, wie sie sich verhalten sollten, wenn jemand ihnen von seinen Schmerzen erzählt.

TN wissen, dass und wie sie ihre Schmerzen anderen mitteilen können.

■ **Lerninhalte**

Viele Krankheiten sind mit Schmerzen verbunden. Manche Krankheiten spürt man erst, weil man Schmerzen hat.

Man muss über seine Schmerzen sprechen, damit andere Menschen und der Arzt Bescheid wissen und mit den richtigen Mitteln helfen können.

Manche Menschen können nicht oder aufgrund der Krankheit nicht mehr sprechen und nicht mehr sagen, dass ihnen etwas weh tut. Diese Menschen muss man gut beobachten. Man kann dann vermuten, ob sie Schmerzen haben oder nicht.

Wenn Menschen nicht oder nicht mehr sprechen können, werden sie bei indirekten Schmerzzeichen so behandelt, als wenn sie über ihre Schmerzen sprechen könnten.

■ **Material**

Karten mit den Spielaufträgen für die Kleingruppen

Modell des menschlichen Gehirns

Für TN-Gruppen, in denen nicht alle TN lesen können: Bilder, Fotos oder Piktogramme für indirekte Schmerzzeichen und mögliche Hilfen durch die TN

Räume für die Kleingruppenarbeit

Bildkartei „Verlust/Abschied/Neubeginn" (Welter o.J.; ▶ www.bildfolge.de)

■ **Material aus anderen Fördereinheiten**

Modul 3/Demenz: Modell des menschlichen Gehirns

■ **Methodik**

Gruppenarbeit: Bildkartei „Verlust/Abschied/Neubeginn" Welches Bild erinnert uns an die Situation eines Menschen, der Schmerzen hat? Jeder TN sucht sich ein Bild aus und stellt es mit seinen Gedanken in der Runde vor.

GL erinnert an die Individualität von Schmerzen (gleiches Modul/1. Thema) und daran, wie die TN ihre Schmerzen anderen und einem Arzt mitteilen können.

Variante 1:

GL erinnert an die Fördereinheit zur Demenz (Modul 3/Thema 1). Wenn die Demenz fortgeschritten ist, können sich diese Kranken nicht mehr sprachlich mitteilen. Sie können dann nicht sagen, dass sie Schmerzen haben. Das bedeutet jedoch nicht, dass sie keine haben. Sie drücken sich anders aus und zeigen uns damit, dass sie Schmerzen haben. Auf diese Zeichen muss man achten.

Variante 2: (Fördereinheit zur Demenz wurde nicht gemacht)

GL erklärt das Krankheitsbild und den Verlauf einer Demenz (evtl. anhand eines Modells des menschlichen Gehirns). Wichtig ist hier, dass der Verlauf erklärt wird: Menschen, die an einer Demenz leiden, können sich dann nicht mehr mitteilen. Sie können nicht sagen, dass und wo sie Schmerzen haben. Das bedeutet jedoch nicht, dass sie keine haben. Sie drücken sich anders aus und zeigen uns damit, dass sie Schmerzen haben. Auf diese Zeichen muss man achten.

Beide Varianten:

Gruppenarbeit: „Schauspiel" – Jeweils zwei bis drei TN bekommen gemeinsam die Aufgabe, den anderen ohne Worte klar zu machen, dass sie Schmerzen haben. Das soll gespielt werden. Zur Vorbereitung haben die Gruppen ausreichend Zeit (ca. 30 Minuten), in den Gruppen soll auch abgesprochen werden, wer das für die ganze Gruppe spielt. Die Assistenten/Betreuer, die die vier Gruppen bei der Vorbereitung unterstützen, achten darauf, dass indirekte Schmerzzeichen – ohne dass sie als solche bereits genannt werden – in die Darstellung mit einfließen.

Gruppe 1: ein Bein tut weh, sodass das Laufen schwer fällt

Gruppe 2: Bauchschmerzen

Gruppe 3: Halsschmerzen

Gruppe 4: Zahnschmerzen

Die Kleingruppen spielen ihre Schmerzdarstellung – die anderen schauen schweigend zu und achten dabei darauf, woran sie erkannt haben, dass und wo jemand Schmerzen hat.

In den jeweiligen Besprechungen nach den Darstellungen werden die indirekten Schmerzzeichen (die dann auch so bezeichnet werden) auf eine Tafel notiert (bzw. Fotos, Piktogramme oder Bilder).

Herausgearbeitet werden sollen in den Besprechungen vier Gruppen:

1. **Körperliche/vegetative Zeichen:** Blässe, Schwitzen, Übelkeit, Erbrechen, Atemstörungen (flach, stockend, hechelnd)
2. **Gesichtsausdruck:** runzelt die Stirn, öffnet die Augen nicht, hat die Augen weit aufgerissen, beißt die Zähne ängstlich aufeinander, hat den Mund zugekniffen, starre Mimik, verschlossen, weint, weinerlich, wirkt ängstlich
3. **Verhaltensänderung:** will nichts essen und nichts trinken, will immer aus dem Bett aufstehen, zieht sich zurück, hat Hände/Arme auf der schmerzenden Stelle gedrückt/reibend, hat Angst vor der Pflege/Versorgung, rollt sich im Bett zusammen, versteckt sich unter der Decke, will keinen Kontakt zu anderen, reagiert nicht auf Ansprache, will nicht stehen/gehen, will nur seine „Ruhe" haben
4. **Verhaltensstörung:** ist aggressiv, schlägt um sich, schlägt nach den anderen, kann nicht schlafen, stört nachts die anderen, wandert ruhelos/ziellos umher, ist wütend, ist zornig, schreit, weint, lässt sich nicht anfassen, ist aufgeregt, ist ängstlich, jammert, ruft nach anderen (hört nicht auf, wenn man bei ihm ist)

Es soll deutlich werden 1., dass man einen Menschen kennen muss, um sagen zu können, dass sich sein Verhalten geändert hat und der Mensch „nun" ganz anders ist als vorher/vor der Erkrankung und 2., dass es sich um den Ausdruck von Schmerzen handelt und dieser Mensch nicht anders auf sich aufmerksam machen kann. Damit darf auf diese Verhaltensänderungen und Störungen nicht mit Sanktionen oder pädagogischen Interventionen reagiert werden. Man soll mit diesem Menschen nicht schimpfen, sondern danach sehen, dass man ihm die Schmerzen nehmen oder erträglicher machen kann.

Wenn jemand indirekte Schmerzzeichen zeigt, weil er nicht oder nicht mehr sprechen kann, ist das für uns alle eine Aufforderung, zu ihm zu gehen und ihm zu helfen.

Gruppenarbeit: Wir können diesem Kranken keine Tablette geben, weil wir nicht der Arzt sind. Was können wir stattdessen für ihn oder mit ihm tun? Mögliche Hilfen werden neben die indirekten Schmerzzeichen notiert (auch als Bild, Foto oder Piktogramm).

Anmerkung: Da die Teilnehmerinnen in kleineren Arbeitsgruppen für die ganze Gruppe etwas vorbereiten sollen, ist hier die Begleitung durch ausreichend Assistenten/ Betreuer von Vorteil.

- ■ **Abschluss**

Zurück ins Leben!

Die TN, die die Schmerzen dargestellt haben, stellen nun – mit den Schmerzdarstellungen noch einmal beginnend – dar, wie sich das Verhalten der Kranken ändert, wenn sie keine Schmerzen mehr haben = indirekte Schmerzzeichen werden nach und nach aufgegeben und die Kranken lächeln, entspannen sich und fühlen sich wieder wohl.

- ■ **Querverbindungen**
- ▬ Modul 1/Was ist ein Palliative-Care-Team?
- ▬ Modul 3/Demenz
- ▬ Modul 5/Die Basis meiner Wünsche
- ▬ Modul 5/Reden über meine Wünsche
- ▬ Modul 6/Meine Lebenseinstellung
- ▬ Modul 6/Perlen des Glaubens
- ▬ Modul 8/Was ist Trauer?
- ▬ Modul 8/Hilfen in der Trauer

Die Fragen, was man gegen Schmerzen machen kann und wie man jemandem gegen seine Schmerzen helfen kann, sind auch für Menschen mit geistiger Behinderung wichtige Fragen, wenn es um die letzte Lebensphase eines Menschen geht. Menschen mit geistiger Behinderung stehen eigenen und fremden Schmerzen nicht minder hilflos gegenüber wie alle anderen Menschen auch. Und es gibt bei ihnen die gleichen Mechanismen, auf fremde Schmerzen zu reagieren: aus der eigenen Hilflosigkeit heraus zu sehr helfen wollen, überaktiv werden oder diese Situation vermeiden und (natürlich aus „gutem/wichtigem Grund") gehen.[4]

Modul 4: Schmerzen

Thema 4: Medikamente und ergänzende Therapien

- ■ **Lernziele**

Teilnehmerinnen (TN) erkennen, dass Schmerzen immer subjektiv sind.

---

4   … und damit selber nicht zufrieden sein, wie Menschen ohne geistige Behinderung auch.

TN wissen, dass man einem Menschen sein Schmerzen nicht ausreden kann und dass jede Äußerung über Schmerzen, die jemand macht, als Wahrheit zu sehen ist.

TN erfahren, dass es Mittel (Medikamente, Lagerung …) gegen Schmerzen gibt, dass man den Schmerz jedoch nicht immer völlig ausschalten kann.

TN lernen, wie sie sich verhalten sollten, wenn jemand ihnen von seinen Schmerzen erzählt.

TN erfahren, dass es unterschiedlich stark wirkende und an unterschiedlichen Körperstellen wirkende Medikamente gibt.

TN erfahren, dass viele Medikamente nicht immer viel helfen.

TN kennen den richtigen Umgang mit Medikamenten.

■ **Lerninhalte**

Viele Krankheiten sind mit Schmerzen verbunden. Gegen Schmerzen gibt es Medikamente, die alle unterschiedlich wirken.

Es gibt heute viele Medikamente gegen Schmerzen, sodass jemand, der sehr krank ist oder stirbt, gut behandelt werden kann. Es gibt auch Schmerzen, die so stark sind, dass verschiedene Medikamente kombiniert werden müssen.

Medikamente teilt man nach ihrer Stärke (schwach, mittel, stark) ein – WHO-Stufenschema.

Es gibt Methoden und Techniken der Behandlung, die keine Medikamente sind, sondern Medikamente unterstützen können.

■ **Material**

Großes Blatt Papier, dicke Stifte für Körperkontur

Großes Blatt, auf das eine vierstufige Treppe gemalt ist – alternativ: Treppenmodell mit vier Stufen (als Bild für die Wirkstärken von Medikamenten)

Lagerungsmaterial zum Nestbau (idealerweise für jeden zweiten TN)

Massageöl

Bildkartei „Verlust/Abschied/Neubeginn" (Welter o.J.; ► www.bildfolge.de)

■ **Material aus anderen Fördereinheiten**

Modul 4/Individualität von Schmerzen – Körperkontur mit traurigen Smileys

Modul 3/Erkrankungen des Herz-Kreislaufsystems – Körperkontur mit Herz-Kreislauf

■ **Methodik**

Gruppenarbeit: Bildkartei „Verlust/Abschied/Neubeginn" – Welches Bild erinnert uns an die Situation eines Menschen, der Schmerzen hat? Jeder TN sucht sich ein Bild aus und stellt es mit seinen Gedanken in der Runde vor.

GL: Erinnert an Individualität von Schmerzen und die indirekten Schmerzzeichen (Modul 4).

Gruppenarbeit: Kennen die TN Medikamente bzw. Wirkungen bei den Krankheiten der Körperkontur/von … (Name der gestalteten Person aus der Fördereinheit)? Was ist beim Umgang mit Medikamenten wichtig? Es soll herausgearbeitet werden, dass man Medikamente nach bestimmten Mustern/Zeitmustern einnimmt: Es gibt Medikamente, die man regelmäßig nehmen muss, und Medikamente für akute Schmerzen/Erkrankungen. Man darf nicht mehr nehmen, als der Arzt verordnet hat.

Gruppenarbeit: Körperkontur aus Modul 3/Erkrankungen des Herz-Kreislaufsystems mit Herz und Blutgefäßen **oder** eine Körperkontur eines TN wird angefertigt und benannt (Achtung: nicht den Namen einer TN verwenden).

GL: Schmerzen werden im Körper weitergeleitet – wenn man sich am Finger verletzt, dann wird der Reiz über Nervenbahnen bis ins Gehirn weitergeleitet. GL klebt in die Kontur ein Foto/Bild einer Wirbelsäule und eines Gehirns. Von einem Finger aus wird ein gelber Wollfaden (gelb ist üblicherweise in Abbildungen die Farbe zur Darstellung von Nervenbahnen) zur Wirbelsäule, auf der Wirbelsäule bis in Gehirn gelegt/geklebt.

GL erklärt die Schmerzleitung vom Finger über die Wirbelsäule bis ins Gehirn. Es wird darauf hingewiesen, dass alle Schmerzen auf diesem Weg weitergeleitet werden und die Schmerzwahrnehmung im Gehirn geschieht. (Es kann auf die „Umschaltstellen" von Schmerzen im Rückenmark und Zwischenhirn hingewiesen werden, wenn der GL sieht, dass daran Interesse besteht und dieser Hinweis nicht zu weit- oder vom eigentlichen Ziel wegführt.)

GL erläutert Medikamente der Stufe 1 nach dem WHO-Stufenschema. Da sie die Schmerzweiterleitung im Rückenmark verhindern/unterdrücken, baut die GL an der Stelle, an der der Faden in die Wirbelsäule geht eine kleine Mauer aus kleinen Bausteinen. (Die Medikamente dieser Stufe wirken auch im Hirn, was an dieser Stelle in der Erklärung jedoch zu kompliziert wäre – bitte bedenken Sie die Zielgruppe!)

Gruppenarbeit: Auf der gezeichneten (oder gebauten – siehe Material für diese Fördereinheit) Treppe wird auf der 2. Stufe eine Brücke gemalt/gebastelt – die untere Stufe bleibt frei: Die Treppe ist das Bild für die Wirkstärken.

Gruppenarbeit: Wie mag es für den Patienten sein, wenn er durch die Medikamente keine Schmerzen mehr hat? (Beeinträchtigungen sind weg, das „normale" Leben ist wieder möglich.)

GL: Wenn der Patient schwer erkrankt ist, z. B. an Krebs, dann hat er starke Schmerzen. Diese Schmerzen können so stark werden, dass die Mauer durch das erste Medikament nicht ausreicht. Der Schmerz wird weitergeleitet. Es ist so, als wäre die Brücke kaputt. (GL macht die Brücke kaputt, sodass nur noch ein oder zwei Steine übereinander stehen). Diese „kleinere Brücke" kann den Schmerz nicht aufhalten.

GL erläutert Medikamente der Stufe 2 nach dem WHO-Stufenschema. Diese Medikamente wirken im Gehirn und verhindern die Schmerzleitung und Schmerzwahrnehmung. GL baut auf dem Gehirn eine 2. Brücke.

GL erläutert die Kombination aus Stufe 1 und Stufe 2 - GL baut die Brücke auf dem Rückenmark wieder auf.

Gruppenarbeit: Auf der gezeichneten Treppe wird auf der 3. Stufe eine Brücke gemalt/gebastelt. Die untere Stufe bleibt weiterhin frei.

GL: Wenn diese Medikamente nicht stark genug gegen den Schmerz sind, gibt es stärkere Medikamente, die im Gehirn eine größere und stärkere Brücke aufbauen.

Gruppenarbeit: Auf der gezeichneten Treppe wird auf der 4. Stufe eine größere Brücke gemalt/gebastelt. Die untere Stufe bleibt weiterhin frei.

Gruppenarbeit: Es helfen nicht nur Medikamente gegen die Schmerzen, obwohl sie das Wichtigste sind. Die untere Stufe unserer Hilfstreppe ist noch frei. Diese Stufe ist für unsere Hilfe. Was können wir denn machen, um einem Kranken und jemandem, der Schmerzen hat, zu helfen? – Auf die Stufe werden Worte geschrieben oder (wenn die TN nicht oder unsicher lesen können) Bilder, Fotos oder Piktogramme von Hilfsmöglichkeiten geklebt (dieses Unterthema gab es schon in vorherigen Modulen).

GL: Man kann für den Kranken auch ein Nest bauen, in dem er sich wohl und geborgen fühlt. Das wollen wir jetzt für uns gegenseitig machen, denn uns tut das auch gut. GL erklärt die Nestlagerung und macht das für einen TN. Die TN bilden jeweils Paare: Einer lagert den anderen.

GL: „... dann kann man den Kranken vorsichtig streicheln, ihm die Hand halten, etwas erzählen. Wir wollen jetzt unseren Kranken die Hände halten und streicheln." Nach einer angemessenen Zeit wird gewechselt, sodass jeder einmal jemanden lagert und jeder als Kranker gelagert wird.

- **Abschluss**
Zurück ins Leben!
GL: „Was nicht nur Kranken und Sterbenden, sondern auch uns allen guttut, ist eine Handmassage. Zum Abschluss wollen wir uns gegenseitig die Hände massieren."

Handmassage: Der GL leitet zur Durchführung an. Die Hände des Kranken werden nacheinander massiert. Eine Hand wird massiert, die andere liegt bequem auf einer Decke/einem Kissen/einem gerollten Handtuch. Die Hand wird von den Fingerspitzen bis zum Handgelenk mit beiden Händen ausgestrichen. Die Finger werden nacheinander von vorn bis zum Fingergelenk in kleinen, kreisenden Bewegungen massiert. Die Zwischenräume der Finger werden 2- bis 3-mal von innen nach außen und umgekehrt ausgestrichen. Die Handfläche wird flächig kräftig ausgestrichen. Der Handrücken wird zum Handgelenk hin ausgestrichen. Das Handgelenk wird kurz massiert – so als wäre die fremde Hand ein Armband. Am Ende wird die Hand noch einmal leicht ausgestrichen (Student et al. 2011 und Kränzle et al. 2011).

Dann wird die massierte Hand gut gelagert, die Massage der anderen Hand beginnt.

- **Querverbindungen**
- Modul 1/Palliative-Care-Team
- Modul 3/Alle Themen
- Modul 4/Alle Themen
- Modul 5/Die Basis meiner Wünsche
- Modul 5/Reden über meine Wünsche
- Modul 5/Meine Patientenverfügung
- Modul 6/Meine Lebenseinstellung

Nachdem Menschen mit geistiger Behinderung erkennen, ob jemand Schmerzen hat und was man dagegen tun kann, steht die Frage an, was sie für jemanden tun können, der Schmerzen hat. Auch bei Menschen mit geistiger Behinderung werden hier Schmerzmittel das Mittel der ersten Wahl sein – damit ist der Arzt angefragt. In den Gesprächen äußern einige, sie fühlten sich Menschen mit Schmerzen und Menschen, die schwerkrank sind und sterben werden, gegenüber unsicher und würden gern etwas für sie tun. Aber was können sie tun? Diese Unsicherheit in solchen Situationen teilen sie mit Menschen ohne geistige Behinderung.

Modul 4: Schmerzen

Thema 5: Wie kann ich jemandem helfen, der Schmerzen hat?

▪ **Lernziele**

Teilnehmerinnen (TN) erkennen, dass Schmerzen immer subjektiv sind: Was einem sehr weh tut, spürt ein anderer vielleicht nur als Unannehmlichkeit.

TN wissen, dass man einem Menschen sein Schmerzen nicht ausreden kann und dass jede Äußerung über Schmerzen, die jemand macht, als Wahrheit zu sehen ist.

TN wissen, dass Schmerzen die Folge von Krankheiten und Verletzungen des Körpers und der Seele sein können und keine Strafe sind.

TN wissen, dass und wie sie ihre Schmerzen anderen mitteilen können.

TN erfahren, dass es Mittel (Medikamente, Lagerung …) gegen Schmerzen gibt, dass man den Schmerz jedoch nicht immer völlig ausschalten kann.

TN lernen, wie sie sich verhalten sollten, wenn jemand ihnen von seinen Schmerzen erzählt.

▪ **Lerninhalte**

Schmerzen sind ein Alarmsignal des Körpers.

Schmerzen und Schmerzwahrnehmung sind individuell und subjektiv.

Es gibt heute viele Medikamente gegen Schmerzen, sodass jemand, der sehr krank ist oder stirbt, gut behandelt werden kann. Es gibt auch Schmerzen, die so stark sind, dass keine Tabletten oder Spritzen helfen können. Aber das bedeutet nicht, dass man für diese Menschen nichts mehr tun kann.

Entsprechend den vier Dimensionen des Schmerzes gibt es mehr Möglichkeiten einem Menschen in seinen Schmerzen zu helfen als nur mit Medikamente.

Nicht nur der Arzt ist für Schmerzen zuständig. Wenn die psychische oder soziale Seite der Schmerzen überwiegt, kann jede Mensch einem Kranken und Sterbenden helfen.

▪ **Material**

pro TN 10 größere Bausteine

Bogen Papier, Stifte, für TN-Gruppen mit unsicheren Lesekenntnissen Bilder/Fotos/Piktogramme

Leise, beruhigende Musik

Öl für die Handmassage

Lagerungsmaterialien

Bildkartei „Verlust/Abschied/Neubeginn" (Welter o.J.; ▶ www.bildfolge.de)

▪ **Methodik**

Gruppenarbeit: Jeder TN sucht sich ein Bild aus der Bildkartei „Verlust/Abschied/Neubeginn" aus, das ihn an eigene frühere Schmerzen und seine damalige Situation erinnert. TN stellen das Bild und ihre Erinnerungen dazu in der Runde vor.

Gruppenarbeit: Hatte ich schon einmal Schmerzen? Wo hatte ich Schmerzen? Wie stark waren die Schmerzen?

Die TN erzählen von ihren eigenen (!) Schmerzerfahrungen und stellen die Stärke des Schmerzes dar, indem sie aus einer vorgegebenen Menge von Bausteinen (z. B. 10 Stück pro TN/Schmerzerinnerung) so viele auswählen und einen Turm vor sich bauen, bis die Höhe des Turmes ihrem Schmerz entspricht (kleiner Turm = geringe Schmerzen; größtmöglicher Turm = größtmögliche Schmerzen).

GL achtet darauf, dass es zu keinen gegenseitigen Wertungen der Schmerzen oder der TN in ihrem „Aushalten von Schmerzen" kommt. Hinweis: Jeder hat mit seinem Erleben recht, es gibt kein „richtig" und kein „falsch" oder „tapfer" und „zimperlich" (Hinweis auf das Thema Individualität von Schmerzen im Modul 4)

Gruppenarbeit: Wie groß war mein Turm damals? Wie fühlte ich mich hinter dem Turm aus Schmerzen? Hatte ich Angst? Was dachte/fürchtete ich? Wie sahen die Tage hinter dem Turm aus? Sammlung wird untereinander notiert (mit Worten oder Bildern/Fotos/Piktogrammen). Bei nochmaliger Nennung dieses Gefühls/Zustand kommt jeweils ein Strich (Strichliste) hinter das Gefühl.

Gruppenarbeit: Wer besuchte mich? Was tat der Besucher? Hat mir das geholfen, dass der Turm kleiner wurde? Sammlung wird untereinander notiert (mit Worten oder Bildern/Fotos/Piktogrammen). Bei nochmaliger Nennung kommt jeweils ein Strich (Strichliste) hinter den Besuch und das Tun des Besuchers.

Gruppenarbeit: Hätte ich mir vom Besuch etwas anderes gewünscht oder mehr gewünscht? Sammlung wird neben dem jeweiligen Besuch notiert (mit Worten oder Bildern/Fotos/Piktogrammen). Bei nochmaliger Nennung kommt jeweils ein Strich (Strichliste) hinter den Wunsch.

Gruppenarbeit: Über wessen Besuch, der aber nicht kam, hätte ich mich gefreut? Wen hätte ich mir gewünscht? Und was hätte der Besucher machen sollen/können? Wenn mir das wirklich geholfen hätte, dann kann ich die Mauer abbauen … Sammlung wird mit dem jeweiligen Besuch und Wunsch an den Besuch ergänzt (mit Worten oder Bildern/Fotos/Piktogrammen). Bei nochmaliger Nennung des gewünschten Besuchs und gewünschten Tuns kommt jeweils ein Strich (Strichliste) hinter den Wunsch.

Gruppenarbeit: Alle TN überlegen, was sie bei einem Besuch eines Kranken für ihn tun könnten oder wie sie ihn ablenken könnten oder wie sie ihm eine Freude machen könnten. Hinweis: Das kann das Krankenhaus oder das Zuhause des Kranken, Sterbenden sein. Es ist ausreichend Material zur Auswahl da (Bücher, Fotos, Zeitschriften, CDs, Schokolade, Getränk, Kuchen, Bibel, Gesangbuch, Blumen, Bastelmaterial, Papier, Stifte …). Die TN haben ausreichend Zeit, sich auf den Besuch vorzubereiten, etwas auszuwählen oder vorzubereiten. Entsprechend dem Wunsch der TN kann auch überlegt werden, dass jeweils zwei TN gemeinsam ihren Besuch vorbereiten und dann durchführen.

Gruppenarbeit: Rollenspiel. Ein TN liegt im Bett/auf einer Liege und spielt den Kranken. Die anderen TN besuchen ihn und nutzen das, was sie vorbereitet haben.

GL legt leise und ruhige Musik ein, erläutert und macht mit einem TN Lagerungen: unterstützte Seitenlagerung, Nestlagerung.

Gruppenarbeit: TN lagern sich zu zweit jeweils gegenseitig.

GL erläutert und macht mit einem TN eine Handmassage (Modul 4/ Medikamente und ergänzende Therapien). Eine Handmassage kann man für jemanden auch im Krankenhaus machen; man sollte vorher eine Krankenschwester informieren.

Gruppenarbeit: TN massieren sich jeweils gegenseitig die Hände.

- **Abschluss**

Zurück ins Leben!

GL weist darauf hin, dass eine Handmassage nicht nur für Kranke und Sterbende gut sein kann, sondern Zuwendung durch andere allen Menschen guttut. Und man kann dabei hin und wieder diese Handmassagen üben.

■ **Querverbindungen**
— Modul 1/Was hat Palliative Care mit mir zu tun?
— Modul 1/Was ist ein Palliative-Care-Team?
— Modul 4/Alle Themen

Ob Menschen mit geistiger Behinderung tatsächlich auf schwerkranke und sterbende Angehörige und Zugehörige zugehen, bleibt abzuwarten. Diese Veranstaltung möchte ihnen dazu lediglich „theoretisch" Mut machen und vermitteln, dass sie etwas tun können, wenn sie es möchten. Es soll etwas gegen unser aller Unsicherheit und Sprachlosigkeit getan werden.

6.2.5 Modul: Vorausverfügung – Patientenverfügung und Vorsorgevollmacht

In meinen Interviews mit Menschen mit geistiger Behinderung fragten sie, was sie tun müssten, damit ihr Wille am Lebensende beachtet wird. Die gesellschaftlichen Diskussionen zum Thema Patientenverfügung gehen nicht unbemerkt an ihnen vorbei. Dafür wird zu häufig in den Medien darüber berichtet. Ihre Fragen und Überlegungen sprechen nicht von einem Misstrauen ihren Betreuern und Assistenten gegenüber, sondern von ihrem gewachsenen Selbstbewusstsein.

Wie für alle Menschen gilt auch für Menschen mit geistiger Behinderung, dass einer wie auch immer benannten und formulierten Verfügung für die letzte Lebensphase und das Lebensende sachlich fundierte Informationen und die Reflexion über eigene Erwartungen, Wünsche, Ängste und Hoffnungen vorausgehen sollten.

Da man sich dem Thema Patientenverfügungen unterschiedlich nähern kann, werden verschiedene Materialien vorgestellt. Diese Materialien bieten verschiedene Zugänge und auch in ihrer Verbindlichkeit unterschiedliche Stufen. Allen hier vorgeschlagenen Fördereinheiten muss eine Information über medizinische Fragen vorausgehen oder die Fördereinheiten müssen diese wichtigen Informationen enthalten.

Wie anderen Menschen auch steht Menschen mit geistiger Behinderung neben der Patientenverfügung die Vorsorgevollmacht als eine Möglichkeit der Vorausverfügung zu. Sie sollen darüber informiert werden, dass die Vorsorgevollmacht gleichrangig zu sehen und nicht das Aufgeben von Autonomie bedeutet, sondern ein Zeichen von gelebter Inklusion ist.

❯ Das Thema Vorausverfügung ist nicht isoliert von anderen Themen zu bearbeiten und kann auch nicht an einem Tag umfassend und abschließend bearbeitet werden!

■ **Lernziele**
Die teilnehmenden Menschen mit geistiger Behinderung
— wissen, dass sie auch über ihre letzte Lebensphase und ihr Lebensende bestimmen können,
— kennen die Instrumente Patientenverfügung und Vorsorgevollmacht,
— wissen um die Vorteile und die Nachteile einer Patientenverfügung und einer Vorsorgevollmacht,

- kennen die Aufgaben eines gerichtlich bestellten Betreuers,
- erfahren unterschiedliche Möglichkeiten einer Verfügung,
- wissen, dass sie keine Patientenverfügung machen müssen und sich den Entscheidungen anderer Menschen anvertrauen können (z. B. in Form einer Vorsorgevollmacht),
- wissen, dass sie verfügen können, wer im Notfall Entscheidungen für sie treffen soll (Vorsorgevollmacht, Betreuungsverfügung),
- wissen, dass sie überhaupt kein Dokument zur Vorsorge machen müssen und trotzdem darauf vertrauen können, bestmöglich versorgt und betreut zu werden.

■ **Lerninhalte**
- Ein Betreuer wird vom Gericht bestellt. Er hat festgelegte Aufgaben.
- Einen Bevollmächtigten kann man ohne Gerichtsbeschluss für sich aussuchen. Die Aufgabenbereiche eines Bevollmächtigten kann man festlegen.
- Betreuer und Bevollmächtigte sind an meinen Willen gebunden und setzen meinen Willen durch, wenn ich das will.
- Betreuer und Bevollmächtigte können diese Aufgabe ablehnen und man kann ihnen diese Aufgabe wieder abnehmen.
- Es gibt unterschiedliche Formen von Patientenverfügungen/Verfügungen für die letzte Lebensphase.
- Man muss keine Patientenverfügung machen.
- Patientenverfügungen gelten für den Fall, dass man aktuell nicht mehr entscheiden und sich äußern kann.
- Man muss sich genau überlegen, was man in so eine Patientenverfügung schreibt, weil Patientenverfügungen für den Fall gelten, dass man aktuell nicht mehr entscheiden und sich äußern kann.
- Man muss genau beschreiben, für welchen Fall die Patientenverfügung gelten soll.
- Wenn man eine Patientenverfügung macht, müssen andere Menschen davon wissen, damit sie sich nach der Verfügung richten können, wenn man selbst aktuell nicht mehr entscheiden und sich äußern kann.
- Man kann Patientenverfügungen ändern und widerrufen.
- Man kann eine Vorsorgevollmacht ändern und widerrufen.

In diesem Modul kann es sieben Fördereinheiten geben:
1. Was ist eine Patientenverfügung?
2. Was ist eine Vorsorgevollmacht?
3. Die Basis meiner Wünsche
4. Meine Patientenverfügung
5. Meine Vorsorgevollmacht
6. Das bin ich!
7. Reden über meine Wünsche

Eine bestehende Betreuung für Gesundheitsfragen und eine Erklärung des eigenen Willens für medizinische Behandlungen schließen einander nicht aus.
Ein für Gesundheitsfragen bestellter Betreuer muss sich bei notwendigen Entscheidungen an den Willen des Betreuten halten; das gilt auch für Menschen mit geistiger

Behinderung. Nur wenn der Patient aktuell einwilligungsunfähig ist, handelt der Betreuer. Auch Menschen mit geistiger Behinderung können ihren Willen erklären und dokumentieren. Wie alle anderen Menschen auch brauchen sie dabei Informationen, Aufklärung und Begleitung, die ihrem aktuellen Hilfebedarf entsprechen (weiterführend auf ▶ www.team-pem.de).

Modul 5: Vorausverfügung

Thema 1: Was ist eine Patientenverfügung?

■ **Lernziele**

Teilnehmerinnen (TN) wissen, was eine Patientenverfügung ist.

TN erfahren, was ein Betreuer ist, wann er bestellt wird und welche Aufgaben er hat.

TN wissen, dass ein Betreuer ihr Recht auf Selbstbestimmung nicht einschränkt.

■ **Lerninhalte**

Kenntnisse zum Betreuungsrecht

Einwilligungsfähigkeit – eigene Entscheidungen und ihre Einschränkungen

■ **Material**

Großes Blatt Papier, Stifte, Klebstoff

Symbole/Bilder/Zeichnungen/Piktogramme

Materialien für die Rollenspiele (kann mit den TN angefertigt werden)

■ **Methodik**

GL: Es gibt für jeden Menschen Bereiche, in denen er Entscheidungen treffen muss: Wohnen – Arbeit – Gesundheit – Geld – Eigentum. Sie werden als Bild/Piktogramm/Zeichnung/Foto unten nebeneinander auf ein sehr großes Blatt Papier geklebt.

Gruppenarbeit: Welche Entscheidungen muss man in den einzelnen Bereichen treffen? Sammeln und zusammenfassend über die Bereiche schreiben/als Darstellung kleben:

1. Wo will ich wohnen? Mit wem möchte ich zusammenwohnen? Wie groß soll die Wohnung/das Zimmer sein? Wie ist das mit dem Mietvertrag? Wie wird die Mietzahlung geregelt (mit eigenem Geld, Wohngeld)? …

2. Möchte ich eine Ausbildung machen? Was möchte ich beruflich machen? Wo möchte ich arbeiten? Will ich den ganzen Tag arbeiten? Wann und wo möchte ich Urlaub machen? Möchte ich den Arbeitsplatz wechseln?

3. Möchte ich Vorsorgeuntersuchungen machen lassen? Möchte ich mich impfen lassen? Will ich mich (wenn es sein muss) operieren lassen? Will ich (wenn es sein muss) Tabletten nehmen? Weiß ich, welche Nebenwirkungen Tabletten/Behandlungen haben und will ich das Risiko eingehen?

4. Wieviel Geld bekomme ich für meine Arbeit? Bekomme ich von der Gesellschaft/vom Staat Unterstützungen? Will ich Unterstützungen beantragen? Will ich mein Geld jeden Monat ausgeben? Will ich etwas sparen? Was will ich mit dem gesparten Geld machen? Wenn ich Geld erbe, was will ich damit machen? Kann ich meine Miete, Kleidung, Urlaub bezahlen?

5. Wenn ich Eigentum (Haus, Schmuck, Garten) erbe, was will ich damit machen? Will ich mein Eigentum verkaufen oder verschenken oder vererben?

Gruppenarbeit: Was können die TN aktuell allein und wo brauchen sie Hilfe? Das wird für jeden Bereich eingeschätzt – der „Unterbereich", bei dem die TN meinen, Hilfe zu brauchen, wird kenntlich gemacht.

GL: Für die Bereiche, für die man Hilfe braucht, kann es gerichtlich bestellte Betreuer geben. Betreuer gibt es nur für die Bereiche, in denen man wirklich Hilfe braucht. Man kann selbst jemanden als seinen Betreuer wünschen. Das Gericht überprüft dann diesen Menschen, ob er die Aufgaben auch erfüllen kann. Dann wird dieser Mensch als Betreuer bestimmt. Ein Betreuer ist kein „Bestimmer", sondern ein „Helfer" in den Bereichen, in denen man Hilfe braucht. Der Betreuer darf, ohne uns zu fragen, nichts entscheiden, z. B. ...

Gruppenarbeit: Arztinformationsgespräch – Rollenspiel: Ein TN (oder Assistent/Begleiter) spielt den Arzt und klärt den Patienten über die Grippeschutzimpfung auf. (Vielleicht muss der GL die Rolle des 2. Arztes übernehmen und unterstützen.)

GL: Am Ende muss der Arzt sich davon überzeugen, dass der Patient verstanden hat, warum diese Impfung gut für ihn wäre und ob er die Risiken verstanden hat.

Der Betreuer wird nur um Einwilligung gefragt, wenn der Patient nicht verstanden hat, worum es geht. Zuerst wird immer der Patient über seine Krankheit informiert und nach seiner Meinung und Entscheidung gefragt.

Es gibt so schwere Entscheidungen (oder der Patient ist schon so schwer erkrankt, dass er nicht mehr gefragt werden kann), dass man den Betreuer als Hilfe braucht, der dann für den Patienten entscheidet.

Gruppenarbeit: Gespräch darüber. Es wird die Frage aufkommen, ob und woher der Betreuer weiß, was der Patient für eine Einstellung hat und wie der Patient für sich entscheiden wollte, wenn er es denn könnte.

GL: Für diese Situation gibt es als Hilfe für den Betreuer und als Hilfe auch für den Arzt die „Patientenverfügung". In der Patientenverfügung legt der Patient fest, welche Behandlungen er will und welche er nicht will. Das ist sehr schwer. Man muss sich heute überlegen, wie das wohl ist, wenn man schwer krank ist und nicht mehr sprechen und denken kann. Das kann man sich gar nicht genau vorstellen. Das Problem an einer Patientenverfügung ist: Heute (wo es mir gut geht) für die Zukunft (wenn es mir nicht mehr gut geht) entscheiden.

Was man dann bestimmt, gilt. Man kann ja nicht mehr sagen, dass man es sich anders überlegt hat.

Gruppenarbeit: Gespräch darüber (Festlegung für die unbekannte Zukunft; Meinungen und Einstellungen ändern sich vielleicht; es gibt in der Zukunft vielleicht Behandlungen, die es heute noch nicht gibt ...)

GL: Es gibt auch die Möglichkeit, einen Menschen zu bestimmen, der für einen entscheiden soll, wenn man selbst nicht mehr denken und sprechen kann. Diesem Menschen muss man vertrauen und dieser Mensch soll einen sehr gut kennen.

Gruppenarbeit: Gespräch darüber (wem würden TN vertrauen; gibt es jemanden, den sie als Betreuer/Bevollmächtigten einsetzen würden; welche Voraussetzungen müsste dieser Mensch erfüllen ...?)

Gruppenarbeit: Wie könnte man einen zukünftigen oder jetzigen Betreuer über das informieren, was man denkt und fühlt, woran man glaubt, was einem wichtig ist? (eine Möglichkeit wäre der Das-bin-ich-Ordner)

GL: Patientenverfügung und Betreuungsverfügung kann man jederzeit ändern.

■ **Abschluss**

Zurück ins Leben!

Spiel im Kreis: TN wendet sich an TN neben sich: „Ich denke über Dich", „Du magst …" oder/danach: „Ich denke über Dich …", „Du magst kein …". Der angesprochene TN bestätigt oder korrigiert das und wendet sich mit gleicher Formel an den nächsten TN. Das kann mit Lieblingsessen, Lieblingsfarbe, Lieblingskleidung oder Ablehnung bestimmter Dinge (kochen, backen, putzen, schwimmen, reiten, singen, Fußball …) gemacht werden. Menschen mit geistiger Behinderung brauchen hier das Sprachmuster.

■ **Querverbindungen**

⚊ Modul 4/Alle Themen
⚊ Modul 5/Alle Themen
⚊ Modul 6/Meine Lebenseinstellung
⚊ Modul 6/Entscheidungen am Lebensende

Modul 5: Vorausverfügung

Thema 2: Was ist eine Vorsorgevollmacht?

■ **Lernziele**

Teilnehmerinnen (TN) wissen, was eine Vorsorgevollmacht ist.

TN erfahren, was ein Bevollmächtigter ist, dass sie ihn bevollmächtigen und seine Aufgaben definieren

TN wissen, dass ein Bevollmächtigter ihr Recht auf Selbstbestimmung nicht einschränkt.

■ **Lerninhalte**

Kenntnisse zum Betreuungsrecht

Einwilligungsfähigkeit – eigene Entscheidungen und ihre Einschränkungen

■ **Material**

Großes Blatt Papier, Stifte, Klebstoff

Symbole/Bilder/Zeichnungen/Piktogramme

Materialien für die Rollenspiele (kann mit den TN angefertigt werden)

Material aus anderen Fördereinheiten

Falls die Fördereinheit zur Patientenverfügung (Modul 5/Thema1) gemacht wurde, sollten alle Materialien aus dieser Fördereinheit zur Verfügung stehen.

■ **Methodik**

Sollte die Fördereinheit zur Patientenverfügung (Modul 5/Thema1) nicht gemacht worden sein, dann hier beginnen:

GL: Es gibt für jeden Menschen Bereiche, in denen er Entscheidungen treffen muss: (werden als Bild/Piktogramm/Zeichnung/Foto unten nebeneinander auf ein sehr großes Blatt Papier geklebt) Wohnen – Arbeit – Gesundheit – Geld – Eigentum.

Gruppenarbeit: Welche Entscheidungen muss man in den einzelnen Bereichen treffen? Sammeln und zusammenfassend über die Bereiche schreiben/als Darstellung kleben:

1. Wo will ich wohnen? Mit wem möchte ich zusammenwohnen? Wie groß soll die Wohnung/das Zimmer sein? Wie ist das mit dem Mietvertrag? Wie wird die Mietzahlung geregelt (mit eigenem Geld, Wohngeld)?
2. Möchte ich eine Ausbildung machen? Was möchte ich beruflich machen? Wo möchte ich arbeiten? Will ich den ganzen Tag arbeiten? Wann und wo möchte ich Urlaub machen? Möchte ich den Arbeitsplatz wechseln?
3. Möchte ich Vorsorgeuntersuchungen machen lassen? Möchte ich mich impfen lassen? Will ich mich (wenn es sein muss) operieren lassen? Will ich (wenn es sein muss) Tabletten nehmen? Weiß ich, welche Nebenwirkungen Tabletten/Behandlungen haben und will ich das Risiko eingehen?
4. Wieviel Geld bekomme ich für meine Arbeit? Bekomme ich von der Gesellschaft/ vom Staat Unterstützungen? Will ich Unterstützungen beantragen? Will ich mein Geld jeden Monat ausgeben? Will ich etwas sparen? Was will ich mit dem gesparten Geld machen? Wenn ich Geld erbe, was will ich damit machen? Kann ich meine Miete, Kleidung, Urlaub bezahlen?
5. Wenn ich Eigentum (Haus, Schmuck, Garten) erbe, was will ich damit machen? Will ich mein Eigentum verkaufen oder verschenken oder vererben?

Gruppenarbeit: Was können die TN aktuell allein regeln/entscheiden und wo brauchen sie Hilfe? Das wird für jeden Bereich eingeschätzt. Der „Unterbereich", bei dem die TN meinen, Hilfe zu brauchen, wird kenntlich gemacht.

GL: Für die Bereiche, für die man Hilfe braucht, kann es gerichtlich bestellte Betreuer geben. Man kann jemanden vorschlagen, den man als Betreuer möchte. Der Betreuer wird vom Gericht beauftragt und auch vom Betreuungsgericht kontrolliert. Ein Betreuer ist kein „Bestimmer", sondern ein „Helfer" in den Bereichen, in denen man Hilfe braucht. Der Betreuer darf, ohne uns zu fragen, nichts entscheiden. Wenn wir jemandem wirklich sehr vertrauen, können wir ihm die Vollmacht geben, für uns zu sprechen und für uns zu entscheiden, wenn wir selber dazu nicht mehr in der Lage sind. Wir können das auch ohne Gericht machen. Dann haben wir keinen vom Gericht beauftragten Betreuer, sondern einen Bevollmächtigten. Wir können selber aussuchen, wem wir vertrauen wollen und wer unser Bevollmächtigter sein soll. Das Gericht kann von ihm keine Rechenschaft verlangen, z. B. ...

Gruppenarbeit: Arztinformationsgespräch – Rollenspiel: Ein TN (oder Assistent/ Begleiter) spielt den Arzt und klärt den Patienten über die Grippeschutzimpfung auf. (Vielleicht muss der GL die Rolle des 2. Arztes übernehmen und unterstützen.)

GL: Am Ende muss der Arzt sich davon überzeugen, dass der Patient verstanden hat, warum diese Impfung gut für ihn wäre und ob er die Risiken verstanden hat. Wenn der Patient das versteht, entscheidet er selber.

Der Betreuer und auch der Bevollmächtigte wird nur gefragt, wenn der Patient nicht verstanden hat, worum es geht. Zuerst wird immer der Patient über seine Krankheit informiert und nach seiner Meinung und Entscheidung gefragt.

Es gibt so schwere Entscheidungen (oder der Patient ist schon so schwer erkrankt, dass er nicht mehr gefragt werden kann), dass man den Betreuer als Hilfe braucht, der dann für den Patienten entscheidet.

Gruppenarbeit: Gespräch darüber. Es wird die Frage aufkommen, ob und woher der Betreuer/der Bevollmächtigte weiß, was der Patient für eine Einstellung hat und wie der Patient für sich entscheiden wollte, wenn er es denn könnte.

GL: Für diese Situation gibt es als Hilfe für den Betreuer/den Bevollmächtigten und als Hilfe auch für den Arzt die „Patientenverfügung". Der Patient muss bestimmen, wann die Patientenverfügung gelten soll, z. B. wenn man einen Schlaganfall hatte und sich nicht mehr äußern kann oder wenn man Krebs hat und der Krebs nicht mehr zu heilen ist.

Sollte die Fördereinheit zur Patientenverfügung (Modul 5/Thema1) gemacht worden sein, dann hier beginnen:

In der Patientenverfügung legt der Patient fest, welche Behandlungen er will und welche er nicht will. Das ist sehr schwer. Man muss sich heute überlegen, wie das wohl ist, wenn man schwer krank ist und nicht mehr sprechen und denken kann. Das kann man sich gar nicht genau vorstellen. Das Problem an einer Patientenverfügung ist: Heute (wo es mir gut geht) für die Zukunft (wenn es mir nicht mehr gut geht) zu entscheiden.

Was man dann bestimmt, gilt. Man kann ja nicht mehr sagen, dass man es sich anders überlegt hat. Deshalb muss man gut überlegen, was man möchte.

Solange man noch denken und sprechen kann[5], kann man neu entscheiden.

GL: Es gibt auch die Möglichkeit, einen Menschen zu bestimmen, der für einen entscheiden soll, wenn man selbst nicht mehr denken und sprechen kann. Diesem Menschen muss man vertrauen und dieser Mensch soll einen sehr gut kennen. Dieser Mensch spricht für mich – und das gilt dann!

Gruppenarbeit: Gespräch darüber

1. Wem würden TN vertrauen? Gibt es jemanden, den sie als Bevollmächtigten einsetzen würden? Welche Voraussetzungen müsste dieser Mensch erfüllen?
2. In welchen Bereichen wollen die TN ihrem Bevollmächtigten die Vollmacht erteilen: Wohnen, Finanzen, Post, Gesundheitsfragen, freiheitsentziehende Maßnahmen?

Gruppenarbeit: Wir können benennen, für welche Bereiche der Bevollmächtigte von uns beauftragt wird. Wir können benennen, welche Bereiche der Bevollmächtigte nicht entscheiden soll (für diese Bereiche würde dann eventuell ein Gericht einen Betreuer beauftragen).

Es werden „fertige" Vorsorgevollmachten vorgestellt und besprochen. Auf Wunsch der TN kann auch gemeinsam oder einzeln eine eigene Vollmacht formuliert werden (etwa auf ▶ https://www.caritas.de/glossare/vorsorgevollmacht).

GL: Man muss den Menschen, den man als Bevollmächtigten einsetzen möchte, fragen, ob er das für uns machen möchte. Es ist nicht selbstverständlich, dass der andere Mensch – auch wenn er unser Angehörige oder Freund ist – das für uns machen möchte. Der Bevollmächtigte muss auch wissen, in welchen Bereichen wir ihn bevollmächtigen wollen und was wir uns wünschen (z. B. möglichst viel Behandlung oder Medikamente, wenn wir sterbend sind, oder nur die notwendigen Schmerzmittel).

GL: Patientenverfügung und Vorsorgevollmachten kann man jederzeit ändern. Man kann dem Gericht sagen, dass man sich mit seinem Betreuer nicht versteht und einen anderen Betreuer möchte. Man kann jemandem die Vollmacht wieder entziehen und

---

5   Hier müssen auch Mittel der Unterstützten Kommunikation angesprochen werden.

sie jemandem anderen geben. Man kann auch anstatt eines Bevollmächtigten einen Betreuer wollen und das so dem Gericht sagen.

- ■ **Abschluss**

Zurück ins Leben!

Spiel im Kreis:

TN wendet sich an TN neben sich: „Ich denke über Dich", „Du magst …" oder/ danach: „Ich denke über Dich …", „Du magst kein …". Der angesprochene TN bestätigt oder korrigiert das und wendet sich mit gleicher Formel an den nächsten TN. Das kann mit Lieblingsessen, Lieblingsfarbe, Lieblingskleidung oder Ablehnung bestimmter Dinge (kochen, backen, putzen, schwimmen, reiten, singen, Fußball …) gemacht werden. Menschen mit geistiger Behinderung brauchen hier das Sprachmuster.

- ■ **Querverbindungen**
- − Modul 4/alle Themen
- − Modul 5/alle Themen
- − Modul 6/Meine Lebenseinstellung
- − Modul 6/Entscheidungen am Lebensende

Behandlungswünsche und andere Wünsche für den Fall einer schweren Erkrankung und für die letzte Lebensphase haben in der Biografie ihre Wurzeln. Hier wird die Verbindung zum Modul 2/Lebensphasen deutlich.

Manchmal haben diese Wünsche ihre Wurzeln in Irrtümern oder einem falschen Verstehen. Vor allem wenn es um komplexe medizinische Sachverhalte geht, ist das vorstellbar. Damit zeigt sich hier die Notwendigkeit, früher Erlebtes und Gesehenes, was meine Wünsche jetzt bestimmt, noch einmal genauer anzuschauen. Hier wird die Verbindung zum Modul 3/Spezielle Krankheiten und Modul 4/Schmerzen deutlich.

Modul 5: Vorausverfügung

Thema 3: Die Basis meiner Wünsche

- ■ **Lernziele**

Teilnehmerinnen (TN) wissen, dass Wünsche das Ergebnis von gewerteten Beobachtungen sind.

TN erkennen, dass Menschen gleiche bzw. ganz ähnliche Beobachtungen ganz anders werten können.

TN erfahren, dass aus gleichen bzw. ganz ähnlichen Wertungen ganz unterschiedliche Schlussfolgerungen für die eigene Krankheits- und Pflegesituation entstehen können.

TN akzeptieren, dass jeder seine eigene Wertung von gleichen bzw. ganz ähnlichen Beobachtungen hat.

- ■ **Lerninhalte**

Beobachtungen sind die Grundlage von Wertungen.

Was man bei anderen sieht, beeinflusst die eigene Meinung und eigene Wünsche.

Wenn man nicht alle Informationen hat, kann man nicht richtig werten und sieht manches verzerrt oder falsch.

Meinungen und Wertungen ändern sich.

Jeder Mensch hat seine eigene Sicht. Ich weiß nicht, wie der andere zu seiner Meinung kommt. Er hat auf seine Meinung das gleiche Recht wie ich auf meine Meinung. Da gibt es kein „richtig" oder „falsch".

■ **Material**

Großes Blatt Papier, Stifte

Smileys (zustimmend, ablehnend)

Symbole/Bilder/Zeichnungen/Piktogramme

Teile einer PEG, eines Urinkatheters, übliche Pflegemittel (im Original)

Balkenwaage (Waage mit zwei sich gegenüberstehenden Waageschüsseln, sodass wirklich eine Seite nach unten gehen kann), Kugeln, Bällchen, gleichschwere Steine

CD mit vielen kurzen Musikstücken, Bilder, Speisekarte/Speisebilder

Das Buch *Die große Frage* (Erlbruch 2006)

■ **Material aus anderen Fördereinheiten**

Modul 2: Das-bin-ich-Ordner und Zeitstrahl

Modul 3/Modul 4: Anschauungsmaterialien/Figuren zu Krankheiten und Schmerzen

■ **Methodik**

Gruppenarbeit: Buchbesprechung von *Die große Frage*. Das Buch gibt viele mögliche Antworten auf die große Frage, warum **ich** auf der Welt bin.

GL: Für Situationen, in denen man nicht mehr denken und sprechen kann, gibt es als Hilfe für den Betreuer und als Hilfe auch für den Arzt die „Patientenverfügung". In der Patientenverfügung legt der Patient fest, welche Behandlungen er will und welche er nicht will. Das ist sehr schwer. Man muss sich heute überlegen, wie das wohl ist, wenn man schwer krank ist und nicht mehr denken und sprechen kann. Das kann man sich gar nicht genau vorstellen.

Was man dann bestimmt, gilt. Man kann ja nicht mehr sagen, dass man es sich anders überlegt hat.

GL: Wir wollen uns heute überlegen, wie man zu seinen Wünschen kommt.

Gruppenarbeit: Haben TN schon schwere Krankheiten anderer Menschen und das Sterben anderer erlebt? Was können sie darüber erzählen?

Hinweis: Es geht zum einen um die Beobachtungen, die die TN selbst gemacht haben, und zum anderen um ihre Wertung/Bewertung dessen, was sie selbst beobachtet haben.

Es wird tabellenartig notiert. In der 1. Spalte steht: „Ich sah", in der 2. Spalte steht „Das fand ich". In dieser Tabelle werden zunächst die wertfreien Beobachtungen notiert. In der zweiten Spalte kann über einfache Smiley gewertet werden, wie das für den Kranken/Sterbenden erlebt wurde – also aus dessen Sicht: gut – neutral – schlecht.

Besonderen Wert wird auf diese Wertung gelegt. Dabei soll der GL dann Wertungen infrage stellen oder etwas bei den Beobachtungen ergänzen, wenn es nach seiner Erfahrung und Kenntnis (allgemein solcher Situationen) zu ungenauen Beobachtungen oder der Situation nicht angemessenen Wertungen der TN kam, z. B. „Ich sah: Ein Kranker hatte eine PEG und bekam nichts mehr zu essen." „Das fand ich: Schlecht – er wurde vernachlässigt".

Hinweis: Hier muss korrigierend darauf hingewiesen werden, dass die Gabe durch die PEG die Ernährung ist und der Kranke nicht „gehungert" hat und nicht vernachlässigt wurde. Das bedeutet unter Umständen, dass pflegerische Maßnahmen (um die wird es sich bei den Beobachtungen durch die Menschen mit geistiger Behinderung in der Regel handeln) erklärt werden müssen. Nur wenn die Sachverhalte klar und deutlich sind, kann die beobachtete Situation „richtig" bewertet werden.

An dieser Stelle wird ganz deutlich werden, welchen Informationsbedarf die Menschen mit geistiger Behinderung als TN haben. Die nötigen Informationen sollen hier gegeben werden; das bedeutet, dass die GL auf diese Situationen vorbereitet ist, also Informationsmaterial und Anschauungsmaterial zu den wichtigsten Pflegesituationen hat. Idealerweise hat sie alle Teile einer PEG, eines Urinkatheters etc. dabei.

Die TN sollen viel Zeit zum Erzählen und für die Gespräche über ihr Erleben haben.

Der GL achtet darauf, dass die Wertungen anderer nicht bewertet werden, wenn die Sachgrundlage richtig ist.

Gruppenarbeit: Wenn ich (in der beobachteten Situation) der Kranke gewesen wäre – hätte ich das so für mich gewollt? In der 1. Spalte der Tabelle steht „Ich sah", in der 2. Spalte „Das fand ich", und in der 3. Spalte steht: „Möchte ich das für mich?" Die TN sollen sich nun vorstellen, sie hätten die beobachtete Behandlung oder Pflege gebraucht und überlegen, ob sie das für sich gewollt hätten.

Damit es hier nicht zu einem einfachen „ja" oder „nein" kommt, sollte der GL versuchen, die TN zum Abwägen von „für" und „wider" anzuleiten. Das bedeutet, dass jeweils die Folgen beider Entscheidungen genannt und von den TN verstanden werden. Die TN sollen die Argumente „für" und „wider" selbst finden oder zumindest (entsprechend dem methodischen Aufbau zur Überprüfung von Sprachleistungen) mit ihren Worten wiederholen. Bei Argumenten „für" kommt eine Murmel/Kugel auf den Pro-Teller der Waage, bei einem Argument „wider" auf den Wider-Teller. Wenn sich eine Seite neigt, dann wird ein lächelnder oder ein ablehnender Smiley in der 3. Spalte (Möchte ich das für mich?) angebracht.

Alternativ: Jeder TN macht für sich so eine Tabelle, die er dann am Ende der Veranstaltung in seinen Das-bin-ich- Ordner übernehmen kann. Dieses Abwägen wird für jede einzelne Beobachtung der TN gemacht. Damit entsteht aus der Beobachtung, die gewertet wurde (2. Spalte) die Transferleistung auf die Situation, in der die TN die Patienten sind.

GL weist darauf hin, dass sich Meinungen und Einstellungen im Laufe der Zeit und auch mit entstehenden Krankheiten ändern können.

■ **Abschluss**
Zurück ins Leben!
Ratespiel: Ein Musikstück wird von der GL kurz angespielt. Ein TN hat einen Ball und wirft ihn einem anderen TN zu, von dem er meint, diesem gefiele die Musik. Das kann auch mit Bildern, Farben, Speisen etc. gemacht werden.

■ **Querverbindungen**
━ Modul 5/alle Themen
━ Modul 4/Individualität von Schmerzen
━ Modul 3/alle Themen

Die Waage kommt deshalb zum Einsatz, um unmissverständlich zu machen, dass Entscheidungen immer ein Abwägen sind. Wenn ich mich entscheide, habe ich mindestens zwei Handlungsmöglichkeiten – ansonsten ist es kein Entscheiden. Außerdem soll deutlich werden, dass Entscheidungen „für" oder „gegen" ihre Wurzeln in meinen Erfahrungen, Beobachtungen und Wertungen haben.

Nachdem besprochen wurde, was eine Patientenverfügung ist und welche Aufgaben ein Betreuer hat und welche nicht, machten sich die Teilnehmerinnen Gedanken um die Basis ihrer Vorstellungen und Wünsche. Es kann nun um die eigentliche Patientenverfügung und eine Möglichkeit der Dokumentation ihrer Vorstellungen und Wünsche gehen.

Modul 5: Vorausverfügung

Thema 4: Meine Patientenverfügung

■ **Lernziele**

Teilnehmerinnen (TN) wissen, dass sie eine Patientenverfügung erstellen können.

TN kennen eine mögliche Form der Patientenverfügung.

TN sind sich über die Schwierigkeiten und Risiken einer Patientenverfügung im Klaren.

■ **Lerninhalte**

Menschen mit geistiger Behinderung können eine Patientenverfügung für den Fall erstellen, dass sie sich nicht mehr zu einer möglichen Behandlung äußern können.

„Zukunftsplanung am Lebensende: Was ich will!" ist eine mögliche Form dieser Verfügung.

Patientenverfügungen muss man sich gut überlegen, weil sie gelten.

Patientenverfügungen kann man ändern und widerrufen.

Wo kann ich Hilfe bei der Erstellung einer Patientenverfügung bekommen?

■ **Material**

Für jeden TN „Zukunftsplanung am Lebensende: Was ich will!"[6]

■ **Methodik**

GL: erinnert an Fördereinheit zur Patientenverfügung (Modul 5/Thema 1)

Gruppenarbeit: Wiederholung oder Erarbeitung

1. Für welchen Zeitpunkt kann man eine Patientenverfügung erstellen?
    1. Man ist krank und braucht eine Behandlung/riskante Untersuchung.
    2. Man ist nicht einwilligungsfähig (kann zum Zeitpunkt der nötigen Entscheidung nicht mehr gefragt werden).
2. Der bestellte Betreuer setzt die Patientenverfügung um. Es muss nicht gemutmaßt werden, was der Patient möchte.
3. Die Patientenverfügung gilt. Es kann nicht überprüft werden, ob der Patient vielleicht seine Meinung geändert hat. Deshalb muss man sich genau überlegen, ob man eine Patientenverfügung macht und was man dort hineinschreibt.

---

6   Patientenverfügung (in einfacher Sprache) „Zukunftsplanung zum Lebensende: Was ich will!" unter ▶ http://www.foerderverein-bonn-beuel.de, Stichwort „Patientenverfügung".

4. Man muss zu keinem Zeitpunkt im Leben eine Patientenverfügung machen.
5. Man sollte sich genau beraten lassen und erklären lassen, was die einzelnen Punkte in der Patientenverfügung bedeuten. Nur wenn man gut informiert ist, weiß man, worum es genau geht. Wenn man sich nicht sicher ist, sollte man lieber nichts schreiben oder noch einmal jemanden fragen, z. B. seinen Arzt.

GL erläutert, dass es verschiedene Möglichkeiten gibt, eine Patientenverfügung zu schreiben. GL rät dabei von Verfügungen ab, bei denen man auf einem Formular nur ein Kreuzchen macht. Hintergrund wird genannt: Man muss genau wissen, was man verfügt, und nicht nur einfach ein Kreuz machen. Schon gar nicht, weil andere Menschen in ihrer Verfügung dort auch ein Kreuz gemacht haben.

Gruppenarbeit: „Zukunftsplanung am Lebensende: Was ich will!"

TN gehen die Patientenverfügung im Gespräch durch, dabei kann jeder TN in sein Exemplar Notizen machen.[7] (Alternativ kann als Projektion/Präsentation die Patientenverfügung vorgestellt werden, sodass nicht jeder TN an dieser Stelle ein Exemplar hat.) TN werden informiert, dass es hier nur um eine erste Information geht und nicht darum, eine Patientenverfügung zu machen.

Es wird Seite für Seite und Thema für Thema durchgegangen:

Teil 1: Was ich gerne mag!

Teil 2: Was mir besonders wichtig ist!

Teil 3: Hoffnung und Befürchtung

Teil 4: Medizinische Erklärungen. Was für mich getan werden soll.

Teil 5: Was ich brauche, wenn ich mich entscheide, ins Krankenhaus zu gehen.

Teil 6: Meine Beerdigung

Teil 7: Wer nach meinem Tod von mir etwas bekommen soll!

Der Teil „medizinische Erklärungen" wird mehr Zeit und Aufwand benötigen. Wenn die TN die Themen des Moduls 3/Spezielle Krankheiten absolviert haben, wird sich das hier bemerkbar machen. Auf jeden Fall sollten in diesem Teil auch medizinische Hilfsmittel wie die Teile einer PEG und Infusionsnadeln vorhanden sein, damit sich die TN ein Bild machen können. Die Fotos in der Zukunftsplanung sind sehr klein und nicht selbsterklärend.

Thema: „Was ich brauche, wenn ich mich entscheide, ins Krankenhaus zu gehen."

Das ist ein Thema, das nicht nur mit der letzten Lebensphase zu tun hat. Zu diesem Thema werden die meisten TN viel beitragen können, sie werden erzählen können, wie es in einem Krankenhaus ist. Es ist nach all den medizinischen Erklärungen ein Thema, zu dem sie viel werden beitragen können. Hier kann an das Thema „Wie kann ich jemandem helfen, der Schmerzen hat" (Modul 4) angeknüpft werden.

---

7   Vor allem TN aus größeren Einrichtungen mit eigenen Friedhöfen oder eigenen Feldern auf Friedhöfen werden konkrete Vorstellungen haben, wie ihre Beerdigungen sein sollen. Man wird die Erfahrung machen, dass nach all den besprochenen Themen dieses Thema für Menschen mit geistiger Behinderung in der Regel kein schwieriges Thema ist, vor dem sie zurückschrecken. Wie in der „Normalbevölkerung" auch wird es TN geben, die darüber nicht sprechen wollen.

Thema: „Meine Beerdigung"
Die Konkretheit, die im Material angeregt wird, sollte übernommen werden.[8]
Thema: „Wer nach meinem Tod von mir etwas bekommen soll!"
GL kann dieses Thema gar nicht überschätzen! Vielen TN wird es ganz wichtig sein, über ihr Eigentum – und sei es in unseren Augen noch so bescheiden – zu bestimmen.
Dieses Thema ist geeignet als Übergang zurück in den Alltag …

- **Abschluss**

Zurück ins Leben!
Gruppenarbeit: Wer soll etwas bekommen und was bedeutet dieser Mensch für mich? Weiß dieser Mensch, wie wichtig er mir ist? Was kann ich heute noch tun, um diesem Menschen zu zeigen, wie wichtig er mir ist?

- **Querverbindungen**
- Modul 3/Alle Themen
- Modul 5/Alle Themen

Modul 5: Vorausverfügung

Thema 5: Meine Vorsorgevollmacht

- **Lernziele**

Teilnehmerinnen (TN) wissen, dass sie eine Vorsorgevollmacht erstellen können.
TN kennen eine mögliche Form der Vorsorgevollmacht.
TN sind sich über die Schwierigkeiten und Risiken einer Vorsorgevollmacht im Klaren.

- **Lerninhalte**

Menschen mit geistiger Behinderung können eine Vorsorgevollmacht für den Fall erstellen, dass sie sich nicht mehr zu einer möglichen Behandlung äußern können.
Die Vorsorgevollmacht in einfacher Sprache ist eine mögliche Form. (► www.caritas.de/glossare/vorsorgevollmacht)
Man muss man sich gut überlegen, wen man als Bevollmächtigten für welche Bereiche einsetzen will.
Vorsorgevollmachten kann man ändern und widerrufen.
Wo kann ich Hilfe bei der Erstellung einer Vorsorgevollmacht bekommen?

- **Material**

Großes Blatt Papier, Stifte, Klebstoff
Symbole/Bilder/Zeichnungen/Piktogramme
Materialien für die Rollenspiele (kann mit den TN angefertigt werden)
Fotos von Angehörigen, Freunden, vertrauten Personen

---

8   Vor allem TN aus größeren Einrichtungen mit eigenen Friedhöfen oder eigenen Feldern auf Friedhöfen werden konkrete Vorstellungen haben, wie ihre Beerdigungen sein sollen. Man wird die Erfahrung machen, dass nach all den besprochenen Themen dieses Thema für Menschen mit geistiger Behinderung in der Regel kein schwieriges Thema ist, vor dem sie zurückschrecken. Wie in der „Normalbevölkerung" auch wird es TN geben, die darüber nicht sprechen wollen.

- **Material aus anderen Fördereinheiten**
Modul 5/3/Die Basis meiner Wünsche

- **Methodik**
GL erinnert an Fördereinheit zur Patientenverfügung (Modul 5/Thema 1) und Vorsorgevollmacht (Modul 5/Thema 2).
  Gruppenarbeit: Wiederholung oder Erarbeitung
1. Für welchen Zeitpunkt kann man eine Patientenverfügung erstellen? Entweder man ist krank und braucht eine Behandlung/riskante Untersuchung oder man ist nicht (mehr) einwilligungsfähig (kann zum Zeitpunkt der nötigen Entscheidung nicht mehr gefragt werden).
2. Der Bevollmächtigte setzt die Patientenverfügung um. Es muss nicht gemutmaßt werden, was der Patient möchte.
3. Wenn es keine Patientenverfügung gibt, spricht der Bevollmächtigte für den Patienten. Da er viel über den Patienten weiß und der Patient ihm vertraut, ist das nun seine Aufgabe.

Deshalb muss man sich genau überlegen, ob man eine Vorsorgevollmacht machen möchte und wenn man mit der Vollmacht beauftragt.
  Gruppenarbeit: Wem vertraue ich so sehr, dass er für mich entscheiden darf, wenn ich es nicht mehr kann? Woher kommt mein Vertrauen? Was habe ich mit diesem Menschen erlebt, das mich nun so sicher macht? Hat dieser Mensch mein Vertrauen schon einmal absichtlich verletzt? Wie konnten wir das Vertrauen wieder aufbauen?
  Es sollte hier nach Möglichkeit um ein Abwägen gehen – ähnlich wie in den Fördereinheiten zur Ethik. Es soll kein einfaches Argument gelten wie: Er ist mein Bruder! Sie ist meine Freundin! Das wäre an dieser Stelle, wo es um stellvertretenden Entscheidungen gehen könnte, zu wenig. Vielleicht brauchen die TN Hilfe, um das zu erkennen. Dann muss noch einmal auf die Tragweite und die Konsequenz einer Vorsorgevollmacht hingewiesen werden.
4. Man muss zu keinem Zeitpunkt im Leben eine Vorsorgevollmacht machen. Man kann immer darauf vertrauen, dass man auch ohne Vorsorgevollmacht und ohne Patientenverfügung gut behandelt und betreut wird.
5. Man sollte sich gut beraten und erklären lassen, was die einzelnen Punkte in der Vorsorgevollmacht bedeuten. Nur wenn man gut informiert ist, weiß man, worum es genau geht. Wenn man sich nicht sicher ist, sollte man lieber nichts schreiben oder noch einmal jemanden fragen.

GL stellt eine Möglichkeit einer Vorsorgevollmacht vor. Es werden alle Bereiche besprochen, die in dieser Vorsorgevollmacht genannt werden. Jeder TN kann ein Exemplar bekommen und sich darin Notizen machen. Diese Fördereinheit soll noch keine endgültige Entscheidung und Bevollmächtigung erbringen, sondern lediglich ein erster Einstieg in das Thema sein.
  Alternativ: Es werden die Bereiche besprochen, für die die TN eine Bevollmächtigung erteilen wollen. Hierbei wäre es gut, wenn es nicht nur um Gesundheitsfragen gehen würde.

Der Teil zu den Gesundheitsfragen wird mehr Zeit und Aufwand benötigen. Wenn die TN die Themen des Moduls 3/Spezielle Krankheiten absolviert haben, wird sich das hier bemerkbar machen. Auf jeden Fall sollten in diesem Teil auch medizinische Hilfsmittel wie die Teile einer PEG und Infusionsnadeln vorhanden sein, damit sich die TN ein Bild machen können. Die Zeichnungen in der Vorsorgevollmacht sind sehr klein und nicht ausreichend selbsterklärend.

GL: Es gibt Menschen, die sich nicht so genaue Vorstellungen über alles machen können. Aber auch diese Menschen haben vielleicht jemanden, dem sie sicher vertrauen können. Und denen kann man auch eine Vollmacht dafür geben, dass sie alles das besprechen und entscheiden sollen, was man selber nicht kann. Diese große oder Generalvollmacht sollte man bei einem Notar machen. Ein Notar ist jemand, der sich gut mit Gesetzen auskennt und uns hilft, genau das festzulegen, was wir wollen.

In jedem Fall soll man sich Hilfe suchen, wenn man eine Vorsorgevollmacht aufsetzen möchte, denn sie gilt, solange man sie nicht widerruft. Und wenn es einem sehr schlecht geht und man nicht mehr denken und sich äußern kann, dann kann man sie nicht widerrufen. Dann gilt die Vorsorgevollmacht, wie wir sie gewollt haben.

- **Abschluss**

Zurück ins Leben!

Spiel im Kreis: (auswählen)

TN stellen anhand von Fotos Menschen vor, denen sie vertrauen.

TN stehen im engen Kreis, ein TN steht in der Mitte und lässt sich steif gegen die anderen fallen, die ihn halten und auffangen.

TN paarweise: ein TN verbindet sich die Augen, der andere TN führt ihn im Raum herum – dann wechseln

Wenn diese Einheit die letzte in dem Zyklus war, dann bereiten Sie mit den TN ein großes Freundschaftsfest vor, zu dem die als Bevollmächtigte vorgestellten Bezugspersonen eingeladen werden. Lassen Sie die TN im Laufe dieses Festes von ihrer Arbeit zum Thema Palliative Care erzählen.

- **Querverbindungen**
- Modul 4/alle Themen
- Modul 5/alle Themen
- Modul 6/Meine Lebenseinstellung
- Modul 6/Entscheidungen am Lebensende

Es gibt neben der Form der Patientenverfügung auch andere Möglichkeiten, etwas über sich mitzuteilen und zu dokumentieren für den Fall, dass man sich nicht mehr äußern kann. Das sind dann Dinge, die ganz praktisch im Rahmen der Alltagspflege und -betreuung wichtig sein können. Eine sehr gute Möglichkeit dazu ist der ICH-PASS (Hofmeier o.J.; ▶ www.ich-pass.de).[9]

---

9   Der ICH-PASS von Sigrid Hofmaier ist keine Patientenverfügung, würde aber im „Notfall" einem Betreuer, der eine Entscheidung zu treffen hat, Hinweise zum mutmaßlichen Willen des Betreuten geben, und enthält für die Begleitung wichtige persönliche Informationen.

Modul 5: Vorausverfügung

Thema 6: Das bin ich!

■ **Lernziele**

Teilnehmerinnen (TN) wissen, dass sie eine Patientenverfügung als Vorausverfügung erstellen können.

TN kennen eine andere Form als die Patientenverfügung, um ihnen wichtige Informationen über sich zu dokumentieren und mitzuteilen.

■ **Lerninhalte**

Menschen mit geistiger Behinderung können eine Patientenverfügung für den Fall erstellen, dass sie sich nicht mehr zu einer möglichen Behandlung äußern können.

Der ICH-PASS ist eine mögliche Form, wichtige Informationen über mich zu dokumentieren und anderen für den Fall mitzuteilen, dass ich mich selbst nicht mehr äußern kann.

Wo kann ich Hilfe bei der Dokumentation mir wichtiger Informationen über mich bekommen?

■ **Material**

Für jeden TN den ICH-PASS (▶ www.ich-pass.de)

■ **Methodik**

GL: erinnert an Fördereinheit zur Patientenverfügung (Modul 5/Thema 1)

Gruppenarbeit: Wiederholung oder Erarbeitung

1. Für welchen Zeitpunkt kann man eine Patientenverfügung erstellen? Entweder man ist krank und braucht eine Behandlung/riskante Untersuchung oder man ist nicht einwilligungsfähig (kann zum Zeitpunkt der nötigen Entscheidung nicht mehr gefragt werden).
2. Der bestellte Betreuer setzt die Patientenverfügung um; es muss nicht gemutmaßt werden, was der Patient möchte.
3. Die Patientenverfügung gilt. Es kann nicht überprüft werden, ob der Patient vielleicht seine Meinung geändert hat. Deshalb muss man sich genau überlegen, ob man eine Patientenverfügung macht und was man dort hineinschreibt.
4. Man muss zu keinem Zeitpunkt im Leben eine Patientenverfügung machen.
5. Man sollte sich genau beraten lassen und erklären lassen, was die einzelnen Punkte in der Patientenverfügung bedeuten. Nur wenn man gut informiert ist, weiß man, worum es genau geht. Wenn man sich nicht sicher ist, sollte man lieber nichts schreiben oder noch einmal jemanden fragen, z. B. seinen Arzt.

GL: Wenn man keine Patientenverfügung erstellen möchte, so ist es vielleicht doch nötig, dass andere Menschen ganz wichtige Dinge über mich wissen. Eine mögliche Form, über mich etwas zu erzählen, ist der ICH-PASS.

Gruppenarbeit: Der ICH-PASS wird Seite für Seite besprochen. Für die TN, die nicht lesen und schreiben können, müssen in ausreichender Menge Piktogramme/Fotos/Zeichnungen vorhanden sein. Alternativ braucht jeder TN einen Assistenten, der in den ICH-PASS notiert, was der TN diktiert.

Der ICH-PASS kann in der Veranstaltung von jedem TN „ausgefüllt" werden; er hat nicht die Wertigkeit einer Patientenverfügung und will das auch nicht sein! Es ist ein sehr gutes Mittel, eigene Wünsche und Angaben über sich mitzuteilen. Der ausgefüllte ICH-PASS kann in den Das-bin-ich-Ordner aufgenommen werden; thematisch würde er gut in diesen Ordner gehören.

■ **Abschluss**

Zurück ins Leben!

Wissen Menschen, die mir wichtig sind, dass sie mir wichtig sind? Welche Menschen sind mit wichtig? Was kann ich heute tun, damit sie es erfahren? Was kann ich ganz konkret tun und brauche ich dazu eventuell Unterstützung?

Oder: Wenn diese Einheit die letzte in dem Zyklus war, dann bereiten Sie mit den TN ein großes Freundschaftsfest vor, zu dem die als Bevollmächtigte vorgestellten Bezugspersonen eingeladen werden. Lassen Sie die TN im Laufe dieses Festes von ihrer Arbeit zum Thema Palliative Care erzählen.

■ **Querverbindungen**

— Modul 5/Was ist eine Patientenverfügung?
— Modul5/Was ist eine Vorsorgevollmacht?
— Modul 5/Die Basis meiner Wünsche.
— Modul 5/Reden über meine Wünsche

Auch Menschen mit geistiger Behinderung müssen keine Patientenverfügung oder eine andere Vorausverfügung verfassen. Wenn sie erwarten, dass ihre Wünsche für eine Behandlung und für ihre letzte Lebensphase von anderen Menschen – nicht nur dem bestellten rechtlichen Betreuer – beachtet werden, müssen sie diese Wünsche mitteilen. Sie sollten zumindest mit anderen Menschen darüber sprechen können.

Für diese Gespräche kann das Buch *Tanzen mit dem lieben Gott. Fragen an das eigene Leben* (Huber und Zöller 2009) wertvolle Hilfe leisten, denn es hilft, den eigenen Wertvorstellungen und ihren Wurzeln auf die Spur zu kommen. Da dieses Buch viele sehr schöne Zeichnungen und lyrische Texte enthält, nehmen Sie sich die Zeit, auch diese Seiten vorzustellen und auf ihnen zu verweilen. Die Bilder und Texte sind eine Einstimmung auf die eigentlichen Inhalte, sodass sie sich sehr gut als Einstieg eignen.

Modul 5: Vorausverfügung

Thema 7: Reden über meine Wünsche

■ **Lernziele**

Teilnehmerinnen (TN) wissen, dass sie eine Patientenverfügung erstellen können.

TN kennen eine Möglichkeit, über ihre Wünsche und Vorstellungen nachzudenken, und können sie als Ergebnis ihres bisherigen Lebens und bisheriger Erfahrungen erkennen.

■ **Lerninhalte**

Menschen mit geistiger Behinderung können eine Patientenverfügung für den Fall erstellen, dass sie sich nicht mehr zu einer möglichen Behandlung äußern können.

Tanzen mit dem lieben Gott (Huber und Zöller 2009) als Möglichkeit, über eigene Erfahrungen als Basis eigener Werte und Wünsche nachzudenken

■ **Material**
Für jeden TN eine Ausgabe von *Tanzen mit dem lieben Gott. Fragen an das eigene Leben* (Huber und Zöller 2009)

■ **Material aus anderen Fördereinheiten**
Modul 2 – Zeitstrahl, ICH-Ordner
Modul 5/Medikamente und ergänzende Therapien

■ **Methodik**
GL erinnert an Fördereinheit zur Patientenverfügung (Modul 5/Thema 1)
Gruppenarbeit: Wiederholung oder Erarbeitung
1. Für welchen Zeitpunkt kann man eine Patientenverfügung erstellen? Entweder man ist krank und braucht eine Behandlung/riskante Untersuchung oder man ist nicht einwilligungsfähig (kann zum Zeitpunkt der nötigen Entscheidung nicht mehr gefragt werden).
2. Der bestellte Betreuer setzt die Patientenverfügung um; es muss nicht gemutmaßt werden, was der Patient möchte.
3. Die Patientenverfügung gilt. Es kann nicht überprüft werden, ob der Patient vielleicht seine Meinung geändert hat. Deshalb muss man sich genau überlegen, ob man eine Patientenverfügung macht und was man dort hineinschreibt.
4. Man muss zu keinem Zeitpunkt im Leben eine Patientenverfügung machen.
5. Man sollte sich genau beraten lassen und erklären lassen, was die einzelnen Punkte in der Patientenverfügung bedeuten. Nur wenn man gut informiert ist, weiß man, worum es genau geht. Wenn man sich nicht sicher ist, sollte man lieber nichts schreiben oder noch einmal jemanden fragen – z. B. seinen Arzt.

GL: *Tanzen mit dem lieben Gott* wird als Möglichkeit vorgestellt, aus heutiger Sicht, auf das eigene Leben zu sehen[10].
Gruppenarbeit: Bildbetrachtung. Suchen Sie mindestens ein Bild aus, das Sie mit den TN näher betrachten. Erinnert diese Blüte jemanden an etwas aus seiner Vergangenheit? Hatten vielleicht die Eltern oder Großeltern diese Blumen im Garten oder ist es die Lieblingsblume eines Menschen, den ich kenne?
Gruppenarbeit: „War mein Leben bisher gut und schön? Hätte ich manches anders machen wollen?" (Huber und Zöller 2009, S. 29)
TN sollen über sich und ihr Leben erzählen können. GL achtet darauf, dass die TN bei „Misserfolgen" nicht nur bei sich die Schuld suchen, sondern auch sehen, dass sie oft nicht die Möglichkeiten hatten, sich anders zu entscheiden oder etwas grundlegend anders zu machen. Die Biografie von Menschen mit geistiger Behinderung hing oft von Umständen ab, die sie selbst nicht beeinflussen konnten. Das soll auch so gewürdigt werden.

---

10 Da das Buch inhaltlich sehr umfangreich ist, wird man sich auf einzelne Themenbereiche oder Fragen im Rahmen der Veranstaltung beschränken müssen. Ziel der Veranstaltung kann es insgesamt nur sein, dieses Material vorzustellen und den TN Mut zu machen, dieses Material mit ihren Familien oder Vertrauten weiter zu bearbeiten und öfter zur Hand zu nehmen. Auch im Rahmen dieser vorbereiteten Fördereinheit sind nur einzelne Fragen ausgewählt worden.

Gruppenarbeit: „War mein Leben bisher gut und schön?" (Huber und Zöller 2009, S. 29)

„Wie war mein Alltag früher? Wie sieht mein Alltag heute aus?" (Huber und Zöller 2009, S. 33)

Hier soll es vor allem um Erfolge im Sinne der Normalisierung und Inklusion gehen. Wurden die Einheiten aus dem Modul Lebensphasen gemacht, kann hier der angefertigte Zeitstrahl eingesetzt werden.

Gruppenarbeit: „Was tue ich, wenn mir etwas wehtut? Lasse ich mir gerne von anderen helfen? Was habe ich früher getan, wenn es mir schlecht ging? Wie komme ich heute mit Krank-Sein klar?" (Huber und Zöller 2009, S. 73 f.)

Rückgriff auf Modul 5/Medikamente und ergänzende Therapien – Stufenschema, hier vor allem die untere Stufe (unsere Hilfsmöglichkeiten)

Gruppenarbeit: „Wovor habe ich am meisten Angst? Kann ich jemandem erzählen, dass ich Angst habe?" (Huber und Zöller 2009, S. 76)

Das Thema Angst wird in Verbindung mit Gesundheitsfragen besprochen. Sollten von den TN keine Angaben gemacht werden oder diese Informationen sehr allgemein sein (z. B. „ich habe Angst, dass ich leiden muss" …), dann kann man Themen anbieten (als Wort/Foto/Bild): Spritze, viele unterschiedliche Medikamente, Röntgen, CT, MRT, Blutabnahme, Operation, Bestrahlung, Dialyse … Es lässt sich so einfacher über Ängste und Befürchtungen ins Gespräch kommen.

Gruppenarbeit: „Wenn ich schwer krank wäre und die Ärzte wüssten nicht, ob ich noch einmal gesund werde: Möchte ich dann mit entscheiden, wie es mit mir weitergeht?" (Huber und Zöller 2009, S. 81)

Hier gibt es einen Schnittpunkt zur Fördereinheit zur Patientenverfügung. Es ist nicht so, dass alle Menschen in dieser Situation mitentscheiden wollen. Und so wird sich vielleicht auch bei den TN jemand finden, der sich in so einer Situation anderen und deren Wissen und Einschätzung anvertraut. GL achtet darauf, dass auch diese Einstellung geachtet wird und hier kein Gruppendruck entsteht, alles selbst entscheiden zu wollen.

■ **Abschluss**

Zurück ins Leben!

Gemütliche Kaffeerunde als Feier des Lebens. In dieser Runde könnten Kindheitserinnerungen ausgetauscht werden. Die TN können im Vorfeld der Veranstaltung gebeten werden, einige ihrer Kinderfotos mitzubringen.

Oder: Wenn diese Einheit die letzte in dem Zyklus war, dann bereiten Sie mit den TN ein großes Freundschaftsfest vor, zu dem die als Bevollmächtigte vorgestellten Bezugspersonen eingeladen werden. Lassen Sie die TN im Laufe dieses Festes von ihrer Arbeit zum Thema Palliative Care erzählen.

■ **Querverbindungen**

━ Modul 2/Alle Themen

━ Modul 3/Gesundheit – Krankheit

━ Modul 4/Wie kann ich jemandem helfen, der Schmerzen hat?

━ Modul 5/Alle Themen

━ Modul 6/Meine Lebenseinstellung

━ Modul 6/Entscheidungen am Lebensende

Das Buch *Tanzen mit dem lieben Gott* (Huber und Zöller 2009) enthält sechs Fragenkreise. In der hier geplanten Fördereinheit sind nicht alle dieser sechs Fragenkreise beachtet. Wählen Sie die Fragenkreise und Fragen aus, die Sie und Ihre Teilnehmerinnen für wichtig halten. Sollten Sie einen ganzen Tag oder länger dafür Zeit haben, können Sie alle Fragenkreise besprechen. Denken Sie dann bitte auch daran, dass Ihre Teilnehmergruppe sehr klein sein sollte. Je individueller und gleichzeitig inhaltlich ausführlicher Sie mit Menschen mit geistiger Behinderung arbeiten wollen, desto mehr Zeit brauchen Sie dazu. Bitte planen Sie dann auch genügend Ruhezeiten und Erholungspausen ein, die nicht nur im Raum in dieser Gruppe verbracht werden sollten. Die Fragenkreise sind von ihren Themen her nicht einfach, sodass sie auch zwischen ihnen immer wieder Einheiten einplanen müssen, die zurück in den unbelasteten Alltag führen. Überlegen Sie bitte, ob es wirklich gut und sinnvoll ist, alle Themenkreise hintereinander zu bearbeiten.

Das Buch ist so aufgebaut, dass man Platz hat, eigene Einträge zu machen und damit die gestellten Fragen (siehe z. B. in der geplanten Fördereinheit) beantworten kann. Sie können diese Einträge im Buch machen oder besorgen Folien (man sieht dann die Originalseite durch) oder schönes Papier, die sie in das Buch einlegen und beschreiben.[11] Bei sehr intensiver Arbeit mit diesem Buch sollte jeder Teilnehmer dann sein eigenes Exemplar haben.

6.2.6 Modul: Ethik und Spiritualität

Auch Menschen mit geistiger Behinderung können und sollen über ihre Handlungsmotive nachdenken. Auch Menschen mit geistiger Behinderung können über Spiritualität, Moral und Ethik sprechen. Die Herausforderung für Begleiter und Assistenten besteht auch hier wie bei allen anderen Themen im Bereich Palliative Care darin, die individuellen Möglichkeiten zu kennen und die Kommunikation unter Beachtung des jeweils individuellen Hilfsbedarfs in den Bereichen Vorstellung, Abstraktion, Denken und Kommunikation zu beachten.

■ **Lernziele**

Die teilnehmenden Menschen mit geistiger Behinderung

- wissen, was die Worte „Ethik" und „Moral" bedeuten,
- erfahren, dass sich die Moral entsprechend gesellschaftlicher Bedingungen ändert,
- lernen, dass es in der Ethik um die Frage geht, wie man sich entscheiden soll,
- wissen, dass ihre Lebenseinstellung sich entwickelt hat und ihre Biografie (Erleben und Werten) ihre aktuelle Lebenseinstellung prägt,
- erkennen, dass Lebenseinstellungen sich ändern können,
- wissen, dass der Glaube individuell ist,
- erkennen, dass sie Hilfs- und Unterstützungssysteme haben und Teil dieser Systeme von anderen Menschen sind.

---

11 Alternativ: Einkleben von Symbolen/Bildern/Zeichnungen/Piktogrammen.

■   **Lerninhalte**

▬ Lebenseinstellungen haben Ursachen, entwickeln sich und können sich verändern.
▬ Jeder Mensch hat seine individuelle Lebenseinstellung. Es gibt keine Lebenseinstellung, die für alle Menschen gültig wäre. Jede Lebenseinstellung ist zu akzeptieren.
▬ Ethik und Moral bedeuten unterschiedliche Dinge. Moral verändert sich. Ethik ist das Nachdenken über Moral und antwortet auf die Frage „Wie soll ich mich entscheiden?"
▬ Der Glaube ist individuell.
▬ Der Glaube ist eine Möglichkeit, Antworten auf die Frage zu finden, wie man sich entscheiden soll.
▬ Der Glaube kann in schwierigen Lebenssituationen eine Hilfe und Orientierung zur Entscheidung sein.
▬ Jeder Mensch hat seinen Glauben und seine Lebenseinstellung.
▬ Die Einstellung zum Leben bestimmt auch die Einstellung zum Tod bzw. die Entscheidungen am Lebensende.
▬ So wie wir Kriterien haben zu entscheiden, haben auch Ärzte und Betreuer Kriterien, in schwierigen Situationen für andere Menschen zu entscheiden. Diese Entscheidungen kann man anhand der Kriterien überprüfen.
▬ Die Behandlung und Betreuung von Kranken und Sterbenden ist immer eine Entscheidung im Einzelfall.
▬ Diese Entscheidungen folgen ethischen Prinzipien, bei denen der Kranke/Sterbende im Mittelpunkt steht.
▬ Entscheidungen am Lebensende werden von mehreren Menschen nach gründlichem Überlegen und vielen Gesprächen miteinander getroffen.

In diesem Modul kann es vier Fördereinheiten geben:
1. Was sind Ethik und Moral?
2. Meine Lebenseinstellung
3. Perlen meines Glaubens
4. Entscheidungen am Lebensende

Die Frage, wie man sich entscheiden soll und welche Entscheidungen gut sind, fällt mitunter auch Menschen ohne geistiger Behinderung schwer. Das ist kein Argument, mit Menschen mit geistiger Behinderung nicht darüber zu sprechen.

Auch Menschen mit geistiger Behinderung können über die Gründe ihres Handelns nachdenken und sprechen, wenn sie dazu Hilfe und Anleitung bekommen. Dieses Modul will dazu Mut machen und beginnt mit einer Begriffsbestimmung, nach der es anhand von Beispielen aus dem Alltag von Menschen mit geistiger Behinderung sehr praktisch wird. Damit kann deutlich werden, dass das Nachdenken über das eigene und fremde Handeln sehr praktisch und alltäglich ist.

Modul 6: Ethik und Spiritualität

Thema 1: Was sind Ethik und Moral?

■   **Lernziele**
Die Teilnehmer (TN) kennen den Unterschied zwischen Ethik und Moral.
Die TN erfahren, dass die Moral sich ändern kann.

■ **Lerninhalte**

Begriffe „Ethik" und „Moral"

Moral änderte sich im Laufe der Geschichte und wird sich weiterhin entsprechend der Lebensumstände der Menschen ändern.

■ **Material**

Großes Blatt Papier

Bilder vom Einkaufen, Putzen, Bügeln, Geld, Mann, alten Eltern, fahren … und für die anderen Beispiele

■ **Methodik**

GL: Ethik. Ethik ist eine Wissenschaft. Ihre Aufgabe ist es, das Handeln von Menschen zu beurteilen. In der Ethik geht es darum, wann das Handeln eines Menschen gut und wann es schlecht ist. Die Ethik antwortet damit auf die Fragen: „Was ist gut?" und „Was soll ich tun?"

GL: Beispielhafte Geschichte „Ein Mann besucht seine Eltern" (Dieses Beispiel wird als Bildgeschichte auf einen Bogen Papier geklebt.) Der Mann weiß, dass seine Eltern ihm immer Geld geben, wenn er kommt. Der Mann besucht seine Eltern, weil er Geld von ihnen will (links unter die Bildergeschichte wird das Bild von Geld geklebt). Der Mann besucht seine Eltern, um ihnen zu helfen. Die Eltern sind schon alt und brauchen Hilfe beim Einkaufen, Putzen und Bügeln (rechts unter die Bildergeschichte werden Bilder vom Einkaufen, Putzen, Bügeln geklebt.)

Gruppenarbeit: Die Eltern freuen sich immer, dass ihr Sohn kommt. Die Ethik fragt nicht nach dem Handeln, sondern nach den Gründen des Handelns. Die Ethik fragt, welche Gründe sind gut und welche Gründe sind schlecht.

Gruppenarbeit: Beispiele (aufbereitet wie oben)

1. Eine Mitbewohnerin einer Wohngruppe macht ihr Amt besonders gründlich. **A** Sie macht es, weil es ihr Amt ist. **B** Sie macht es, um dann sagen zu können, dass sie es besser als alle anderen macht, und weil sie „angeben" will.
2. Ein Arzt hilft einem Kranken, der starke Schmerzen hat. **A** Er tut es, weil er dem Kranken helfen will. **B** Er tut es, damit der Kranke ihm dankbar ist und auch für ihn etwas tut/dem Arzt etwas schuldig ist.

Gruppenarbeit: TN finden im Gespräch mit dem GL weitere Beispiele.

GL: Fasst zusammen, was Ethik ist. Ethik fragt nach den Gründen unseres Handelns.

GL: Moral – formuliert Regeln für das Handeln. Das sind immer Regeln für bestimmte Gruppen. So gibt es Gruppenregeln einer Wohngruppe, Regeln in einem Staat, Regeln am Arbeitsplatz.

Gruppenarbeit: Beispiele für solche Regeln finden, z. B.:

1. Jeder Mitbewohner macht sein Amt.
2. Alle putzen sich bei schlechtem Wetter vor der Tür die Schuhe ab.
3. Niemand kommt zur Arbeit zu spät.
4. Man darf in einem Supermarkt nichts stehlen.

Regeln verändern sich im Laufe der Zeit.

Gruppenarbeit: Regeln finden, die sich geändert haben (Beispiele in einer Tabelle: 1. Spalte: „Regel früher", z. B. „Frauen dürfen nicht wählen" oder „samstags muss man arbeiten" oder „Männer verdienen mehr als Frauen"; 2. Spalte: „Regel heute", z. B. Frauen dürfen wählen oder „samstags muss man nicht mehr arbeiten" oder „alle bekommen für die gleiche Arbeit den gleichen Lohn")

■ **Abschluss**

Zurück ins Leben!

Regeln, die gelten, sind schon die Verbindung zum Leben. Es wäre möglich, dass während einer Kaffeerunde über geltende Regeln im Leben der TN gesprochen wird (und dass diese Regeln unter dem ethischen Aspekt betrachtet werden = hoher Anspruch).

■ **Querverbindungen**

━ Modul 2/Alle Themen

━ Modul 6/Alle Themen

Manchmal wird man gefragt, wie man dieses oder jenes sieht und wie man sich entscheiden würde. Man meint dann, es seien „aktuelle" Entscheidungen und Sichtweisen. Doch dem ist nicht so. Jede Erfahrung, jedes Erleben hinterlässt Spuren. Manchmal sind uns diese Spuren nicht sofort erkennbar, sondern werden erst im Nachdenken und im Gespräch mit anderen deutlich. So wird es auch Menschen mit geistiger Behinderung gehen. Deshalb wird auf die Arbeit zu den Lebensphasen und zur eigenen Biografie zurückgegriffen – als Wurzel der Lebenseinstellung und für Entscheidungen am Lebensende.

Modul 6: Ethik und Spiritualität

Thema 2: Meine Lebenseinstellung

■ **Lernziele**

Die Teilnehmerinnen (TN) wissen, dass ihre Lebenseinstellung in ihrer Biografie begründet ist.

Die TN erkennen, dass sie ihr Leben rückwirkend nur betrachten können und dass eine Veränderung ihrer Situation nur in die Zukunft möglich ist.

Die TN wissen, dass die Lebenseinstellung so individuell wie ihre Biografie ist.

Die TN können andere Lebenseinstellungen, Werte und Lebensentwürfe akzeptieren und wertschätzen.

■ **Lerninhalte**

Die aktuelle Lebenseinstellung und aktuelle Wünsche an das Heute und an das Morgen sind das Ergebnis des Gestern.

Änderungen sind nur in die Zukunft möglich.

Meine Einstellungen sind individuell und können sich ändern, so wie sie sich auch individuell entwickelt haben.

Ich habe meine eigenen Hilfs- und Unterstützungssysteme und bin Teil des Hilfs- und Unterstützungssystems von anderen Menschen, die meine Familie oder meine Freunde sind.

- **Material**

Ein großes Blatt Papier für jeden TN

TN bringen Kopien von Fotos aus ihrem Leben mit (wichtige Stationen/Phasen)

Bilder/Zeichnungen/Fotos von möglichen Hilfen

Klebstoff, Scheren, Stifte

Erlbruch (2006): *Die große Frage*

- **Material aus anderen Fördereinheiten**

Modul 2/Zeitstrahl der Lebensalter, ICH-Ordner

- **Methodik**

Gruppenarbeit: Buchbesprechung von *Die große Frage* (Erlbruch 2006). Das Buch gibt viele mögliche Antworten auf die große Frage, warum **ich** auf der Welt bin.

GL: Erinnert an die Fördereinheit zu Ethik und Moral, falls die gemacht wurde (was nicht Voraussetzung für diese Einheit ist).

Gruppenarbeit: TN berichten über wichtige Stationen in ihrem Leben und gestalten dabei einen Zeitstrahl: auf einer Zeitachse werden die bisherigen Stationen vermerkt (Babyalter, Kleinkindalter, Schulzeit, Jugend, junges Erwachsenenalter) und mit Bildern/Fotos/Zeichnungen von wichtigen Stationen ergänzt. (In Gruppen mit sehr selbstständigen TN können die TN das allein für sich machen und dann kurz in der Gruppe vorstellen.) Die TN stellen ihre Zeitstrahlen vor.

Gruppenarbeit: Der persönliche Zeitstrahl wird ergänzt durch eigene schwere Erkrankungen, Verluste (Abschiede von Orten, Menschen; Todesfälle in der Familie und im Bekanntenkreis). Für Krankheiten, Abschiede, Todesfälle werden Zeichen in den Zeitstrahl aufgenommen, die leicht unterhalb des Zeitstrahles angebracht werden (alle in einer Ebene). TN erläutern ihre Ergänzungen und erzählen von ihren Krankheiten, Abschieden. Dabei soll es nicht nur um die Nennung der „Fakten" gehen, sondern auch um die Spuren, die das in ihnen hinterließ.

GL: Schafft den allgemeinen Überblick – in allen persönlichen Lebensläufen/Zeitstrahlen gibt es Zeiten von Krankheit, Abschied, Tod und Trauer. Diese Phasen gehören in jedes menschliche Leben.

Gruppenarbeit: Wie konnte ich diese harten Zeiten in meinem Leben überstehen? Was half mir dabei? Wie konnte ich meinen Lebensmut und meine Lebenskraft zurückgewinnen bzw. behalten?

Der persönliche Zeitstrahl wird um diese Hilfen ergänzt – diese Hilfen werden als Zeichen (z. B. „Engel" oder mit Fotos von Helfenden) in den Zeitstrahl aufgenommen, jeweils unterhalb der harten Zeit, sodass Hilfebedarf und Hilfe direkt beieinander sind.

Gruppenarbeit: Welche „früheren" Unterstützungssysteme sind heute noch aktiv und könnten im „Notfall" wieder angesprochen werden?

Gruppenarbeit: Kann ich in diesem Unterstützungssystem auch für andere etwas tun? Habe ich vielleicht schon einmal diese Erfahrung gemacht?

(Es geht hier vor allem um die vermeintlichen „Kleinigkeiten", wie mit jemandem reden, wenn es ihm nicht gut geht, für jemanden etwas besorgen oder eine seiner Arbeiten erledigen …)

Sprachmuster: „Ich kann für … das … machen." (auf das „ich" achten und das „man" vermeiden.)

Auf einem großen Bogen Papier werden die Hilfen vermerkt (evtl. als Bild/Zeichnung), die die TN anderen geben können. Auch hier ist wieder auf die „Kleinigkeiten" zu achten.

Gruppenarbeit: in einem sozialen Netz hat man Hilfen und ist gleichzeitig jemand, der Hilfe und Halt geben kann. Wenn man von so einem sozialen Netz gehalten wird, kann man auch schlimme Zeiten wie schwere Krankheiten überstehen. Ist man allein, ist alles Schlimme noch schlimmer.

Jeder kann für einen anderen da sein.

■ **Abschluss**

Zurück ins Leben!

Was könnte jeder TN für die Gruppe vorbereiten/tun, wenn sich die Gruppe zur nächsten Veranstaltung trifft? Es wird ein Plan für die Gruppe gemacht (Kuchen backen, Servietten mitbringen, Kerze mitbringen, Musik auswählen und CD mitbringen, Tisch decken …)

■ **Querverbindungen**
— Modul 2/Alle Themen
— Modul 5/Alle Themen

Die nächste Fördereinheit geht zurück auf die „Perlen des Glaubens" (Amt für Öffentlichkeitsdienst der Nordelbischen Ev.-Luth. Kirche 2005). Einige kennen vielleicht die Armbänder dazu und die methodischen Hinweise für die Arbeit mit den Perlen. Man kann die Armbänder beinahe unauffällig tragen, sodass sie eine Hilfe in schwierigen Situationen und Gesprächen sein können. In der folgenden Fördereinheit sollen sich die Teilnehmerinnen ihr eigenes Armband gestalten.

Modul 6: Ethik und Spiritualität

Thema 3: Perlen meines Glaubens

■ **Lernziele**

Die Teilnehmerinnen erkennen, dass sie sich mit Glücksbringern in schwierigen Situationen eine Brücke der Hilfe bauen können.

TN erkennen, dass jeder von ihnen andere Menschen und Erinnerungen hat, die ihm in schweren Zeiten helfen und Halt und Kraft geben können.

■ **Lerninhalte**

„Meine Perlen des Glaubens" sind **meine** Hilfe.

Erkennen und akzeptieren, dass Vorstellungen von Hilfe und Unterstützung ganz individuell sind.

■ **Material**

In dieser Fördereinheit brauchen die Teilnehmer Assistenten/Begleiter, die ihnen beim Zusammenstellen ihrer Armbänder helfen.

Perlen unterschiedlicher Farbe, Größe, Form, Materialien

Lederband, Verschluss oder elastisches Band zum Auffädeln (Im Fachhandel beraten lassen. Vielleicht ist auch eine Verkaufsstelle bereit, eine Auswahl an Perlen zur

Verfügung zu stellen, die nach der Veranstaltung abgerechnet werden kann. Das würde die Vielfalt erhöhen.)

Großes Blatt Papier, Stifte

TN bringen Fotos ihrer Angehörigen, Freunde (wichtigen Bezugspersonen) mit und Bilder/Erinnerungen von wichtigen Stationen ihres Lebens

- **Material aus anderen Fördereinheiten**

Modul 6/Meine Lebenseinstellung – persönlicher Zeitstrahl

- **Methodik**

GL: Stellt die „Perlen des Glaubens" vor und bezeichnet die einzelnen Perlen. (Für das Erarbeiten in Gruppen gibt es diese Perlen sehr groß. Vielleicht kann die nächstgelegene Kirchgemeinde damit aushelfen?)

Gruppenarbeit: Warum könnten Menschen so ein Armband haben und tragen? In welchen Situationen könnte das Armband den Menschen helfen, Halt und Kraft geben?

Gruppenarbeit: Haben die TN einen ähnlichen Glücksbringer, den sie in schwierigen Situationen bei sich haben (unangenehme Gespräche, Untersuchungen, auf Reisen …)?

Gruppenarbeit: Für wen (Menschen) oder was (Situation) würden sie sich in einem Armband eine Perle aussuchen? Rückgriff auf den persönlichen Zeitstrahl jedes TN (Modul 6/Meine Lebenseinstellung). Sammeln von Möglichkeiten.

Einzelarbeit: Die TN suchen entsprechend ihren Bedürfnissen, Erinnerungen, Gefühlen Perlen aus und fädeln ihr eigenes Armband. (Der Assistent macht eine Skizze/ein Foto vom Armband und vermerkt, für wen/wofür jede einzelne Perle steht.)

Gruppenarbeit: Wann kann ich das Armband tragen oder in der Hosentasche haben? Wann könnte mich das Armband an mein Leben und wichtige Menschen erinnern und mir damit Kraft geben?

- **Abschluss**

Zurück ins Leben!

Die Arbeit am Armband und das fertige Armband in seiner Bedeutung sind eine Orientierung ins Leben.

- **Querverbindungen**
- Modul 2/Alle Themen
- Modul 6/Meine Lebenseinstellung

Mit dem Begriff Ethik werden im Rahmen von Palliative Care zumeist die Entscheidungen am Lebensende gemeint. Und diese Entscheidungen sollen auch in einem Fortbildungsprogramm für Menschen mit geistiger Behinderung nicht ausgelassen werden. Es sind wichtige Fragen, auf die bereits im Modul 5 zur Patientenverfügung eingegangen wurde, sodass sie an dieser Stelle Menschen mit geistiger Behinderung nicht mehr fremd sind. Hier jedoch soll darauf hingewiesen werden, dass es Situationen gibt, in denen sich der Kranke oder Sterbende nicht mehr äußern kann und auch nichts vorausverfügt hat und in denen nun andere Menschen Entscheidungen für ihn treffen müssen.

Menschen mit geistiger Behinderung sollen erkennen, dass Entscheidungen am Lebensende nach ethischen Prinzipien getroffen werden und keine willkürlichen Entscheidungen eines Arztes oder Betreuers sind. Das soll ihnen auch den Druck nehmen, eine Patientenverfügung erstellen zu müssen. Menschen mit geistiger Behinderung sollen sich auch dann gut behandelt, betreut und begleitet fühlen, wenn sie sich völlig anderen Menschen anvertrauen wollen oder müssen.

Modul 6: Ethik und Spiritualität

Thema 4: Entscheidungen am Lebensende

■ **Lernziele**

Die Teilnehmer (TN) wissen, dass Entscheidungen am Lebensende nicht einfach zu treffen sind, sondern lange und gute Überlegungen voraussetzen.

TN erfahren, dass es ethische Prinzipien gibt, in deren gegenseitiger Abwägung Entscheidungen über eine Behandlung oder die Einstellung einer Behandlung getroffen werden.

■ **Lerninhalte**

Die Behandlung und Betreuung von Kranken und Sterbenden ist immer eine Entscheidung im Einzelfall.

Diese Entscheidungen folgen ethischen Prinzipien, bei denen der Kranke/Sterbende im Mittelpunkt steht.

Entscheidungen am Lebensende werden von mehreren Menschen nach gründlichem Überlegen und vielen Gesprächen miteinander getroffen.

■ **Material**

Balkenwaage (mit zwei Waagschalen), unterschiedliche Gewichte
Alle Teile einer perkutanen endoskopischen Gastrostomie (PEG)

■ **Methodik**

GL erinnert an die Ethik und ihre Inhalte (Modul 6/Thema 1).

GL erläutert: In der Medizin gibt es als Grundsätze für die Behandlung von Kranken vier medizinethische Prinzipien (Auf einem großen Blatt Papier bekommen alle vier Prinzipien jeweils ein Symbol. Vorschlag in Klammern:)
1. Prinzip der Autonomie des Patienten (Gesicht)
2. Prinzip des Nicht-Schadens (weinendes Smiley durchgestrichen)
3. Prinzip des Nutzens (lächelndes Smiley)
4. Prinzip der Verteilungsgerechtigkeit (Geld)

Der Patient bestimmt allein über sich. Der Arzt untersucht ihn und sagt ihm, welche Krankheit der Patient hat. Der Arzt schlägt eine Behandlung vor. Dabei sagt der Arzt dem Patienten, welchen Nutzen die Behandlung bringt und welche Risiken sie hat. Der Patient erfährt alles ganz genau. Dann entscheidet der Patient, welche Behandlung er möchte. Nur diese Behandlung wird dann auch gemacht. Das Prinzip der Autonomie – oder auch Selbstbestimmung – gilt für jeden Patienten. Wenn der Patient nicht mehr entscheiden kann, wird der vom Gericht bestellte Betreuer informiert; der Betreuer entscheidet dann. Wenn der Patient eine Patientenverfügung geschrieben hat, dann beachtet der Betreuer diesen Willen des Patienten. Dieses Prinzip der Autonomie oder Selbstbestimmung ist das höchste der vier Prinzipien.

Der Arzt soll mit seinem Handeln dem Patienten nicht schaden. Wenn ein Patient zum Arzt geht, weil er sich das Bein gebrochen hat, dann muss der Arzt ihn so behandeln, dass der Patient nicht noch mehr erkrankt – also z. B. sich nicht auch noch das andere Bein bricht.

Der Arzt soll dem Patienten mit der Behandlung helfen.

Der Arzt hat nur während seines Dienstes Zeit, es gibt nicht immer genügend Geld für teure Operationen, für Krankenhausbetten oder teure Behandlungen wie eine Kur. Deshalb muss überlegt werden, welcher Patient diese Behandlung bekommt.

Die vier Prinzipien müssen wie auf einer Waage gegeneinander abgewogen werden. Eigentlich sollen alle das gleiche Gewicht haben.

Gruppenarbeit: Balkenwaage, unterschiedliche Gewichte. Vier gleiche Gewichte bekommen die Symbole der Prinzipien. TN finden über Versuchsmessungen heraus, dass alle vier Prinzipien gleich viel wiegen (immer zwei miteinander wiegen und das dann kreuz und quer machen).

GL: Manchmal wiegen nicht alle Prinzipien gleich viel. Das Prinzip des Nichtschadens und das Prinzip des Nutzens stehen sich manchmal gegenüber. Viele Medikamente und Behandlungen haben Nebenwirkungen.

Gruppenarbeit: Klärung im Gespräch, was Nebenwirkungen sind und Beispiele nennen, z. B. bei Tabletten für Diabetiker muss die Nierenfunktion regelmäßig überprüft werden oder die Diabetiker bekommen Durchfälle; bei einigen Schmerzmitteln sind Verstopfungen die Folge, sodass der Patient gleich gegen Verstopfungen noch ein Medikament nehmen muss; bei Chemotherapien bei Krebserkrankungen kann es zum Haarausfall kommen ....

GL: Auf der einen Seite der Waage ist also der Nutzen für den Patienten und auf der anderen Seite sind die Nebenwirkungen (er legt beide Gewichte auf die Waage. An das Gewicht für Nutzen kommt über z. B. über Magnete mehr Gewicht). In diesem Fall überwiegt der Nutzen, obwohl die Nebenwirkungen dem Patienten schaden. Bei vielen Medikamenten kann es starke Nebenwirkungen geben. Der Arzt erklärt das dem Patienten und der Patient entscheidet, ob er die Medikamente nehmen möchte oder nicht. Der Patient muss für sich immer entscheiden, ob für ihn der Nutzen mehr wiegt als die Nebenwirkungen.

Gruppenarbeit: TN überlegen, ob sie schon einmal über Nebenwirkungen von Medikamenten oder Behandlungen aufgeklärt wurden. Das kann bei einer Grippeschutzimpfung gewesen sein oder bei großen Operationen. TN sollen ihre Erfahrungen erinnern und mitteilen.

GL: Manche Patienten können nicht mehr essen. Dafür kann es unterschiedliche Gründe geben. Es gibt dann die Möglichkeit einer künstlichen Ernährung. (GL zeigt und erklärt die PEG, auch die Anlage).

Gruppenarbeit: TN haben schon einmal eine künstliche Ernährung gesehen? Wie war das im Alltag in der Versorgung? Wie war das vielleicht für den Kranken?

GL: Menschen, die z. B. eine Demenz haben und am Lebensende sind, können nicht mehr essen. Hier muss überlegt werden, ob die Menschen eine künstliche Ernährung wollen. Man kann sie nicht mehr fragen. Deshalb muss man überlegen, ob sie früher einmal darüber etwas gesagt haben oder eine Patientenverfügung haben. Das Legen der

Sonde geschieht im Krankenhaus in einer kleinen Operation. Man muss überlegen, ob es dem Menschen schadet, wenn er eine Narkose bekommt.

Gruppenarbeit: In eine Waagschale kommt das Gewicht mit dem Symbol für Nutzen, in die andere das Gewicht mit dem Symbol für Schaden. TN überlegen, welchen Nutzen eine PEG hat – welche Risiken sie (ihre Anlage) birgt. Für jedes Argument wird eine Kugel/ein Gewicht mehr in die jeweilige Waagschale gelegt.

Gruppenarbeit: (nach dem gleichen „Wiegemuster") Nach dem Bruch eines Beines soll Peter zur Kur fahren. Peter hat immer Angst, wenn er allein irgendwo ist. Peter findet sich nur sehr schwer woanders zurecht. Peter hat immer großes Heimweh nach seinen Eltern. Soll Peter zur Kur fahren? Für jedes Argument kommt wieder eine Kugel in eine der beiden Waagschalen. Was überwiegt: fahren oder nicht fahren?

Gruppenarbeit: (nach dem gleichen „Wiegemuster") Heiderose hat schon lange Krebs in den Nieren. Der Krebs ist schon im ganzen Körper und hat Tochtergeschwüre gebildet. Kein Arzt kann Heiderose mehr helfen. Heiderose weiß, dass sie bald sterben wird. Sie bekommt Medikamente und hat keine Schmerzen. Heiderose ist zu Hause und fühlt sich wohl in ihrer Wohngruppe, wo sich alle um sie kümmern. Ihre Freunde besuchen sie oft. Sie ist nie allein. Der Arzt überlegt, ob Heiderose noch einmal ins Krankenhaus gehen soll. Dort könnte man genauer nachsehen, wo überall in ihrem Körper der Krebs schon ist. Das würde Heiderose nicht gesund machen. Es würde nichts an ihrer Behandlung ändern. Soll Heiderose ins Krankenhaus? (Für jedes Argument kommt wieder eine Kugel in eine der beiden Waagschalen.) Was überwiegt: in Krankenhaus zur Untersuchung oder zu Hause bleiben?

Gruppenarbeit: Jörg hat das Down-Syndrom und eine Alzheimer-Demenz. Jörg wird in den nächsten Tagen sterben. Weil Jörg schon lange nicht mehr essen konnte, hat er eine PEG. Nun kann sein Körper die Nahrung nicht mehr brauchen, er hat Flüssigkeitsansammlungen an allen Körperstellen, an denen er Kontakt zur Unterlage hat. Soll die Ernährung eingestellt werden? (Für jedes Argument kommt wieder eine Kugel in eine der beiden Waagschalen.) Was überwiegt: künstliche Ernährung beenden oder weiter künstlich ernähren? … Mit den TN weitere Beispiele aus ihrem Erleben erinnern und nach dem gleichen Wiegemuster abwägen.

■ **Abschluss**

Zurück ins Leben!

Bei einer Kaffeerunde: Bei welchen Entscheidungen stößt unsere Selbstbestimmung auf die Interessen anderer?

Beispiele:

Morgens will man länger schlafen, muss aber aufstehen, um pünktlich zur Arbeit zu kommen.

Am Samstag ist immer das Putzen der Gruppe angesagt – das Fußballspiel läuft.

■ **Querverbindungen**

– Modul 3/Demenz
– Modul 3/Krebserkrankungen
– Modul 5/Alle Themen
– Modul 6/Was sind Ethik und Moral?
– Modul 6/Die Basis meiner Wünsche
– Modul 6/Meine Patientenverfügung

Die geplante Fördereinheit zu Entscheidungen am Lebensende ist sehr theoretisch. Es wurde versucht, Beispiele zu wählen, die die Menschen mit geistiger Behinderung nachvollziehen können. Es sollten auf jeden Fall weitere Beispielsituationen genannt werden, wobei darauf zu achten ist, dass die Teilnehmerinnen zumindest ähnliche Situationen aus der Beobachtung kennen. Vielleicht ist es möglich, dass die Teilnehmerinnen selber Beispielsituationen beschreiben und die Gruppenleitung dann die zur Entscheidung anstehende Frage benennt.

Bei allen Beispielsituationen, in denen eine Entscheidung ansteht, muss in diesem Modul darauf geachtet werden, dass es sich tatsächlich um ethische Entscheidungen handelt. Von daher ist immer zu prüfen, ob das zugrunde liegende Problem vielleicht ein Strukturproblem der Einrichtung ist oder juristisch zu klären ist. In diesen Fällen kann es kein ethisches Abwägen geben, sondern muss zum Beispiel nach den geltenden Gesetzen entschieden werden.

6.2.7 Modul: Sterben und Tod

Hier geht es um das Sterben als Prozess. Was geschieht mit dem Körper eines Menschen, wenn er stirbt? **(Subkonzept Nonfunktionalität)**. Wie kommt es zum Sterben? **(Subkonzept Kausalität des Todeskonzepts)**. Was möchte und braucht ein Sterbender? Die Teilnehmerinnen sollen erkennen, dass auch sie diesen Sterbeprozess erleben werden **(Subkonzept Universalität)**.

Es soll auch darum gehen, ob Menschen mit geistiger Behinderung Vorstellungen von ihrem Sterben haben und ob und wie sie über ihr Lebensende bestimmen können. Hat das Sterben einen Sinn oder ein Ziel? Was sagt der christliche Glaube dazu?

Der Tod ist unumkehrbar **(Subkonzept Irreversibilität)**. Was geschieht mit dem Leichnam? Was bedeutet der Tod eines nahestehenden Menschen für die Hinterbliebenen? Wie ist das mit der Auferstehung? Welche Hoffnung gibt der christliche Glaube?

In diesem und im nächsten Modul (Trauer) lässt sich ergänzend zu den geplanten Fördereinheiten das Buch *Bäume wachsen in den Himmel – Sterben und Trauer. Ein Buch für Menschen mit geistiger Behinderung* (Bundesvereinigung Lebenshilfe für Menschen mit Geistiger Behinderung e. V. 2002) einsetzen.

In diesem Buch gibt es drei Bildgeschichten (einfache Texte, viele Fotos): „Ein Kind stirbt", „Ein erwachsener Mensch stirbt" und „Ein alter Mensch stirbt." Die Darsteller sind Menschen mit geistiger Behinderung. Die Fotos sind so gestaltet, dass Menschen mit geistiger Behinderung ihre aus Einrichtungen bekannte Lebensumwelt (Schule, Wohngruppe, Werkstatt) erkennen können. Die Texte und die Fotos sind auf die wesentlichen Aussagen reduziert.

■ Lernziele

Die teilnehmenden Menschen mit geistiger Behinderung
- wissen, dass das Sterben ein Prozess ist, an dessen Ende der Tod steht,
- wissen, dass alle Lebewesen sterben und dass auch sie eines Tages sterben werden,
- lernen, dass es unterschiedliche Ursachen für das Sterben geben kann,
- lernen, dass mit dem Sterben das Leben, wie wir es kennen, aufhört,

- wissen, dass mit dem Sterben alle Lebensfunktionen enden und wie sich ein Mensch durch den Tod verändert,
- wissen, dass ein Verstorbener nichts spürt und nichts mehr fühlt,
- erinnern sich, dass die christliche Botschaft von einem Leben nach dem Tod spricht (in Abhängigkeit vom persönlichen Glauben und der weltanschaulichen Ausrichtung der Einrichtung/Familie, in der sie leben).

■ **Lerninhalte**
- Alter und Krankheiten sind die häufigsten Todesursachen.
- Unfälle, Verbrechen können Todesursachen sein.
- Wenn ein Lebewesen/ein Mensch stirbt, hört das Leben, wie wir es kennen, auf – es gibt keine Körperfunktionen mehr, der Mensch fühlt und spürt nichts mehr.
- Das Sterben ist mitunter ein längerer Prozess, viele Menschen spüren, dass sie schwächer werden und bald sterben werden.
- Das Sterben ist ein schwerer Prozess, weil man sich von allem trennen muss und sich seine Wünsche nicht mehr erfüllen kann.
- Beim Sterben macht man sich viele Gedanken. Manchmal will man nicht glauben, dass man so schwer krank ist, und denkt, dass man bald wieder gesund wird. Dann wird man vielleicht wütend und böse, weil es allen anderen gut geht und man selbst so krank ist, dass das Leben bald aufhört.
- Gott hat uns zugesagt, dass er auch beim Sterben und im Tod bei uns ist. Dafür müssen wir ihm nichts versprechen. Wenn man merkt, dass Gott sich auf kein Geschäft einlässt, wird man vielleicht sehr traurig, will immer allein sein und niemanden mehr sehen, weil einem ja doch niemand helfen kann. Vielleicht kann man die letzte Zeit vom Leben noch genießen und es gut haben.
- Wie stelle ich mir das Sterben vor? Ob es dann dunkel wird? Ob alles ganz weit weggrückt? Ob die Welt ganz leise wird? Kann ich mir mein Sterben vorstellen? Wie möchte ich mir mein Sterben vorstellen?
- In den letzten Tagen und Stunden seines Lebens muss man nicht allein sein, man muss keine Schmerzen haben, andere sind für uns da. Das ist gut so.
- Ein Mensch, der stirbt, verändert sich. Ein toter Mensch sieht anders aus als ein lebender. Welche Zeichen für den Tod gibt es?
- Wenn ich an Gott glaube, weiß ich, dass Gott auch im Sterben und Tod bei mir sein wird und dass ich nicht einfach weg bin. Ich glaube an die Auferstehung, an ein anderes Leben nach dem Tod. Wie kann ich diese Hoffnung beschreiben? Was sagen die Bibel und der christliche Glaube über das Leben nach der Auferstehung?
- Der Tod ist das Ende des Lebens, wie wir es kennen. Niemand weiß wirklich, ob es ein Leben nach dem Tod gibt und wie das sein wird, aber wir können auf Gottes Liebe und Zusage, dass er auch im Sterben und im Tod bei uns ist, vertrauen.

In diesem Modul kann es zwei Fördereinheiten geben:
1. Das Leben hört auf.
2. Versorgung Verstorbener

Alle Module und alle Themen zielten auf die nächste Fördereinheit hin und bereiteten sie vor: Das Leben hört auf.

Viele Menschen mit geistiger Behinderung haben schon Verstorbene gesehen und auch deren Sterben miterlebt – in unterschiedlicher Nähe und Intensität. Das Thema ist ihnen nicht fremd; sie würden sonst sicher nicht in der Veranstaltung sein. Von daher muss die Gruppenleitung keine Bedenken haben, dieses Thema offen anzusprechen.

In meinen Gesprächen mit Menschen mit geistiger Behinderung hörte ich mehrmals, dass sie sich offene Gespräche zu diesem Thema wünschen. Meine Gesprächspartner würden gern ihre Erfahrungen besprechen und Fragen zu dem stellen, was sie erlebten und nicht ganz verstanden. Dabei stellen sie die gleichen Fragen an das Leben, an das Sterben und an den Tod wie ich.

In unseren Ängsten und Fragen sind wir uns sehr ähnlich, auch wenn die Art des Umgangs mit diesen Ängsten und Fragen eine andere sein mag. Auf jeden Fall ist der Zugang zu Informationen zu diesem Thema zwischen ihnen und mir ein anderer. Viele Menschen mit geistiger Behinderung können nicht lesen und sich deshalb nicht wirklich in Büchern, Zeitschriften oder im Internet ohne Hilfe informieren. Sie sind auf Menschen ohne geistiger Behinderung angewiesen, die ihnen die Informationen in einfacher Sprache und entsprechend ihren individuellen Möglichkeiten anbieten. Was Menschen mit geistiger Behinderung in diesem Punkt **nicht** brauchen, sind ängstliche Gesprächspartner, die verschleiern, beschönigen, verschweigen – aus welchen Gründen auch immer.

Modul 7: Sterben und Tod

Thema 1: Das Leben hört auf

- Lernziele

Die Teilnehmerinnen (TN) …

- wissen, dass das Sterben in der Regel ein Prozess ist, an dessen Ende der Tod steht,
- wissen, dass alle Lebewesen sterben und dass auch sie eines Tages sterben werden,
- lernen, dass es unterschiedliche Ursachen für das Sterben geben kann,
- lernen, dass mit dem Sterben das Leben, wie wir es kennen, aufhört,
- wissen, dass mit dem Sterben alle Lebensfunktionen enden und wie sich ein Mensch durch den Tod verändert,
- erinnern sich, dass die christliche Botschaft von einem Leben nach dem Tod spricht (in Abhängigkeit von ihrem persönlichen Glauben oder der weltanschaulichen Ausrichtung ihrer Familien bzw. der Einrichtung, in der sie leben).

- Lerninhalte

Alter und Krankheiten sind die häufigsten Todesursachen.

Unfälle, Verbrechen können Todesursachen sein.

Wenn ein Lebewesen/ein Mensch stirbt, hört das Leben, wie wir es kennen, auf – es gibt keine Körperfunktionen mehr, der Mensch fühlt und spürt nichts mehr.

Vielleicht kann man die letzte Zeit vom Leben noch genießen und es gut haben.

Wie stelle ich mir das Sterben vor? Wie möchte ich mir mein Sterben vorstellen?

Ein Mensch, der stirbt, verändert sich. Ein toter Mensch sieht anders aus als ein lebender. Welche Zeichen für den Tod gibt es? (Erfahrungsgemäß haben Menschen mit geistiger Behinderung Vorstellungen vom Aussehen eines Verstorbenen oder haben Verstorbene gesehen und können sie beschreiben, sodass hier von gemachten Erfahrungen ausgegangen werden kann)

Wenn ich an Gott glaube, weiß ich, dass Gott auch im Sterben und Tod bei mir sein wird und dass ich nicht einfach weg bin. Ich glaube an die Auferstehung, an ein anderes Leben nach dem Tod. Wie kann ich diese Hoffnung beschreiben? Was sagen die Bibel und der christliche Glaube über das Leben nach der Auferstehung?

- **Material**

Papierbögen, Symbole/Bilder/Zeichnungen/Piktogramme, Klebstoff
Helme Heine (2001): *Der Club*

- **Material aus anderen Fördereinheiten**

Modul 3/Körperkonturen (spezielle Krankheiten)
Modul 4/Körperkonturen zum Schmerzerleben

- **Methodik**

GL: Wenn ein Mensch schwer krank ist, kann es sein, dass seine Krankheit so schlimm geworden ist, dass er nicht mehr gesund werden kann. Dann stirbt er.

Der Tod kann eintreten, weil ein Mensch alt und krank ist oder weil der Mensch einen Unfall hat, den er nicht überlebt, oder weil er ermordet wird.

Das Sterben ist „die besondere Zeit vor der Ablösung des Seelisch-Geistigen von der Körperhülle" (May in Kränzle et al. 2014, S. 24) Wer an Gott und die Seele glaubt, würde vielleicht sagen, dass sich die Seele langsam vom Körper trennt. Niemand weiß genau, was dabei passiert.

Die Atmung hört auf und das Blut geht nicht mehr durch den Körper. Weil die Organe nicht mehr durch das Blut mit Sauerstoff versorgt werden, arbeiten sie nicht mehr. Das Leben hört auf.

Gruppenarbeit: Wie stellen wir uns den Tod vor? Haben wir schon einmal das Sterben eines Menschen miterlebt? – Gespräch (Rückgriff auf Beobachtungen der TN) – Sammeln von Beobachtetem (eventuell werden genannt: Schwinden der Gesichtsfarbe, keine Atmung mehr, Auskühlung, Totenflecken, Leichenstarre …).

GL: Unsichere Todeszeichen und sichere Todeszeichen werden erläutert: schauen, was TN im Schritt zuvor nannten und diese Hinweise in die sicheren und unsicheren Todeszeichen einordnen.

GL: Nach dem Tod kommt es zur Zersetzung des Körpers und zum Absterben von Zellen und Organen. Nicht alle Zellen und Organe sterben sofort ab, sodass es auch nach dem Tod noch scheinbare Lebenszeichen geben kann. Nennung und Erklärung von scheinbaren Lebenszeichen.

Gruppenarbeit: Was sagt der christliche Glaube über den Tod?[12] Hat der Tod einen Sinn oder ist er nur das Ende des uns bekannten Lebens? Wie ist das nach christlicher Vorstellung mit der Auferstehung?

---

12 Vielleicht ist es Ihnen möglich, einen Pfarrer zu diesem Punkt einzuladen? Idealerweise ist es der Pfarrer, den die Teilnehmer aus ihrer Gemeinde kennen.

GL: Kurzer Überblick über Todes- und Nachtodvorstellungen anderer Kulturen und Religionen[13]

Gruppenarbeit: Wenn jemand stirbt und wir ihn in seiner letzten Lebensphase begleitet haben, müssen wir uns von ihm verabschieden. Wie ist das für uns und die Angehörigen des Verstorbenen? Wie erleben wir seinen Tod? Welche Gedanken machen wir uns? – Sammeln aller Erfahrungen und Gefühle; Äußerungen werden von niemandem gewertet; es darf auch gesagt werden, dass der Verstorbene es „geschafft" hat, es nun „leichter" hat, dass er sterben „durfte" etc.[14]

Gruppenarbeit: Wenn wir heute an diesen begleiteten/beobachteten Tod und die letzte Lebensphase dieses Menschen dachten: Was in der Begleitung scheint gut gelungen zu sein und was hätte in der Begleitung für den Sterbenden besser sein können? Hatte jemand darauf Einfluss und wenn ja, wer?

Gruppenarbeit: Haben diese begleitete letzte Lebensphase und dieses begleitete Sterben an unserer Sicht auf unsere eigene letzte Lebensphase und unser Sterben etwas geändert?[15]

Gruppenarbeit: Buchbesprechung von *Der Club*. Im Buch bekommt das „du" (der Leser) am Tag seiner Geburt drei Freunde: „Professor Kopf wohnt im Dachgeschoss unter deiner Pudelmütze. Rosi Herz lebt im ersten Stock links und Dick Bauch arbeitet im Keller" (Heine 2001). Die drei Freunde streiten sich, dann ist der Mensch krank. Wenn der Mensch stirbt, trennen sich die Freunde … Es ist ein Kinderbuch (und sollte auch so vorgestellt werden), das eine gute Vorstellung von der Vielseitigkeit eines Menschen gibt.

■ **Abschluss**

Zurück ins Leben!

„Es geht nicht darum, dem Leben mehr Tage zu geben, sondern den Tagen mehr Leben." (Cicely Saunders, zitiert nach Student und Napiwotzky 2007, S. 4)

GL: Erzählt, wer Cicely Saunders war.

Gruppenarbeit: Was hat Cicely Saunders mit diesem Satz gemeint? Und wie können wir heute unseren Tagen mehr Leben geben?

---

13 Wenn Sie Teilnehmerinnen anderer Kulturen und Religionen haben, so sollten Sie zumindest auf deren Vorstellungen von Sterben, Tod und Nach-Tod eingehen. Haben Sie mehrere Teilnehmer einer oder mehrerer anderer Religionen/Kulturen, sollten Sie überlegen, diesem Thema eine eigene Veranstaltung zu widmen.

14 Vielleicht werden Menschen mit geistiger Behinderung an dieser Stelle das äußern, was sie von anderen in dieser oder ähnlichen Situationen hörten. Vielleicht aber sind es ihre eigenen Gedanken und Gefühle. Das wird schwerlich zu trennen sein. Deshalb werden alle Äußerungen angenommen.

15 Diese Fragestellung wird nur in wenigen Kursgruppen zu besprechen sein. Andererseits sind es diese Erfahrungen und dieses Erleben, die uns und auch Menschen mit geistiger Behinderung Angst vor eigener schwerer Krankheit und dem eigenen Sterben machen. Von daher wäre es zur Reflexion eigener Ängste und Verhaltensstrategien gut, wenn dieses Thema besprochen werden kann. Die Gruppenleitung wird schnell spüren, ob es ein Thema für die aktuelle Kursgruppe ist oder nicht.

- ■ Querverbindungen
- ▬ Modul 1/Was hat Palliative Care mit mir zu tun?
- ▬ Modul 1/Was ist ein Palliative Care Team?
- ▬ Modul 3/Alle Themen
- ▬ Modul 4/Alle Themen
- ▬ Modul 5/Die Basis meiner Wünsche
- ▬ Modul 5/Reden über meine Wünsche
- ▬ Modul 6/Alle Themen
- ▬ Modul 7/Alle Themen
- ▬ Modul 8/Alle Themen

In dieser Fördereinheit kann es sein, dass die teilnehmenden Menschen mit geistiger Behinderung viele Beobachtungen und Beschreibungen von Sterbenden und Verstorbenen erzählen. Es ist zu bedenken, dass das kein „schönes" Thema ist, über das man mit vielen Menschen sprechen kann. Umso wichtiger ist es, dass die Fortbildung eine Möglichkeit bietet, einmal alles aussprechen zu können. Auch wenn es den geplanten zeitlichen Rahmen sprengt.

Planen Sie deshalb für diese Einheit sehr, sehr viel Zeit ein. Falls Sie die geplante Zeit nicht benötigen, so verwenden Sie sie auf den Abschluss und das **„Zurück ins Leben".** Machen/unternehmen Sie dann als Gruppe etwas gemeinsam.

Modul 7: Sterben und Tod

Thema 2: Versorgung Verstorbener

- ■ Lernziele

Die Teilnehmerinnen (TN) wissen, dass ein Verstorbener versorgt wird.

TN wissen, dass ein Verstorbener mit Würde zu behandeln ist.

TN kennen die in ihrer Einrichtung üblichen Formen der Aussegnung und Verabschiedung.

TN kennen unterschiedliche Bestattungsformen

- ■ Lerninhalte

Versorgung von Verstorbenen bis zur Bestattung.

Bestattungsmöglichkeiten und Wahlmöglichkeit der Bestattungsform.

Würdevoller Umgang mit verstorbenen Menschen als Zeichen der Achtung und Ehre.

- ■ Material

Wenn die Veranstaltung **nicht** in den Räumen eines Bestattungsunternehmens durchgeführt werden kann, dann zu Fragen des Sarges „Die Sendung mit der Maus" (ARD, 21.11.2004): Hier geht es um den Tod, die Bestattung. Es wird auch gezeigt, wie ein Sarg vorbereitet wird und ein Verstorbener versorgt wird.

Kerzen, Blumen, Kreuz, Bibel, Gesangbuch ... alles, was in der Einrichtung der TN zu einer Aussegnung gehört)

- ■ Material aus anderen Fördereinheiten

Modul 3: Körperkontur

■ **Methodik**

Für dieses Modul kann ein Bestatter als Ko-Referent hinzugezogen werden.[16]

GL: Verstorbene werden versorgt bis zur Bestattung

GL: Was geschieht, wenn man meint, dass jemand verstorben ist? Nehmen wir z. B.
… (eine Körperkontur aus dem Modul 3 oder ein Dummy wird auf den Boden – wenn vorhanden: in ein Bett- aber auf ein Bettlaken, Kopfkissen und unter eine Decke gelegt.)

Gruppenarbeit: Arzt wird geholt – Totenschein wird ausgestellt – warum ist der Totenschein nötig und wozu braucht man den überhaupt?

GL: Wie erfolgt die Aussegnung/Verabschiedung auf der Wohngruppe/in der Wohnung des Verstorbenen?

Gruppenarbeit: Wie sind die Aussegnungs- und Verabschiedungsrituale in der Einrichtung der TN bzw. welche Rituale kennen sie? Die TN sollen ihre Beobachtungen und Erfahrungen mitteilen. Dann wird das für …/Kontur im Bett nach ihren Angaben so gemacht.

GL weist darauf hin, dass es Rituale der Überlebenden für die Überlebenden sind
Ab hier sollte der Bestatter/die Bestatterin übernehmen.

Gruppenarbeit: Dann kommt der Bestatter … was macht der Bestatter mit dem Verstorbenen (Kontur wird aus dem Raum gebracht).

GL: Beisetzungsarten. Wer trifft die Wahl der Bestattungsart?

Gruppenarbeit: Vorbereitung der Bestattung für … (Kontur) Beerdigungsgespräch mit dem Pfarrer oder Bestatter
„Die Sendung mit der Maus", Vorbereitung des Sarges im Bestattungsinstitut (oder ein anderer Film dieses Inhalts)

Gruppenarbeit: Wie verläuft eine Bestattung? Wer kann etwas sagen? Können auch wir als Freunde, Familie etwas sagen?

■ **Abschluss**

Zurück ins Leben!
Wenn die Gruppe im Bestattungsinstitut war, sollten alle noch eine Weile zusammenbleiben – gemeinsam essen gehen oder zum Volksfest … Der GL muss sich davon überzeugen, dass es allen TN so gut geht, dass sie nach Hause gehen können.

■ **Querverbindungen**
— Modul 7/Das Leben hört auf
— Modul 8/Alle Themen

In diesem Modul müssen die Wohngruppen, Assistenten, Begleiter, Familien (wenn die TN dort leben) ganz besonders über den Inhalt der geplanten Fördereinheiten informiert werden. Wenn die Teilnehmerinnen allein oder mit einem Partner zusammenleben, dann muss wiederholt werden, an wen sie sich wie wenden können, wenn sie nach der Veranstaltung mit jemandem reden wollen. Das bedeutet auch, dass die möglichen

---

16 Im Idealfall ist als Referent ein Bestatter/eine Bestatterin in dieser Veranstaltung. Vielleicht kann diese Veranstaltung auch in den Räumen des Bestattungsunternehmens durchgeführt werden. Das hätte den Vorteil, dass sich die Teilnehmerinnen einen Sarg und eine Urne wirklich ansehen und dazu ihre Fragen stellen könnten.

Ansprechpartner informiert sind und erreichbar sind. Diese vorausschauende Sorge für die Teilnehmer umfasst auch den Abend und die Nacht nach dieser Fördereinheit bzw. das folgende Wochenende.

6.2.8 Modul: Trauer

Trauer ist ein menschliches Gefühl, das nicht nur im Zusammenhang mit Sterben und Tod aufkommt. Menschen trauern um Abschiede von der Familie, von Freunden und auch bei Abschieden von Illusionen und Träumen. Auch der Verlust körperlicher Attraktivität und gesundheitlicher Möglichkeiten können Gründe für Trauer sein. Die Intensität der Trauer wird stärker sein, wenn es ein endgültiger Verlust ist. Trauer und der Ausdruck von Trauer sind immer individuell.

- **Lernziele**

Die teilnehmenden Menschen mit geistiger Behinderung
- wissen, dass Trauer ein normales Gefühl bei Verlust ist,
- wissen, dass Trauer und der Ausdruck von Trauer individuell und unterschiedlich von Mensch zu Mensch sein kann,
- erfahren, dass die Begleitung trauernder Hinterbliebener auch Aufgabe im Bereich Palliative Care ist,
- erkennen, dass es keine „richtige" und keine „falsche" Trauer gibt,
- wissen, dass Trauer unterschiedlich lang anhalten kann – Tage, Wochen, mitunter Jahre,
- wissen, dass sie sich bei Trauerprozessen Hilfe und Unterstützung holen können.

- **Lerninhalte**
- Trauer gehört in jedes menschliche Leben.
- Trauerphasen
- Trauer kann die körperliche Gesundheit beeinträchtigen
- Palliative Care umfasst auch die Trauerarbeit und hat auch die Begleitung von Hinterbliebenen im Blick.
- Man kann sich in der Trauer Hilfe und Unterstützung holen. Man kann anderen Menschen in ihrer Trauer Hilfe und Unterstützung sein.

In diesem Modul kann es zwei Fördereinheiten geben:
1. Was ist Trauer?
2. Regeln für die Trauer

Trauer soll als normales Gefühl bei Verlust nicht nur auf die Situation Sterben und Tod „reduziert" werden. Alle Menschen haben schon Verluste erlebt – in unterschiedlicher Intensität und Stärke. Deshalb können alle Teilnehmer von eigener Trauer erzählen. Diese Verlust- und Trauererfahrungen von Menschen mit geistiger Behinderung sollen erinnert und besprochen werden, bevor die Trauer um einen Tod als besondere Trauer hinzukommt.

Modul 8: Trauer

Thema 1: Was ist Trauer?

■ Lernziele

Die Teilnehmerinnen (TN) wissen, dass Trauer ein normales Gefühl ist und es Trauer nicht nur bei Todesfällen gibt.

TN akzeptieren, dass Trauer individuell ist und es für die Trauer keine Regeln gibt.

TN wissen, dass Trauer verschiedene Phasen durchläuft.

TN wissen, wen sie fragen können, wenn sie in ihrer Trauer Begleitung und Hilfe brauchen.

■ Lerninhalte

Trauerphasen

Individualität von Trauer, Ausdruck von Trauer

Körperliche Symptome von Trauer

Unterstützungssysteme in der Trauerzeit

■ Material

Großes Blatt Papier

Symbole/Bilder/Zeichnungen/Piktogramme für Trauer/Gefühle und Zustände bei Trauer

Bildkartei „Verlust/Abschied/Neubeginn" (Welter o.J.; ► www.bildfolge.de)

Mein trauriges Buch (Rosen und Quentin 2006)

■ Methodik

Gruppenarbeit: Jeder TN sucht sich aus der Bildkartei „Verlust/Abschied/Neubeginn" ein Bild aus, das für ihn Trauer ausdrückt, und stellt das Bild und seine Gedanken/Erinnerungen dazu in der Runde vor.

GL: Wenn ein Familienmitglied, Freund verstorben ist, dann trauern Menschen. Trauer als normales Gefühl bei Verlust und Schmerz. Jeder Mensch trauert anders und auch unterschiedlich lange.

Gruppenarbeit: TN erinnern Trauer und beschreiben, wie sie sich fühlten (Sammlung der Gefühls-/Zustandsbeschreibungen als Worte oder über Bilder/Symbole/Piktogramme auf einem großen Blatt untereinander)

Gruppenarbeit: Es gibt auch Trauer bei anderen Verlusten (Krankheit, Verlust von Gesundheit; Verlust von Heimat; Verlust von Gemeinschaft; Verlust von Hoffnungen; Verlust des Arbeitsplatzes; Verlust von Kontrolle über die eigenen Möglichkeiten; Verlust von Freundschaften; Verlust von Wohnmöglichkeiten und sozialem Umfeld). Haben TN mit diesen Verlusten und der Trauer Erfahrung? Wie fühlten sie sich da? Unterscheidet sich die Trauer wesentlich? (Rückgriff auf die Sammlung zur Trauerbeschreibung)

GL: Trauer verläuft in verschiedenen Phasen, wobei diese Phasen wie eine Spirale sind und nicht wie eine Treppe. (GL malt eine Spirale auf ein großes Blatt oder auf den Boden.)

1. **Schock/Nicht-Wahrhaben-Wollen:** Den Verlust als Realität akzeptieren. Man will nicht glauben, dass jemand tot ist. Man kann nicht glauben, dass dieser Mensch für immer weg sein soll. In dieser ersten Phase muss man begreifen, dass jemand wirklich tot und für immer weg ist.

2. **Aufbrechende Emotionen:** Den Trauerschmerz erfahren. Nachdem man begriffen hat, dass jemand tot und für immer weg ist, wird einem der Verlust bewusst. Man ist allein, man hat Sehnsucht nach dem anderen. Man ist traurig und weint viel. Es ist kaum möglich, dass man den Trauernden tröstet. Der Trauernde ist oft in seiner eigenen Welt.

3. **Suchen/Finden und Sich-trennen:** Sich anpassen an eine Umwelt, in der der Verstorbene fehlt. Man muss seinen Alltag ohne den Verstorbenen leben. Es fällt schwer, Dinge allein zu machen, die man immer mit dem anderen machte. Der andere ist nicht mehr da, um gemeinsam Fußball zu spielen oder aufs Volksfest zu gehen. Der andere hat eine Lücke hinterlassen. Es wird einem bewusst, wie viele Lücken der Tote hinterlassen hat und wie viel man mit ihm gemeinsam machte und nun allein machen muss. Man muss lernen, nun oft allein zu sein und alles ohne den Verstorbenen zu machen. Das tut sehr weh.

4. **Neuer Welt- und Selbstbezug:** Den Verstorbenen als Erinnerung und „inneren Begleiter" sehen und sich langsam anderen Aufgaben zuwenden.

Es geht nicht darum, den anderen zu vergessen. Die Erinnerung an den anderen wird immer in uns leben. Es gibt viele Dinge, die uns an ihn erinnern werden. Unser Leben geht weiter. In dieser Phase findet der Trauernde wieder in sein Leben zurück.

Alle diese vier Phasen sind unterschiedlich lang und bei allen Menschen verschieden lang. Und auch, wenn man sein Leben weiterlebt und neue Aufgaben hat, ist man oft traurig und vermisst den anderen.

Gruppenarbeit: Bucharbeit: *Mein trauriges Buch.* Ein Vater beschreibt seine Trauer beim Tod seines Sohnes. Beispiel der Trauer um einen Menschen.

Gruppenarbeit: Manchmal macht Trauer krank. Kennen die TN körperliche Symptome/Beeinträchtigungen von Trauer? (Ruhelosigkeit, Schlaflosigkeit, Nervosität, Appetitlosigkeit, Müdigkeit, Apathie, Antriebslosigkeit, Schmerzen) – sammeln auf einem Blatt mit Worten und Symbole/Bilder/Zeichnungen/Piktogramme

GL: Wenn die Trauer so stark ist, dass man krank wird, muss man sich Hilfe holen.

Gruppenarbeit: Wen könnten die TN in ihren Bezugssystemen um Hilfe bei der Trauerbewältigung bitten? Wie sind Hilfen im Bezugssystem erreichbar? Können TN mit ihren Bezugspersonen offen über ihre Trauer sprechen? Welche Erfahrungen haben sie gemacht, wenn sie von ihrer Trauer anderen erzählten?

- **Abschluss**

Zurück ins Leben!

In der Kaffeerunde: könnten die Menschen, die die TN in der Trauer um Hilfe bitten könnten, auch zu anderen Themen angesprochen werden

- **Querverbindungen**
- Modul 2/Alle Themen
- Modul 4/Individualität von Schmerzen
- Modul 4/Wie kann ich jemandem helfen, der Schmerzen hat?
- Modul 7/Alle Themen
- Modul 8/Alle Themen

Es soll auch – hier vorgeschlagen in der Abschlussphase – um die Menschen gehen, die Menschen mit geistiger Behinderung ansprechen und um Hilfe bitten können, wenn sie mit ihrer Trauer allein nicht zurechtkommen.

Es ist auch möglich, im Anschluss an so eine Fortbildung in der begleitenden Einrichtung ein Trauercafé einzurichten bzw. es zu begründen. Dort können Menschen mit und ohne geistige Behinderung sich treffen und über ihre Trauererlebnisse und -erfahrungen sprechen. Den „Neuen" in der Runde würde es sicher helfen, wenn sie sehen, dass sie mit solchen Gefühlen nicht allein sind. Den „Älteren" in der Runde hilft es vielleicht, wenn sie andere beraten und begleiten können und dabei ein Stückchen mehr zurück ins Leben finden. Die Beratung anderer könnte im Sinne der Trauerphasen eine neue Aufgabe sein.

Ein Trauercafé bietet außerdem einen geschützten Rahmen, um über Trauer zu sprechen. In der Regel meint die etwas distanziertere (vom Todesfall) Umwelt, dass es mit der Trauer doch auch „wieder gut sein muss" und die Trauer bald erledigt sein sollte. Außerdem tut sich die Umwelt schwer damit, Trauernde auf ihren Verlust und ihre Trauer anzusprechen. Gern gehen Mitmenschen Trauernden aus dem Weg.

Modul 8: Trauer

Thema 2: Regeln für die Trauer

■ Lernziele

Die Teilnehmerinnen (TN) wissen, dass Trauer ein normales Gefühl ist und es Trauer nicht nur bei Todesfällen gibt.

TN akzeptieren, dass Trauer individuell ist und es für die Trauer keine Regeln gibt.

TN wissen, dass Trauer verschiedene Phasen durchläuft.

TN wissen, wen sie fragen können, wenn sie in ihrer Trauer Begleitung und Hilfe brauchen.

■ Lerninhalte

Trauerphasen
    Individualität von Trauer, Ausdruck von Trauer
    Körperliche Symptome von Trauer
    Unterstützungssysteme in der Trauerzeit

■ Material

Großes Blatt Papier, Stifte
    Symbole/Bilder/Zeichnungen/Piktogramme für die Inhalte
    Zeitschriften, Zeitungen, Farben, Stoffreste, Klebstoff, Scheren, Papierbögen
    Fotoapparat, PC/Laptop, Drucker
    Bildkartei „Verlust/Abschied/Neubeginn" (Welter o.J.; ▶ www.bildfolge.de)
    Mein trauriges Buch (Rosen und Quentin 2006)

■ Material aus anderen Fördereinheiten

Modul 2/Wie war mein Leben bisher? – individueller Zeitstrahl

■ **Methodik**

Gruppenarbeit: Jeder TN sucht sich aus der Bildkartei „Verlust/Abschied/Neubeginn" ein Bild aus, das für ihn Trauer ausdrückt, und stellt das Bild und seine Gedanken/Erinnerungen dazu in der Runde vor.

Gruppenarbeit: Welche Anlässe/Gründe für Trauer gibt es? (Sammeln; Rückgriff auf die individuellen Zeitstrahlen)

Einzelarbeit: Habe ich schon einmal getrauert? Wie war das? Wie fühlte ich mich? Was habe ich in der Trauer gemacht? (Jeder TN bereitet eine kleine Präsentation für die Gruppe vor – schriftlich, als Collage oder als Spiel/Rollenspiel. Hier ist die Begleitung durch Assistenten nötig.)

Gruppenarbeit: Alle TN stellen ihre Arbeiten vor und erklären sie. (Die Arbeiten werden an einer Wand/auf einem Tisch gesammelt. Spiele/Rollenspiele werden in Teilen fotografiert. Fotos kommen mit in die Sammlung.)

Gruppenarbeit: Alle TN schauen sich die Sammlung an und stellen Unterschiede fest. (Die Unterschiede werden nicht gewertet.)

GL: (Zusammenfassung) es gibt keine „richtige" und keine „falsche" Trauer. Trauer ist so unterschiedlich wie die Menschen, die trauern. Und jede Trauer ist zu akzeptieren als Schmerz und Verlusterleben. TN nehmen ihre Arbeit mit auf in ihren Das-bin-ich-Ordner. Eventuell ist es nötig, dass die Assistenten den Hintergrund dieser Arbeit kurz beschreiben (ebenfalls für den Ordner der TN.)

Gruppenarbeit: *Mein trauriges Buch* (Rosen und Blake 2006): Ein Vater beschreibt seine Trauer beim Tod seines Sohnes. Beispiel der Trauer um einen Menschen.

Gruppenarbeit: Manchmal macht Trauer krank – kennen die TN körperliche Symptome/Beeinträchtigungen von Trauer? (Ruhelosigkeit, Schlaflosigkeit, Nervosität, Appetitlosigkeit, Müdigkeit, Apathie, Antriebslosigkeit, Schmerzen)

GL: Wenn die Trauer so stark ist, dass man krank wird, muss man sich Hilfe holen.

Gruppenarbeit: Wen könnten die TN in ihren Bezugssystemen um Hilfe bei der Trauerbewältigung bitten?

■ **Abschluss**

Zurück ins Leben!

In der Kaffeerunde: könnten die Menschen, die die TN in der Trauer um Hilfe bitten könnten, auch zu anderen Themen angesprochen werden?

■ **Querverbindungen**

– Modul 2/Alle Themen
– Modul 4/Individualität von Schmerzen
– Modul 4/Wie kann ich jemandem helfen, der Schmerzen hat?
– Modul 7/Alle Themen
– Modul 8/Alle Themen

Menschen mit geistiger Behinderung trauern. Vielleicht trauern sie anders als Menschen ohne geistige Behinderung. Doch für alle Menschen gilt, dass Trauer individuell ist und es keine Regeln für die Trauer und den Ausdruck von Trauer gibt. Menschen mit geistiger Behinderung sollen erkennen, dass jeder Mensch anders trauert und andere Trauererfahrungen hat. Sie sollen die Trauer anderer akzeptieren und als individuellen Ausdruck persönlicher Möglichkeiten achten.

6.2.9 Modul: Rituale um Sterben – Tod – Trauer

Welchen Sinn haben Traditionen und Rituale? Kann man Rituale ändern? Kann man Rituale selbst schaffen? Wodurch werden Rituale bestimmt? Sind diese Rituale auf der ganzen Welt und in den anderen Religionen gleich?

Die Menschen mit geistiger Behinderung sollen erkennen, dass sie Ritualen nicht ausgeliefert sind und diese nicht einhalten müssen, nur weil andere das von ihnen erwarten und weil anderen diese Rituale wichtig sind. Sie sollen erkennen, dass sie ihre eigenen Rituale schaffen können, die so individuell sein können wie ihre Art zu leben, zu sterben und zu trauern.

■ **Lernziele**

Die teilnehmenden Menschen mit geistiger Behinderung
- erfahren, was mit dem Leichnam auf der Wohngruppe geschieht,
- wissen, dass und warum es auf der Wohngruppe eine Aussegnung gibt,
- lernen, dass Trauer viele Ausdrucksformen hat und jeder Mensch auf seine eigene Art trauert,
- erkennen, dass es keine „gute" und keine „schlechte" Trauer gibt,
- lernen, was mit dem Leichnam zwischen der Aussegnung auf der Wohngruppe und der Beisetzung geschieht,
- lernen unterschiedliche Beisetzungsarten kennen,
- kennen den für die Einrichtung üblichen „Ablauf" nach einem Todesfall auf einer Wohngruppe,
- wissen, dass sie sich den üblichen Trauer- und Beisetzungsritualen der Einrichtung/der Wohngegend nicht anschließen müssen,
- wissen, dass sie für ihre Beisetzung Verfügungen treffen können,
- können Wünsche und Verfügungen anderer wertfrei akzeptieren.

■ **Lerninhalte**
- Die in der Einrichtung bestehenden Abläufe nach einem Todesfall werden besprochen, dabei sollen auch die „Verwaltungsabläufe" erfahrbar werden, die Menschen mit geistiger Behinderung im Regelfall nicht erleben.
- Die Teilnehmer lernen den Ablauf einer Aussegnung auf der Gruppe kennen und lernen, dass dieses Ritual zum einen ein Abschied von der Verstorbenen ist und zum anderen ein Ausdruck der Trauer der Hinterbliebenen.
- Trauer hat viele Gesichter. Jeder Mensch trauert auf seine eigene Weise – einer weint und schreit vielleicht ganz laut, ein anderer weint möglicherweise gar nicht. Und doch trauern beide in der gleichen Intensität. Es gibt keine „gute" und keine „schlechte" Trauer; es gibt eine Trauer, die den Verlust ertragen hilft. Die Teilnehmer lernen, dass und wie sie im Trauerfall um Hilfe bitten können. Wie im Sterben muss auch niemand in der Trauer allein sein.
- Die Einsargung, nötige Versorgung und Aufbewahrung des Leichnams bis zur Beisetzung sollen die Teilnehmerinnen kennen lernen. Dieser Punkt kann kurz besprochen werden oder – natürlich auch hier nur auf Wunsch und nach Absprache mit den Kursteilnehmerinnen – über das Schicksal des verstorbenen Dummys erlebt werden, wenn sich ein Beerdigungsinstitut bereit erklärt, von seiner Arbeit auch in seinen Räumen zu berichten.

— Ein Pfarrer spricht über die Vorbereitung der Beisetzung und das Ritual der Beisetzung. Dabei können die Teilnehmer auch überlegen, wie ihre Beisetzung gestaltet werden soll. Vielleicht soll ihr Lieblingsschlager gespielt werden? Wer sollte auf jeden Fall zu ihrer Beisetzung kommen? Sollte jemand auf keinen Fall kommen?

— Die Teilnehmer lernen, dass die Beisetzung neben der ganz praktischen Versorgung des Leichnams eine rituelle Bedeutung für die Angehörigen, Zugehörigen als Form des Abschieds und der Trauer hat. Der Verstorbenen hat von der Beisetzung nichts mehr und wäre mir auch nicht böse, wenn ich nicht zur Beisetzung ginge – „man" muss nicht zu einer Beisetzung gehen, wenn man das nicht möchte oder nicht verkraftet.

— Nach Beisetzungen gibt es einen „Leichenschmaus" – warum trifft man sich nach der Beisetzung noch einmal? Worüber spricht „man" bei diesen Treffen? Worüber darf man dort sprechen? Muss man immer „gut" von einem Verstorbenen sprechen oder darf man auch (wahres) „Böses" sagen, Erinnerungen (auch schlechte) an den Verstorbenen, eventuell Wut und Enttäuschung aussprechen?

In diesem Modul kann es zwei Fördereinheiten geben:
1. Was sind Rituale?
2. Rituale um die Bestattung

Bei meinen Gesprächen mit Menschen mit geistiger Behinderung zum Themenkreis Palliative Care kamen wir auch auf die Rituale um Sterben – Tod – Trauer zu sprechen. Ich fragte die Gesprächsteilnehmer, ob sich die Verstorbenen über Blumen bei ihrer Beisetzung freuen würden. Und ich war mir sicher, dass alle meine Gesprächspartner darauf verweisen würden, dass sich die Verstorbenen nicht mehr freuen können. Die Antworten fielen anders aus, als ich erwartet hatte. So sagte eine Frau, dass sich die Verstorbenen freuen – sonst würden wir die Blumen doch nicht mit ins Grab geben – beim Geburtstag freut man sich doch auch über Blumen.

Das zeigte mir, dass wir auch über die Rituale der Beisetzung sprechen müssen, damit klar wird, dass die Rituale für die Hinterbliebenen wichtig sind und nur die Hinterbliebenen Rituale nutzen können. Und wir müssen uns fragen, ob Menschen mit geistiger Behinderung mit den Ritualen, die sie vorfinden, wirklich etwas anfangen können. Vielleicht brauchen und wollen sie ganz andere Rituale?

Modul 9: Rituale um Sterben – Tod – Trauer

Thema 1: Was sind Rituale?

■ **Lernziele**

Die Teilnehmer (TN) wissen, dass Rituale sich entwickelt haben, sich entwickeln und geändert werden können.

TN wissen, dass es unterschiedliche Rituale in ganz unterschiedlichen Lebensbereichen gibt.

TN können es wertfrei akzeptieren, wenn sich andere den üblichen Ritualen nicht anschließen möchten.

TN wissen, dass sie eigene Rituale begründen können.

- **Lerninhalte**

Rituale gibt es in vielen Lebensbereichen.

Rituale verändern sich.

Rituale haben für die Menschen einen Sinn und eine Bedeutung, die sie nutzen.

Rituale sind keine Gesetze, denen man sich unterwerfen muss.

- **Material**

Große Bögen Papier, Stifte

Symbole/Bilder/Zeichnungen/Piktogramme, Zeitschriften, Kataloge, Klebstoff, Scheren

Material für mögliche Rituale um Geburtstag, Tod (Kerzen, Blumen, Tischdecke, CDs ...)

Diverses Bastelmaterial

- **Material aus anderen Fördereinheiten**

Modul 2: individuelle Zeitstrahlen der TN

- **Methodik**

GL: Rituale finden sich in vielen Bereichen unseres Lebens. Rituale haben Menschen entwickelt, weil sie Abläufe einfach machen. Wenn man bekannte Rituale benutzt, weiß der andere Mensch gleich, warum es geht. (GL steht auf und geht mit ausgestreckter Hand – zur Begrüßung – auf einen TN zu.)

Gruppenarbeit: Überlegen, wie man sich begrüßen kann und was man sagen kann. Ergebnisse werden gesammelt und danach die Vielfalt betrachtet.

GL: Früher begrüßten sich Männer anders (GL geht auf einen TN zu und gibt nicht die Hand, sondern umfasst – wie die Hand – den Unterarm des TN). Man vergewisserte sich so, ob der andere eine Waffe trägt. Und man zeigte dem anderen so, dass man selbst auch keine Waffe und keine bösen Absichten hat.

Gruppenarbeit: Aus welchen Lebensbereichen kennen wir Rituale? Sammeln – über Worte oder Symbole/Bilder/Zeichnungen/Piktogramme, z. B. Geburtstag – Hochzeit – Glaube – Einschulung – Tod.

Gruppenarbeit: Welche Rituale gibt es in diesen Lebensbereichen und gefällt mir das so? Mache ich es auch so? (eventuell als Tabelle)

Gruppenarbeit: Haben sich meine Rituale im Laufe meines Lebens verändert? Oder: Wie wünsche ich es mir eigentlich? Wenn es möglich ist, dann soll der TN das nicht nur „sagen", sondern es soll von ihm und den anderen gespielt werden.

Einzelarbeit: Jeder TN gestaltet ein Bild/Collage, wie er sich ein für ihn wichtiges Ritual wünscht, z. B. Geburtstag, Arbeitsjubiläum, Hochzeit (hier sind nach Fähigkeit der TN Assistenten nötig).

Gruppenarbeit: Collagen/Bilder werden von den TN vorgestellt (– dabei achtet GL darauf, dass die anderen diese Vorstellung eines persönlichen Rituals/Wunsches nicht werten)

- **Abschluss**

Zurück ins Leben!

Wenn man Gäste hat, gibt es auch Rituale entsprechend der Tageszeit: Kaffee trinken, Getränk anbieten, Essen vorbereiten und dazu einladen – das soll nun auch in der

Gruppe geschehen. Vorher wird es besprochen und evtl. wird etwas an dem üblichen „Ritual" geändert – nach Wunsch und Vorstellung der TN (weil: man kann Rituale auch ändern).

- **Querverbindungen**
- Modul 2/Alle Themen
- Modul 4/Wie kann ich jemandem helfen, der Schmerzen hat?
- Modul 5/Reden über meine Wünsche
- Modul 8/Alle Themen

Wenn ich mir zum Beispiel ein Ritual beim Arbeitsjubiläum oder für meinen Geburtstag wünschen oder gestalten kann, dann kann ich das doch sicher auch für meine Beisetzung? Ich habe davon nichts mehr, wenn ich dann tot bin, aber ich weiß ja vorher, was dann passieren wird. Und so kann es mir wichtig sein, welches Lied gesungen wird, welcher Bibeltext gelesen wird und was für einen Kuchen es bei der anschließenden Abschiedsfeier/beim Leichenschmaus gibt. Und das kann ganz anders sein, als es in unserer Einrichtung oder in der politischen oder Kirchgemeinde üblich ist.

Modul 9: Rituale um Sterben – Tod – Trauer

Thema 2: Rituale um die Bestattung

- **Lernziele**

Die Teilnehmer (TN) erfahren, was mit dem Leichnam auf der Wohngruppe geschieht.

TN wissen, dass Rituale des Abschieds und der Beisetzung für die Hinterbliebenen sind und dass der Verstorbene davon nichts mehr hat.

TN lernen, dass Trauer viele Ausdrucksformen und auch Rituale hat und jeder Mensch auf seine eigene Art trauert.

TN kennen den für die Einrichtung üblichen „Ablauf" nach einem Todesfall auf einer Wohngruppe.

TN wissen, dass sie sich den üblichen Trauer- und Beisetzungsritualen der Einrichtung/der Wohngegend nicht anschließen müssen.

TN wissen, dass sie für ihre Beisetzung unterschiedliche Verfügungen treffen können, die auch im Gegensatz zu den einrichtungsinternen bzw. „üblichen" Ritualen stehen können.

TN können Wünsche und Verfügungen anderer wertfrei akzeptieren.

TN wissen, das Rituale bei der Verabschiedung und in der Trauer helfen können.

- **Lerninhalte**

Die in der Einrichtung oder in der Gemeinde üblichen Abläufe nach einem Todesfall werden besprochen, dabei sollen auch die „Verwaltungsabläufe" erfahrbar werden, die Menschen mit geistiger Behinderung im Regelfall nicht erleben.

Die Teilnehmer lernen den Ablauf einer Aussegnung auf der Gruppe kennen und lernen, dass dieses Ritual zum einen ein Abschied von der Verstorbenen ist und zum anderen ein Ausdruck der Trauer der Hinterbliebenen. Es wäre gut, wenn diesen Part jemand übernehmen kann, der Aussegnungen in der Einrichtung/der Gemeinde macht.

Die Teilnehmer lernen, dass die Beisetzung neben der ganz praktischen Versorgung des Leichnams eine rituelle Bedeutung für die Angehörigen, Zugehörigen als Form des Abschieds und der Trauer hat.

Der Verstorbene hat von der Beisetzung und der Gedenkfeier nichts mehr und wäre mir auch nicht böse, wenn ich nicht zur Beisetzung ginge – „man" muss nicht zu einer Beisetzung gehen, wenn man das nicht möchte oder nicht verkraftet.

Nach Beisetzungen gibt es einen „Leichenschmaus". Warum trifft man sich nach der Beisetzung noch einmal? Worüber spricht „man" bei diesen Treffen? Worüber darf man dort sprechen? Muss man immer „gut" von einem Verstorbenen sprechen oder darf man auch (wahres) „Böses" sagen? – Erinnerungen (auch schlechte) an den Verstorbenen, eventuell Wut und Enttäuschung aussprechen, Trauerarbeit

- **Material**
Papier, Zeitschriften, Scheren, Klebstoff, Stifte, Bastelmaterial, CDs
Symbole/Bilder/Zeichnungen/Piktogramme

- **Material aus anderen Fördereinheiten**
Modul 3 – Körperkontur
Modul 4/Individualität von Schmerzen – Körperkontur

- **Methodik**
GL: Rückgriff auf Fördereinheit „Was sind Rituale?" – Übersicht über Rituale in den unterschiedlichen Lebensbereichen

Gruppenarbeit: Was geschieht mit einem Verstorbenen auf der Wohngruppe? Beispiele: Bett frisch bezogen, Kerzen und Kreuz werden aufgestellt, auf das Totenbett kommen Blumen, Verstorbener bekommt ein Kreuz in die Hände, Gebete und Lieder am Totenbett, alle Zugehörigen kommen und nehmen (wie?) Abschied ... (Körperkontur aus Modul 3 kann als „Verstorbener" dienen). TN spielen, was geschieht – parallel dazu wird der Ablauf mit Einzelheiten protokolliert.

Gruppenarbeit: Rituale werden einzeln besprochen – warum wird das so gemacht? (Möglichkeit des Abschieds, Erinnerung des Lebenslaufes des Verstorbenen, Ausdruck von Trauer.) Es soll deutlich werden, dass es die Rituale der Hinterbliebenen für sich selbst sind.

Gruppenarbeit: Ob diese Rituale anders sind, wenn XY im Krankenhaus oder bei einem Unfall auf der Straße verstirbt? Wie würde das sein? Was wäre uns wichtig? Wo könnten uns wichtige Rituale durchgeführt werden (viele Krankenhäuser haben Abschiedsräume, in den Räumen des Bestatters sind Verabschiedungen möglich, Verstorbene können zunächst nach Hause geholt werden ...)?

GL: Die Beisetzung ist zum einen nötig, weil man Verstorbene nicht lange in ihren Wohngruppen liegen lassen kann. Ein toter Körper verwest (Rückgriff auf Modul 7/Das Leben hört auf). Zum anderen ist die Beisetzung auch ein Ritual für den Abschied.

Gruppenarbeit: Was passiert bei einer Beisetzung? TN erzählen aus ihren Erfahrungen – parallel dazu wird protokolliert (vor allem die Einzelheiten, Rituale). Vielleicht ist es möglich, einen Bestatter oder Pfarrer als Referenten einzuladen.

Gruppenarbeit: Rituale werden einzeln besprochen – warum wird das so gemacht? (Möglichkeit des Abschieds, Erinnerung des Lebenslaufes des Verstorbenen, Ausdruck von Trauer.) Es soll deutlich werden, dass es Rituale der Hinterbliebenen für sich selber sind.

GL: Man kann sich nicht vorstellen, dass man selbst sterben wird. Und doch werden wir alle eines Tages sterben! Wie würden wir uns unsere Aussegnung und unsere Beisetzung wünschen? Das kann bei der Kerzenfarbe und Musik beginnen und über die Art der Bestattung gehen und bei der Kuchensorte für das Abschiedscafé enden. Hier sollen alle Wünsche und Vorstellungen möglich sein und auch Ängste angesprochen werden. Einigen TN ist es vielleicht wichtig, was bei ihrer Beisetzung über sie gesagt wird – wenn die Rede am Grab über den Verstorbenen ein Thema in der Gruppe ist, dann soll das auch im Abschnitt zu den eigenen Wünschen ein Thema sein können (es sind nur Angebote an die TN!).

Die TN sollen erkennen, dass sie auch im Tod nicht den Wünschen anderer oder „Verwaltungsüblichkeiten" ausgesetzt sind.

Es ist denkbar, dass die TN zu diesem Thema – mit Hilfen/Assistenten/Begleiter – ein Blatt/eine Collage gestalten, die in ihren persönlichen Das-bin-ich-Ordner aufgenommen werden oder Bestandteil ihrer Verfügungen sind. Vielleicht möchten sie eine bestimmte Bibelstelle oder ein Kirchenlied oder ganz andere Musik – ihre Lieblingsmusik – „wünschen"?

Gruppenarbeit: Die TN stellen ihre Vorstellungen/Collagen/Blätter der Gruppe vor. GL achtet darauf, dass es zu keinem wertenden Kommentieren der Wünsche anderer kommt.

- ▪ **Abschluss**

Zurück ins Leben!

Wenn wir tot sind, haben wir von den guten und netten Worten über uns und vom guten Kuchen nichts mehr. Deshalb können wir uns besser jetzt schon sagen, was gut an uns ist, und gemeinsam eine ganze Torte essen!

- ▪ **Querverbindungen**
- ━ Modul 5/Alle Themen
- ━ Modul 9/Alle Themen

6.3 Einwöchiger Kurs

Wenn Sie sich für einen einwöchigen Kurs oder auch für ein (deutlich) verlängertes Kurswochenende entscheiden, so suchen Sie aus den vorgeschlagenen Modulen und geplanten Fördereinheiten aufeinander aufbauende Themen aus, die Sie zu einem Strang verbinden. Der inhaltliche Strang bzw. der inhaltliche rote Faden kann sich nach der **Storyline-Methode** an einem „Schicksal" entwickeln (Schwänke 2005).

Gestalten Sie mit den Teilnehmerinnen gleich zu Beginn Ihrer Woche eine Figur, zum Beispiel zeichnen Sie die Körperkontur eines Teilnehmers nach und „erfinden" damit einen Menschen. Mit Stoffresten oder mit Farben bekommt dieser „Mensch" Kleidung, wobei Sie die Haare (eine Perücke vom Fasching oder Wollfäden) nicht vergessen. Wenn Ihre Teilnehmerinnen eine Frau gestalten, dann trägt diese Frau vielleicht Schmuck? Oder ist es ein Mann mit Bart und Brille? Erfinden Sie dann zu diesem

„Menschen", dem die Gruppe zum Beispiel den Namen „Karl-Heinz" gibt,[17] eine Biografie: Geburtstag, Herkunftsfamilie, Schule, Einrichtung, Berufstätigkeit, Freunde, Hobbys, Arbeitsstelle, Partnerin/Partner, Wohnung/Wohngruppe …

Sammeln Sie alle diese Daten – eventuell mit Symbolen/Bildern/Zeichnungen/Piktogrammen, wenn nicht alle Ihre Teilnehmerinnen sicher lesen und schreiben können.

Für diesen „Karl-Heinz" werden Sie etwa einen halben Tag brauchen.

Sollten Sie die Möglichkeit haben, eine lebensgroße Puppe/Dummy zu besorgen, so ziehen Sie diese Möglichkeit vor und erfinden für den Dummy eine Biografie. Der Dummy kann mit im Stuhlkreis sitzen und, wenn er im Laufe der Woche erkrankt, in einem Bett liegen. Die Arbeit mit einem Dummy ist realistischer, als wenn nur eine Körperkontur als „Karl-Heinz" an der Pinnwand hinge.

Lassen Sie „Karl-Heinz" nicht von einem Teilnehmer spielen. Auch mehrere Teilnehmer teilen sich nicht tageweise diese Rolle. Ihre Kursteilnehmer sind in der Fortbildung in der Rolle der Begleiter, als Teil eines Palliative-Care-Teams und sollen in dieser Rolle bleiben! Bitte nehmen Sie anstatt eines Dummys auch keinen großen Teddybären oder eine andere Spielfigur; es soll nichts verniedlicht werden in dieser Veranstaltung für Erwachsene.

Am Nachmittag schauen Sie sich das soziale Umfeld von „Karl-Heinz" genauer an. Zu seinem Umfeld gehört neben seiner Familie und seinen Freunden der mögliche Betreuer, seine Werkstattkollegen, sein Werkstattleiter, sein Hausarzt, vielleicht ein Gemeindepfarrer, Freunde im Sportklub etc. Notieren Sie alle diese Menschen und ihre Beziehung zu „Karl-Heinz" und was diese Menschen und „Karl-Heinz" verbindet.

Am Ende des ersten Tages haben Sie ein soziales Umfeld geschaffen, in dessen Mittelpunkt „Karl-Heinz" steht, der am nächsten Tag einen Arzttermin hat.

Beginnen Sie den nächsten Tag damit, dass „Karl-Heinz" ernstlich erkrankt ist. Nehmen Sie als Beispiel eine geplante Fördereinheit aus dem Modul 3/spezielle Krankheiten.

Im Laufe Ihres Kurses geht es „Karl-Heinz" immer schlechter, er hat Schmerzen – Modul 4. „Karl-Heinz" macht sich Gedanken, wie es mit ihm weitergeht. Er hat aufgrund seiner Erfahrungen und der Aufklärung durch den behandelnden Arzt genaue Vorstellungen über seine Behandlungswünsche – Modul 5/Patientenverfügung.

Vielleicht kann „Karl-Heinz" sich bald nicht mehr äußern. Er kann auch nicht mehr allein essen. „Karl-Heinz" kann nicht mehr auf die Toilette gehen, muss gewindelt werden. Diesen Fall hat er möglicherweise in seiner Vorausverfügung (falls er eine gemacht haben sollte) nicht bedacht und nun muss der Betreuer entscheiden. Es gäbe evtl. eine ethische Fallbesprechung – Modul 6/Ethik und Spiritualität.

„Karl-Heinz" verstirbt gut begleitet und versorgt durch sein soziales Umfeld (erster Tag Ihrer Woche) – Modul 1/Palliative-Care-Team; Modul 7/Sterben und Tod. Es gibt eine Aussegnung.

Die Teilnehmer und das soziale Umfeld trauern um „Karl-Heinz" – Modul 8/Trauer.

Seine Beisetzung wird vorbereitet – Modul 9/Rituale um Sterben – Tod – Trauer.

---

17 Nehmen Sie nicht den Namen eines Teilnehmers, einer Teilnehmerin oder von Angehörigen Ihrer Teilnehmer, weil dieser „Mensch" im Laufe des Kurses krank werden und sterben wird.

Vergessen Sie nicht, darauf hinzuweisen, dass „Karl-Heinz" kein Mensch ist/war, sondern dass die Teilnehmerinnen ihn nur erfunden haben. „Karl-Heinz" diente nur als Modell, es ist also nicht nötig, ihm ein ehrendes Andenken zu bewahren oder ihn über diese Tage hinaus zu thematisieren. Das wird die Aufgabe Ihres Punktes „Abschluss – **Zurück ins Leben!"** sein.

Natürlich kann diese eine Woche oder das verlängerte Kurs-/Wochenende nicht alle vorgeschlagenen Themen bearbeiten. Aber Sie haben wichtige Themen aus dem Bereich Palliative Care mithilfe der Figur „Karl-Heinz" bearbeitet und den Menschen mit geistiger Behinderung eine Möglichkeit zur Information und zum Austausch eröffnet.

6.4 Internetquellen

- ► www.caritas.de (20.09.2017)
- ► www.beizeitenbegleiten.de/materialien.html (29.08.2017)
- ► www.foerderverein-bonn-beuel.de (10.08.2011)
- ► www.hospiz.at/download/download_4_ppp-vsd-vorsorgedialog (24.03.2017)
- ► www.ris.bka.gv.at/eli/bgbl/I/2006/55 (29.06.2017)
- ► www.bundesanzeiger-verlag.de/betreuung/wiki/Freier_Wille (12.08.2017)
- ► www.sagb.ch (23.03.2017)
- ► www.team-pem.de (30.06.2017) In Vorbereitung: begleitendes Kursmaterial für Menschen mit geistiger Behinderung
- ► www.unimedizin-mainz.de (Stichwort PALMA-Formular)
- ► www.bildfolge.de (23.07.20179

Literatur

Amt für Öffentlichkeitsdienst der Nordelbischen Ev.-Luth. Kirche (Hrsg) (2005) Mit den Perlen des Glaubens leben. In Zusammenarbeit mit der Pastoralen Dienststelle im Erzbistum Hamburg. Lutherische Verlagsgesellschaft, Kiel

Antonovsky A (1997) Salutogenese. Zur Entmystifizierung der Gesundheit. Dgvt, Tübingen

Appel M, Schaars WK (2006) Anleitung zur Selbstständigkeit. Wie Menschen mit geistiger Behinderung Verantwortung für sich übernehmen. Juventa, Weinheim

Baltscheit M (2011) Die Geschichte vom Fuchs, der den Verstand verlor, 2. Aufl. BV Berlin Verlag, Berlin

Baumgart E (1997) Stettener Deskriptionsdiagnostik des Sprachentwicklungsstandes von Menschen mit geistiger Behinderung eine methodische Handreichung für die Praxis. Diakonie-Verlag, Reutlingen

Becker KP, Becker R, Autorenkollektiv (1983) Rehabilitative Spracherziehung. Beiträge zum Sonderschulwesen und zur Rehabilitationspädagogik, Bd 31. Volk und Gesundheit, Berlin

Brathuhn S, Drolshagen C, Lamp I, Schneider CE (Hrsg) (2005) Manchmal wird das Wort zum Zeichen. Texte für schwere Stunden. Gütersloher Verlagshaus, Gütersloh

Bruhn R, Straßer B (Hrsg) (2014) Palliative Care für Menschen mit geistiger Behinderung. Interdisziplinäre Perspektiven für die Begleitung am Lebensende. W. Kohlhammer, Stuttgart

Buchka M (2003) Ältere Menschen mit geistiger Behinderung. Bildung, Begleitung, Sozialtherapie. Reinhardt, München, Basel

Bundesvereinigung Lebenshilfe für Menschen mit Geistiger Behinderung e. V. (2002) Bäume wachsen in den Himmel – Sterben und Trauer. Ein Buch für Menschen mit geistiger Behinderung. Lebenshilfe-Verlag, Marburg

Caritasverband für die Diözese Augsburg e. V. (Hrsg) (2011) In Würde. Bis zuletzt. Hospizliche und palliative Begleitung und Versorgung von Menschen mit geistiger Behinderung. Augsburg

Coors M, Jox RJ, in der Schmitten J (Hrsg) (2015) Advance Care Planning. Von der Patientenverfügung zur gesundheitlichen Vorausplanung. W. Kohlhammer, Stuttgart

Crowther K (2011) Der Besuch vom kleinen Tod. Carlsen, Hamburg

Dingerkus G, Schlottbohm B (2002) Den letzten Weg gemeinsam gehen. Sterben, Tod und Trauer in Wohneinrichtungen für Menschen mit geistigen Behinderungen. Ansprechstelle im Land Nordrhein-Westfalen zur Pflege Sterbender, Hospizarbeit und Angehörigenbegleitung im Landesteil Westfalen-Lippe (Alpha), Münster

Dingerkus G, Schlottbohm B, Hummelt D (2004) Werd ich ein Stern am Himmel sein. Ein Thema für alle und insbesondere für Bewohnerinnen und Bewohner von Einrichtungen für Menschen mit Behinderungen. Ansprechstelle im Land Nordrhein-Westfalen zur Pflege Sterbender, Hospizarbeit und Angehörigenbegleitung im Landesteil Westfalen-Lippe (Alpha), Münster

Erlbruch W (2006) Die große Frage, 7. Aufl. Peter Hammer, Wuppertal

Erlbruch W (2007) Ente, Tod und Tulpe. Antje Kunstmann, München

Fenner D (2008) Ethik. Francke, Tübingen

Fessel KS (1999) Ein Stern namens Mama. Friedrich Oetinger, Hamburg

Fittkau L, Gehring P (2008) Zur Geschichte der Sterbehilfe. In Tod und Sterben. APuZ Aus Politik und Zeitgeschichte. Beilage zur Wochenzeitung Das Parlament 4:25–31

Franke E (2011) Palliative Care bei Menschen mit geistiger Behinderung. In: Kränzle S, Schmid U, Seeger C (Hrsg) Palliative Care, 4. Aufl. Springer, Heidelberg, S 339–347

Franke E, Jungnickel H, Ohl C, Schlichting H (o.J.) Textentwurf Willensbildung/Willensdokumentation, DGP AG Menschen mit geistiger Beeinträchtigung, Stand 02. 04. 2017, Manuskript, www.teampem.de

Fröhlich A (Hrsg) (1991) Handbuch der Sonderpädagogik. Bd. 12 Pädagogik bei schwerster Behinderung. Edition Marhold im Wissenschaftsverlag Volker Spiess, Berlin

Gätjen H (2007) Wie ist das mit dem Tod? Reihe Willi will's wissen. Baumhaus, Frankfurt am Main

Greil J, Sedlak R, Schulz-Ertner D (2007) Ich gehe zur Bestrahlung. Deutsche Kinderkrebsstiftung. Strahlentherapie-Broschüre für Kinder, Bonn

Hartmann B (2011) Schmerzerleben von Menschen mit einer geistigen Behinderung aus ihrer eigenen Sicht sowie aus der Wahrnehmung Dritter. Zusammenfassung der Studienergebnisse aus der Master Thesis zur Erlangung des Masters in Palliative Care. Salzburg Paracelsus Medizinische Privatuniversität. www.hospizkultur-und-palliative-care.de

Haveman M, Stöppler R (2004) Altern mit geistiger Behinderung. Grundlagen und Perspektiven für Begleitung, Bildung und Rehabilitation. W. Kohlhammer, Stuttgart

Heine H (2001) Der Club. Middelhauve, München

Heller B (Hrsg) (2003) Aller Einkehr ist der Tod. Interreligiöse Zugänge zu Sterben, Tod und Trauer. Lambertus, Freiburg im Breisgau

Henkel W, Zernikow B (2009) Palliative Versorgung schwerstkranker Kinder. Bonn Deutsche Kinderkrebsstiftung

Heppenheimer H, Sperl I (2011) Emotionale Kompetenz und Trauer bei Menschen mit geistiger Behinderung. Reihe Behinderung – Theologie – Kirche. Beiträge zu diakonisch-caritativen Disability Studies, Bd 2. W. Kohlhammer, Stuttgart

Herbold M (2002) Papi wir vergessen dich nicht. Nord-Süd, Zürich

Hofmaier S (o.J.) Ich-Pass. www.ich-pass.de (01.09.2017)

Huber B, Zöller E (2009) Tanzen mit dem lieben Gott. Fragen an das eigene Leben. Gütersloher Verlagshaus, Gütersloh

Kostrzewa S, Herrmann M (2013) Menschen mit geistiger Behinderung palliativ pflegen und begleiten Palliative Care und geistige Behinderung. Hogrefe, Göttingen

Kränzle S, Schmid U, Seeger C (Hrsg) (2011) Palliative Care, 4. Aufl. Springer, Heidelberg

Lindmeier C, Gruber D (2004) Biografiearbeit mit geistig behinderten Menschen ein Praxisbuch für Einzel- und Gruppenarbeit. Juventa, Weinheim, München

Luchterhand C, Murphy N (2007) Wenn Menschen mit geistiger Behinderung trauern. Vorschläge zur Unterstützung. Übers. aus d. Amerik. u. dt. Bearb. von Regina Humbert. 2. Aufl. Edition Sozial. Juventa, Weinheim

Ludwigshafener Ethische Rundschau 2016-03. http://heinrich-pesch-haus.de/ludwigshafener-ethische-rundschau-ler/ (20. 06. 2017)

Lurija AR (1982) Sprache und Bewußtsein. Reihe Beiträge zur Psychologie, Bd 12. Volk und Wissen, Berlin

Marschner C (2002) Bunte Särge. Eine Event-Bestatterin erzählt. Ullstein, München

Motzfeldt H (2010) Der Chemo-Kasper und seine Jagd auf die bösen Krebszellen. Deutsche Kinderkrebsstiftung und Deutsche Leukämie-Forschungshilfe. 8. Aufl., Bonn

Pörtner M (2017) Ernstnehmen – Zutrauen – Verstehen Personenzentrierte Haltung im Umgang mit geistig behinderten und pflegebedürftigen Menschen. Klett-Cotta, Stuttgart

Ringtved G, Pardi C (2007) Warum, lieber Tod …? Rößler, Bremen

Rosen M, Quentin B (2006) Mein trauriges Buch. Freies Geistesleben & Urachhaus, Stuttgart

Schaars WK (2003) Durch Gleichberechtigung zur Selbstbestimmung. Menschen mit geistiger Behinderung im Alltag unterstützen. Beltz, Weinheim, Basel, Berlin

Schindler R (2008) Pele und das neue Leben, 13. Aufl. Ernst Kaufmann, Lah

Schlichting G, Schmitz D (Hrsg) (2010) Prinzessin Luzie und die Chemo-Ritter, 3. Aufl. Deutsche Kinderkrebsstiftun, Bonn

Schmid U (2015) Cura sui – von der Sorge um sich Entwicklung einer Kultur der Selbstsorge in Palliative Care Settings. Akademieverlag, Saarbrücken

Schnell M (Hrsg) (2009) Patientenverfügung. Begleitung am Lebensende im Zeichen des verfügten Patientenwillens – Kurslehrbuch für die Palliative Care. Hans Huber, Bern

Schöne G (1997) Schöne Lieder, Auswahl. Audio-CD, Amiga

Schwänke U (2005) Die Storyline-Methode. Ein innovatives Unterrichtskonzept in der Praxis. Auer, Donauwörth

Senckel B (2015) Mit geistig Behinderten leben und arbeiten. C. H. Beck, München

Smeding R, Heitkönig-Wilp M (2005) Trauer erschließen. Eine Tafel der Gezeiten. Hospizverlag, Esslingen

Steinkamp N, Gordijn B (2010) Ethik in Klinik und Pflegeeinrichtung, 3. Aufl. Luchterhand, Köln

Stöppler R (2017) Einführung in die Pädagogik bei geistiger Behinderung. UTB, Stuttgart

Student JC, Napiwotzky A (2007) Palliative Care – wahrnehmen – verstehen – schützen. Reihe Pflegepraxis. Thieme, Stuttgart

Tausch-Flammer D, Bickel L (1999) Die letzten Tage. Leben und Sterben im Hospiz. Kreuz, Stuttgart

Theiß D (2005) Selbstwahrgenommene Kompetenz und soziale Akzeptanz bei Personen mit geistiger Behinderung.

Varley S (1996) Leb wohl, lieber Dachs. Annette Betz, Berlin

Von den Heuvel B, de Mol C, Kempen K, Konings N, Sieben G, Bakker J (2011) Radio-Robby und sein Kampf gegen die bösen Krebszellen, 3. Aufl. Deutsche Kinderkrebsstiftung und Deutsche Leukämie-Forschungshilfe, Bonn

Walbrecker D, Mair M (2006) Ist Omi jetzt ein Engel? Pattloch, München

Waldorf S, Friedrich C (o.J.) Ich will auch Geschenke. Hilfen für Geschwister. Deutsche Leukämie-Forschungshilfe, Bonn

Welter C (o.J.) Bildkartei „Verlust/Abschied/Neubeginn". Neuwied: Bildfolge. Werkstatt für Fotografie & Gestaltung (www.bildfolge.de)